Technologiegestützte Ansätze in der Community-basierten Prävention und Gesundheitsförderung

Florian Fischer · Kamil J. Wrona
Hrsg.

Technologiegestützte Ansätze in der Community-basierten Prävention und Gesundheitsförderung

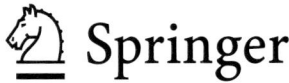

Hrsg.
Florian Fischer
Hochschule für angewandte Wissenschaften
Kempten, Bayerisches Zentrum Pflege Digital
Kempten, Deutschland

Kamil J. Wrona
Universität Bielefeld, Fakultät für
Gesundheitswissenschaften
Bielefeld, Deutschland

ISBN 978-3-662-71114-9   ISBN 978-3-662-71115-6 (eBook)
https://doi.org/10.1007/978-3-662-71115-6

Die Deutsche Nationalbibliothek verzeichnet diese Publikation in der Deutschen Nationalbibliografie; detaillierte bibliografische Daten sind im Internet über https://portal.dnb.de abrufbar.

© Der/die Herausgeber bzw. der/die Autor(en), exklusiv lizenziert an Springer-Verlag GmbH, DE, ein Teil von Springer Nature 2025

Das Werk einschließlich aller seiner Teile ist urheberrechtlich geschützt. Jede Verwertung, die nicht ausdrücklich vom Urheberrechtsgesetz zugelassen ist, bedarf der vorherigen Zustimmung des Verlags. Das gilt insbesondere für Vervielfältigungen, Bearbeitungen, Übersetzungen, Mikroverfilmungen und die Einspeicherung und Verarbeitung in elektronischen Systemen.
Die Wiedergabe von allgemein beschreibenden Bezeichnungen, Marken, Unternehmensnamen etc. in diesem Werk bedeutet nicht, dass diese frei durch jede Person benutzt werden dürfen. Die Berechtigung zur Benutzung unterliegt, auch ohne gesonderten Hinweis hierzu, den Regeln des Markenrechts. Die Rechte des/der jeweiligen Zeicheninhaber*in sind zu beachten.
Der Verlag, die Autor*innen und die Herausgeber*innen gehen davon aus, dass die Angaben und Informationen in diesem Werk zum Zeitpunkt der Veröffentlichung vollständig und korrekt sind. Weder der Verlag noch die Autor*innen oder die Herausgeber*innen übernehmen, ausdrücklich oder implizit, Gewähr für den Inhalt des Werkes, etwaige Fehler oder Äußerungen. Der Verlag bleibt im Hinblick auf geografische Zuordnungen und Gebietsbezeichnungen in veröffentlichten Karten und Institutionsadressen neutral.

Springer ist ein Imprint der eingetragenen Gesellschaft Springer-Verlag GmbH, DE und ist ein Teil von Springer Nature.
Die Anschrift der Gesellschaft ist: Heidelberger Platz 3, 14197 Berlin, Germany

Wenn Sie dieses Produkt entsorgen, geben Sie das Papier bitte zum Recycling.

Inhaltsverzeichnis

1 **Einführung: Digital unterstützte Communities als Grundlage der Prävention und Gesundheitsförderung** 1
Florian Fischer und Kamil J. Wrona
   1.1 Einleitung 1
   1.2 Community-Basierung in Prävention und Gesundheitsförderung 2
        1.2.1 Verhaltens- und verhältnisorientierte Ansätze 3
        1.2.2 Setting- und Community-Basierung 4
   1.3 Digitalisierung in Community-basierter Prävention und Gesundheitsförderung 6
        1.3.1 Digitalisierung in Prävention und Gesundheitsförderung 6
        1.3.2 Erfolgsfaktoren digital unterstützter Community-basierter Prävention und Gesundheitsförderung 8
   1.4 Ausblick 9
   Literatur 11

Teil I Grundlegende Aspekte soziotechnischer Innovationen in Prävention und Gesundheitsförderung

2 **Das Verhältnis von Technik und Lebenslage: Wechselverhältnisse und Dynamiken soziotechnischen Wandels** 17
Marcel Siegler
   2.1 Einleitung 17
   2.2 Technik und Lebenslage 18
        2.2.1 Das Konzept der Lebenslage 18
        2.2.2 Medialität des Technischen 19
        2.2.3 Eine soziotechnische Perspektive auf Lebenslagen 21

2.3	Veränderung von Lebenslagen durch technischen Wandel	23
	2.3.1 Gründe, Verlaufsformen und Dynamiken eines Wandels durch Technik	23
	2.3.2 Folgen eines Wandels durch Technik für gesellschaftliche Lebenslagen	26
	2.3.3 Gestaltung von Lebenslagen durch Technik	27
2.4	Formen und Potenziale technischen Wandels durch sich verändernde Lebenslagen	28
	2.4.1 Veränderungen gesellschaftlicher Lebenslagen	28
	2.4.2 Potenziale und Hürden sich verändernder Lebenslagen für neue technologische Möglichkeiten	29
2.5	Fazit und Ausblick	31
	Literatur	32

3 Anforderungen und Möglichkeiten von Digitalisierung in der Verhaltens- und Verhältnisprävention ... 35
Hajo Zeeb, Saskia Muellmann und Benjamin Schüz

3.1	Einleitung	35
3.2	Ein ‚digitaler' Blick auf Verhaltens- und Verhältnisprävention	36
3.3	Zielsetzungen und Ausrichtungen digitaler Prävention und Gesundheitsförderung	36
3.4	Stand der Digitalisierung und Stellenwert für die Prävention und Gesundheitsförderung	37
3.5	Digitalisierung in der Prävention und Gesundheitsförderung – eine Gerechtigkeitsperspektive	38
3.6	Anforderungen und Bedarfe an Digitalisierung in Prävention und Gesundheitsförderung	42
3.7	Barrieren und Ressourcen für digitale Prävention und Gesundheitsförderung	43
3.8	Gesetzliche Rahmenbedingungen und Möglichkeiten für digitale Prävention und Gesundheitsförderung	45
3.9	Fazit und Ausblick	46
	Literatur	47

4 Anforderungen und Möglichkeiten von Digitalisierung in der lebensweltbezogenen Prävention und Gesundheitsförderung ... 51
Joanna Albrecht, Anna Lea Stark-Blomeier, Pinar Tokgöz und Christoph Dockweiler

4.1	Einleitung	51
4.2	Anforderungen an digitale lebensweltbezogene Prävention und Gesundheitsförderung	53
	4.2.1 Anforderungen entlang der Kernprinzipien lebensweltbezogener Gesundheitsförderung und Prävention	53

            4.2.2   Anforderungen entlang des konzeptionellen Verständnisses
                    lebensweltbezogener Gesundheitsförderung und Prävention 55
            4.2.3   Gesetzliche Anforderungen entlang des deutschen
                    Präventionsgesetzes und -leitfadens......................... 56
    4.3   Praxisbeispiele zur digitalen lebensweltbezogenen
          Gesundheitsförderung und Prävention unter Berücksichtigung der
          Anforderungen.. 58
            4.3.1   „StadtRaumMonitor" – digitale Partizipation
                    gesundheitsförderlicher Kommunenentwicklung 58
            4.3.2   Nebolus – Empowerment durch digitale Gesundheitsrallyes 61
    4.4   Fazit und Ausblick... 63
    Literatur 68

5   **Digitale sozialraumbezogene Bedarfserhebung**........................ 71
    Heike Köckler, Janina Kleist, Alina Napetschnig, Clarissa Heiler
    und Wolfang Deiters
    5.1   Einleitung 71
    5.2   Sozialraum und Gesundheit aus einer Community-Health-Perspektive 72
    5.3   Die Digital Health Factory Ruhr 74
    5.4   Workshops zur Erhebung von Bedarfen diverser Communities:
          Ein Blick in die Methoden...................................... 76
    5.5   Erste Ergebnisse 80
    5.6   Fazit und Ausblick 82
    Literatur 84

**Teil II   (Inter-)Disziplinäre Perspektiven auf soziotechnische Innovationen
           in Community-basierter Prävention und Gesundheitsförderung**

6   **Innovationen entstehen in Systemen**................................. 89
    Daniel Buhr
    6.1   Einleitung 89
    6.2   Wie kommt Neues in die Welt?................................... 91
    6.3   Die Rolle von Innovationssystemen 92
    6.4   Digitalisierung der Gesundheitsversorgung und ein Blick auf die
          Wohlfahrtsstaatsarchitektur.................................... 94
    6.5   Was bedeutet das für die Innovations- und Gesundheitspolitik? 97
    6.6   Fazit und Ausblick... 99
    Literatur 101

7   **Wann sind digitale Technologien förderlich für unsere Gesundheit?
    Eine kommunikationswissenschaftliche Perspektive** 105
    Elena Link
    7.1   Einleitung 105
    7.2   Die Angebotsperspektive: Die Bandbreite digitaler Technologien 106

	7.3	Die Nutzer:innenperspektive: Nutzung und Wirkung von digitalen Technologien	107
		7.3.1 Die Nutzungsabsicht und ihre Determinanten	108
		7.3.2 Die Aneignung und Wirkung sowie ihre Determinanten	111
	7.4	Fazit und Ausblick	113
	Literatur		114
8	**(Klinisch-)psychologische Lebensspannenperspektiven auf soziale Verbundenheit und die Rolle digitaler Medien: Risiken und Chancen für Prävention und Gesundheitsförderung durch neue Technologien**		**119**
	Mareike Ernst		
	8.1	Einleitung	119
	8.2	Krise psychischer Gesundheit bei jungen Menschen und die Diskussion um die Rolle sozialer Medien darin	120
	8.3	Gegenläufige Hypothesen zum Zusammenhang von Mediennutzung und Einsamkeit: Verdrängungs- und Stimulationshypothese	121
	8.4	Veränderliche soziale Bedürfnisse über die Lebensspanne	123
		8.4.1 Kindheit bis Pubertät	124
		8.4.2 Adoleszenz und junges Erwachsenenalter als vulnerable Phase	124
		8.4.3 Mittleres und hohes Erwachsenenalter	126
	8.5	Fazit und Ausblick	128
	Literatur		129
9	**Ethische Implikationen digitaler Technologien in Community-basierter Prävention und Gesundheitsförderung**		**133**
	Georg Marckmann		
	9.1	Einleitung	133
	9.2	Ethische Implikationen von Digital Public Health	135
		9.2.1 Unternehmen als Innovationstreiber	135
		9.2.2 Zielorientierung von Digital Public Health	135
		9.2.3 Gerechtigkeitsethische Implikationen	136
		9.2.4 Schutz der Privatsphäre und Datenschutz	137
		9.2.5 Ethische Besonderheiten von digital unterstützter, Community-basierter Gesundheitsförderung und Prävention	137
	9.3	Ethische Bewertung digitaler Technologien in Public Health	138
		9.3.1 Normative Kriterien für die Bewertung digitaler Public-Health-Interventionen	138
		9.3.2 Methodisches Vorgehen zur Bewertung von Digital Public Health	141
	9.4	Fazit und Ausblick	143
	Literatur		143

Teil III Lebensphasenbezogene digital unterstützte Prävention und Gesundheitsförderung in verschiedenen Communities

10 Lebenslagenbezogene und sozialraumorientierte digital unterstützte Gesundheitsförderung und Prävention in den Frühen Hilfen 149
Kolja Heckes, Alexander Parchow und Tim Middendorf
10.1 Einleitung 149
10.2 Werdende Eltern und Familien mit Kleinkindern in erschwerten Lebenslagen 150
10.3 Das Netzwerk Frühe Hilfen – präventiv, niedrigschwellig, multiprofessionell 151
10.4 Sozialraumorientierte Frühe Hilfen?! – Indizien aus dem Umgang mit Technologien und Digitalität 153
  10.4.1 Familiale Lebensführung im Sozialraum 153
  10.4.2 Sozialraumorientierung und Präventionsverständnisse in den Frühen Hilfen 154
  10.4.3 Umgang mit Technik und Digitalität als Indiz für Sozialraumorientierung in den Frühen Hilfen 155
10.5 Fazit und Ausblick 157
Literatur 158

11 Möglichkeiten der Integration (digitaler) Gesundheitskompetenz in das Setting Schule 161
Denise Renninger, Lisa Stauch und Orkan Okan
11.1 Einleitung 161
11.2 Digitale Gesundheit 162
11.3 Digitale Gesundheitskompetenz: Eine Palette relevanter Fähigkeiten 163
11.4 Digitale Gesundheitskompetenz von Lehrkräften, Schülerinnen und Schülern 165
11.5 Digitale Bildung als Schlüssel zur Förderung (digitaler) Gesundheitskompetenz 167
  11.5.1 Lehren und Lernen digitaler Gesundheitskompetenz in der Schule 167
  11.5.2 (Digitale) Gesundheitskompetenz und der Medienkompetenzrahmen 169
11.6 Fazit und Ausblick 171
Literatur 172

12 Digitale Prävention und Gesundheitsförderung in der Arbeitswelt 175
Jennifer Ross und Antje Ducki
12.1 Einleitung 175
12.2 Digitale Angebote in der betrieblichen Gesundheitsförderung 176
12.3 Chancen und Grenzen der (teil-)digitalisierten BGF 177

	12.4	Das Projekt Care4Care	179
	12.5	Ergebnisse einer Fokusgruppenstudie	181
		12.5.1 Teilnehmende	182
		12.5.2 Ablauf	182
		12.5.3 Ergebnisse der Trainingstestung	183
		12.5.4 Einordnung der Ergebnisse	185
	12.6	Fazit und Ausblick	185
	Literatur		187

13 Pflegetechnologien praxisnah integrieren: Community Health Nursing für sozial isolierte und von Vereinsamung bedrohte älter werdende Menschen 189
Johanna Aigner, Anna-Marie Amthor und Florian Fischer

	13.1	Einleitung	189
	13.2	Ansatzpunkt der Digitalisierung im Community Health Nursing	190
		13.2.1 Erwartungen an eine digital gestützte Gesundheitspflege	191
		13.2.2 Möglichkeiten der Gesundheitspflege im Sozialraum	192
		13.2.3 Anleitung und Werkzeug der Community Health Nurses für eine strukturierte und digital vernetzte Versorgung in der Community	193
		13.2.4 Gut gerüstet: Ausübung der gesundheitspflegenden Steuerungsrolle anhand digitaler pflegerischer Technologie in der Community	196
	13.3	Fazit und Ausblick	199
	Literatur		201

Teil IV Lebensweltbezogene digital unterstützte Prävention und Gesundheitsförderung in verschiedenen Communities

14 Diversitätssensible Perspektiven auf Angebote der technologiegestützten Prävention und Gesundheitsförderung 207
Mariya Lorke

	14.1	Einleitung	207
	14.2	Diversität, Technologie und Gesundheitsförderung	210
	14.3	Diversitätsorientierte Ansätze der digital unterstützten Gesundheitsförderung	214
	14.4	Fragen und Herausforderungen für die Praxis	217
	14.5	Fazit und Ausblick	219
	Literatur		220

15 Die Rede von der Schwererreichbarkeit dekonstruieren: Die digitale Diversitätslücke bei Gesundheitsinformationen als Hürde für Prävention und Gesundheitsförderung 223
Christiane Falge, Silke Betscher, Anna Geldermann und Saskia Jünger
- 15.1 Einleitung 223
- 15.2 Koproduktion digitaler Gesundheitsvideos und die Fallstricke der Partizipation 225
  - 15.2.1 Wissensvermittlung 228
  - 15.2.2 Diversity-Training/Workshop ‚Einfache Sprache' 229
  - 15.2.3 Themenvorschläge 229
  - 15.2.4 Input zu palliativer Versorgung 229
  - 15.2.5 Übersetzung des Inputs zu palliativer Versorgung in Einfache Sprache und Vortrag an Studierende 230
  - 15.2.6 Partizipative Themenwahl 230
  - 15.2.7 Aufschlag des Drehbuchs 232
  - 15.2.8 Kennenlernen und Matching der Forschungsteams 232
  - 15.2.9 Partizipative Drehbuchbearbeitung 232
  - 15.2.10 Dreh 233
  - 15.2.11 Kritische Reflexion 233
  - 15.2.12 Public Viewing: Wissenstransfer oder wie gelangt das Wissen in die Community? 234
- 15.3 Fazit und Ausblick 237
- Literatur 237

16 Digitale Technologien im kommunalen Präventionssystem ‚Communities That Care' – CTC 241
Dominik Röding, Ricarda Brender, Katharina Bremer, Nadya-Daniela Schmidt, Sibel Ünlü, Frederick Groeger-Roth und Ulla Walter
- 16.1 Einleitung 241
- 16.2 Digitale Technologien im CTC-Prozess 243
  - 16.2.1 Webinare und digitale Materialien für Kommunen 243
  - 16.2.2 CTC-Schüler:innenbefragung 244
  - 16.2.3 Automatisierte Berichtslegung und digitaler Kommunalbericht 245
  - 16.2.4 Online-Evidenzregister sowie digitale oder hybride Präventionsprogramme 245
  - 16.2.5 Online-Meetings lokaler CTC-Teams 246
  - 16.2.6 Digitalisierung der lokalen Öffentlichkeitsarbeit 247
- 16.3 Bedarf an weiteren digitalen Technologien 247
  - 16.3.1 Ausbau digitaler Schulungsangebote 247
  - 16.3.2 Ausbau digitaler oder hybrider Präventionsprogramme 248
  - 16.3.3 Aufbau digitaler Dateninfrastruktur für kommunale Gesundheitsförderung 249

16.4	Hemmende Faktoren für stärkere Digitalisierung von CTC	249
	16.4.1 Mangelhafter Ausbau von Glasfaserleitungen	249
	16.4.2 Öffentliche Zugänglichkeit relevanter kleinräumiger Daten	250
16.5	Fazit und Ausblick	251
Literatur		252

17 Soziotechnische Innovationen zur Prävention und Gesundheitsförderung für und mit Sorgegemeinschaften partizipativ entwickeln: Der Elefant im Raum 253
Florian Fischer und Michael Schaller

17.1	Einleitung	253
17.2	Sorgegemeinschaften als Community: Wovon sprechen wir?	255
	17.2.1 Konzeptionelle Annäherung und Rahmung	256
	17.2.2 Verständnis in der Förderlinie	258
	17.2.3 Concept Analysis zur Begriffsdefinition	259
	17.2.4 Zwischenfazit	261
17.3	Technologiegestützte Prävention und Gesundheitsförderung für Sorgegemeinschaften	262
	17.3.1 Warum werden soziotechnische Innovationen benötigt?	262
	17.3.2 Wie kann Partizipation in der Entwicklung soziotechnischer Innovationen gelingen?	263
17.4	Fazit und Ausblick	264
Literatur		266

Autor:innenverzeichnis

Johanna Aigner Hochschule für angewandte Wissenschaften Kempten, Bayerisches Zentrum Pflege Digital, Kempten, Deutschland

Joanna Albrecht Universität Siegen, Philosophische Fakultät, Seminar für Sozialwissenschaften, Professur für Digital Public Health, Siegen, Deutschland

Anna-Marie Amthor Hochschule für angewandte Wissenschaften Kempten, Bayerisches Zentrum Pflege Digital, Kempten, Deutschland

Silke Betscher Hochschule für Angewandte Wissenschaften Hamburg, Department Soziale Arbeit, Professur für die Wissenschaft der Sozialen Arbeit mit den Schwerpunkten Gemeinwesenarbeit, Community Development und Macro Social Work, Hamburg, Deutschland

Katharina Bremer Medizinische Hochschule Hannover, Institut für Epidemiologie, Sozialmedizin und Gesundheitssystemforschung, Forschungsschwerpunkt Prävention und Rehabilitation, Hannover, Deutschland

Ricarda Brender Medizinische Hochschule Hannover, Institut für Epidemiologie, Sozialmedizin und Gesundheitssystemforschung, Forschungsschwerpunkt Prävention und Rehabilitation, Hannover, Deutschland

Daniel Buhr Eberhard Karls Universität Tübingen, Fakultät für Wirtschafts- und Sozialwissenschaften, Tübingen, Deutschland

Wolfang Deiters Hochschule Bochum, Fachbereich Gesundheitswissenschaften, Professur für Gesundheitstechnologien, Bochum, Deutschland

Christoph Dockweiler Universität Siegen, Philosophische Fakultät, Seminar für Sozialwissenschaften, Professur für Digital Public Health, Siegen, Deutschland

Antje Ducki Berliner Hochschule für Technik, Fachbereich I | Arbeits- und Organisationspsychologie, Berlin, Deutschland

Mareike Ernst Alpen-Adria-Universität Klagenfurt, Institut für Psychologie, Abteilung für Klinische Psychologie, Psychotherapie und Psychoanalyse, Klagenfurt am Wörthersee, Österreich

Christiane Falge Hochschule Bochum, Fachbereich Gesundheitswissenschaften, Professur für Gesundheit und Diversity, Bochum, Deutschland

Florian Fischer Hochschule für angewandte Wissenschaften Kempten, Bayerisches Zentrum Pflege Digital, Kempten, Deutschland

Anna Geldermann Universität zu Köln, Cologne Center for Ethics, Rights, Economics, and Social Sciences of Health, Köln, Deutschland

Frederick Groeger-Roth Landespräventionsrat Niedersachsen, Hannover, Deutschland

Kolja Heckes Katholische Hochschule Nordrhein-Westfalen, Professur für Fachwissenschaft Soziale Arbeit, Münster, Deutschland

Clarissa Heiler Hochschule Bochum, Fachbereich Gesundheitswissenschaften, Digital Health Factory Ruhr, Bochum, Deutschland

Saskia Jünger Hochschule Bochum, Fachbereich Gesundheitswissenschaften, Professur für Forschungsmethoden im Kontext Gesundheit, Bochum, Deutschland

Janina Kleist Hochschule Bochum, Fachbereich Gesundheitswissenschaften, Digital Health Factory Ruhr, Bochum, Deutschland

Heike Köckler Hochschule Bochum, Fachbereich Gesundheitswissenschaften, Professur für Sozialraum und Gesundheit, Bochum, Deutschland

Elena Link Johannes Gutenberg-Universität Mainz, Institut für Publizistik, Mainz, Deutschland

Mariya Lorke Hochschule Bielefeld, Fachbereich Ingenieurwissenschaften und Mathematik, Bielefeld, Deutschland

Georg Marckmann Ludwig-Maximilians-Universität München, Institut für Ethik, Geschichte und Theorie der Medizin, München, Deutschland

Tim Middendorf Hochschule Bielefeld, Fachbereich Sozialwesen, Professur für Soziale Arbeit im Kontext prekärer Lebenslagen, Bielefeld, Deutschland

Saskia Muellmann Leibniz-Institut für Präventionsforschung und Epidemiologie – BIPS, Bremen, Deutschland

Alina Napetschnig Hochschule Bochum, Fachbereich Gesundheitswissenschaften, Digital Health Factory Ruhr, Bochum, Deutschland

Orkan Okan Technische Universität München, TUM School of Medicine and Health, Professur für Health Literacy, München, Deutschland

Alexander Parchow Jade Hochschule Wilhelmshaven, Fachbereich Wirtschaft und Gesellschaft, Professur für Methoden und Praxis der Sozialen Arbeit, Wilhelmshaven, Deutschland

Denise Renninger Technische Universität München, TUM School of Medicine and Health, Professur für Health Literacy, München, Deutschland

Dominik Röding Medizinische Hochschule Hannover, Institut für Epidemiologie, Sozialmedizin und Gesundheitssystemforschung, Forschungsschwerpunkt Prävention und Rehabilitation, Hannover, Deutschland

Jennifer Ross Berliner Hochschule für Technik, Fachbereich I | Arbeits- und Organisationspsychologie, Berlin, Deutschland

Michael Schaller Hochschule für angewandte Wissenschaften Kempten, Bayerisches Zentrum Pflege Digital, Kempten, Deutschland

Nadya-Daniela Schmidt Universität Hildesheim, Institut für Psychologie, Hildesheim, Deutschland

Benjamin Schüz Universität Bremen, Institut für Public Health und Pflegeforschung (IPP), Bremen, Deutschland

Marcel Siegler Technische Universität Darmstadt, Institut für Philosophie, Darmstadt, Deutschland

Anna Lea Stark-Blomeier Universität Siegen, Philosophische Fakultät, Seminar für Sozialwissenschaften, Professur für Digital Public Health, Siegen, Deutschland

Lisa Stauch Technische Universität München, TUM School of Medicine and Health, Professur für Health Literacy, München, Deutschland

Pinar Tokgöz Universität Siegen, Philosophische Fakultät, Seminar für Sozialwissenschaften, Professur für Digital Public Health, Siegen, Deutschland

Sibel Ünlü Medizinische Hochschule Hannover, Institut für Epidemiologie, Sozialmedizin und Gesundheitssystemforschung, Forschungsschwerpunkt Prävention und Rehabilitation, Hannover, Deutschland

Ulla Walter Medizinische Hochschule Hannover, Institut für Epidemiologie, Sozialmedizin und Gesundheitssystemforschung, Forschungsschwerpunkt Prävention und Rehabilitation, Hannover, Deutschland

Kamil J. Wrona Universität Bielefeld, Fakultät für Gesundheitswissenschaften, Bielefeld, Deutschland

Hajo Zeeb Leibniz-Institut für Präventionsforschung und Epidemiologie – BIPS, Bremen, Deutschland

Universität Bremen, Wissenschaftsschwerpunkt Gesundheitswissenschaften, Bremen, Deutschland

Einführung: Digital unterstützte Communities als Grundlage der Prävention und Gesundheitsförderung

Florian Fischer und Kamil J. Wrona

1.1 Einleitung

Gemeinschaft und soziale Einbettung sind zentrale Faktoren für die erfolgreiche Förderung und Aufrechterhaltung gesundheitsförderlicher Verhaltensweisen. Communities bieten ihren Mitgliedern nicht nur emotionalen Rückhalt und praktische Unterstützung, sondern fungieren auch als wichtige Multiplikatoren für gesundheitsbezogenes Wissen und Verhalten. Die besondere Bedeutung des Community-Ansatzes erklärt sich aus der grundlegenden menschlichen Tendenz, Gesundheitsverhalten im sozialen Kontext zu entwickeln und zu festigen. Gerade in einer Zeit zunehmender gesellschaftlicher Fragmentierung gewinnt dieser Aspekt zusätzlich an Relevanz.

Der Community-basierte Ansatz ermöglicht es, soziale Determinanten von Gesundheit unmittelbar zu adressieren und gesundheitliche Ungleichheiten zu reduzieren. Durch die Einbindung bestehender sozialer Netzwerke und Gemeinschaftsstrukturen können Angebote der Prävention und Gesundheitsförderung niedrigschwellig gestaltet und nachhaltig verankert werden. Dabei stärkt die gemeinsame Ausrichtung auf gesundheitliche Ziele gleichzeitig den sozialen Zusammenhalt und das kollektive Handlungspotenzial der Community.

F. Fischer (✉)
Hochschule für angewandte Wissenschaften Kempten, Bayerisches Zentrum Pflege Digital, Kempten, Deutschland
E-Mail: florian.fischer@hs-kempten.de

K. J. Wrona
Universität Bielefeld, Fakultät für Gesundheitswissenschaften, Bielefeld, Deutschland
E-Mail: kamil.wrona@uni-bielefeld.de

© Der/die Autor(en), exklusiv lizenziert an Springer-Verlag GmbH, DE, ein Teil von Springer Nature 2025
F. Fischer, K. Wrona (Hrsg.), *Technologiegestützte Ansätze in der Community-basierten Prävention und Gesundheitsförderung*,
https://doi.org/10.1007/978-3-662-71115-6_1

In diesem Kontext eröffnet die digitale Transformation neue und vielversprechende Perspektiven: Digitale Technologien können die natürlichen sozialen Prozesse innerhalb von Communities gezielt unterstützen und verstärken, indem sie u. a. Vernetzung erleichtern, Peer-Support ermöglichen und kollektive Gesundheitsziele fördern. Die bloße Bereitstellung digitaler Gesundheitsangebote reicht jedoch nicht aus – entscheidend ist vielmehr die erfolgreiche Integration technologischer Lösungen in bestehende soziale Kontexte und Gemeinschaftsstrukturen. Die Digitalisierung durchdringt heute alle Bereiche unserer Gesellschaft und verändert fundamental die Art und Weise, wie Menschen kommunizieren, arbeiten und ihr Gesundheitsverhalten gestalten. Digitale Werkzeuge sind dabei nicht als Ersatz, sondern als Katalysator für menschliche Interaktion und gegenseitige Unterstützung zu begreifen.

Wenn Sie diesen vorangegangenen Ausführungen zustimmen, dann können Sie bereits die tiefe Verankerung der Digitalisierung in unserem Alltag erkennen: Die ersten drei Absätze wurden mittels künstlicher Intelligenz (KI) erstellt (Claude 3.5 Sonnet, November 2024), die den Auftrag erhalten hat, einen einführenden Abschnitt in dieses Buch zu verfassen, in welchem die Relevanz von Community-Basierung in Prävention und Gesundheitsförderung unter besonderer Berücksichtigung der Digitalisierung aufgezeigt werden sollte. Das Ergebnis ist nur ein plakatives Beispiel dafür, wie die Digitalisierung die Gesellschaft kontinuierlich verändert – und somit auch vielfältige Einflüsse auf die Gesundheit nehmen kann.

Daher widmen sich die Beiträge in diesem Buch der Frage, wie technologiegestützte Ansätze optimal mit Community-basierten Strategien verbunden werden können, um nachhaltige gesundheitliche Wirkungen zu erzielen. Dazu werden konkrete Anwendungsbereiche analysiert, Herausforderungen diskutiert und Handlungsempfehlungen für die Gestaltung zeitgemäßer Angebote der Prävention und Gesundheitsförderung abgeleitet. Doch zuvor sollen im Folgenden die Grundlagen zur Community-Basierung in der Prävention und Gesundheitsförderung und der damit verbundenen Bedeutung der Digitalisierung gelegt werden.

1.2 Community-Basierung in Prävention und Gesundheitsförderung

In unserer zunehmend komplexen Welt gewinnen Prävention und Gesundheitsförderung stetig an Bedeutung – nicht nur angesichts der Herausforderungen im Gesundheitssystem, sondern auch im täglichen Leben (Zeeb et al. 2023; de Bock et al. 2021). Ihre Wirkung reicht dabei weit über das persönliche Wohlbefinden hinaus und hat tiefgreifende Effekte auf die gesamte Gesellschaft: Gesunde Menschen bilden das Fundament einer stabilen Gemeinschaft.

Präventionsmaßnahmen tragen nicht nur dazu bei, die Inzidenz von Krankheiten zu verringern, sondern sie reduzieren auch die langfristigen Kosten für das Gesundheitssystem (Effertz 2023). Gezielte Investitionen in Prävention und Gesundheitsförderung können die Belastung durch chronische Erkrankungen deutlich reduzieren – Erkrankungen, die oft mit erheblichen Versorgungskosten und Einbußen der Lebensqualität verbunden sind. Entscheidend ist dabei, dass präventive Maßnahmen und Gesundheitsressourcen allen Menschen gleichermaßen zur Verfügung stehen. Dies erfordert die Schaffung geeigneter Rahmenbedingungen in Form von Verhältnissen, die gesundheitsförderliches Verhalten ermöglichen und unterstützen (Marmot et al. 2010).

1.2.1 Verhaltens- und verhältnisorientierte Ansätze

Während im internationalen Kontext die Begrifflichkeiten der Verhaltens- und Verhältnisprävention nicht gebräuchlich sind, werden in der deutschsprachigen Literatur der jeweilige Fokus von Verhaltens- und Verhältnisprävention sowie ihr Zusammenspiel eingehend diskutiert. So stellt die Differenzierung zwischen Verhaltens- und Verhältnisebene einen fundamentalen Ansatz im Bereich der Gesundheitsförderung und Prävention dar. Die Verhaltensprävention fokussiert sich auf die individuelle Ebene und zielt darauf ab, gesundheitsrelevante Verhaltensweisen von Einzelpersonen durch Wissensvermittlung, veränderte Einstellungen oder Motivationsentwicklung gesundheitsförderlich zu gestalten. Dieser Ansatz manifestiert sich primär in Form von Aufklärungsmaßnahmen, Informationsvermittlung und gezielter Beratung, wobei die Verantwortung für Veränderungsprozesse maßgeblich beim Individuum liegt (Leppin 2018).

Im Gegensatz dazu steht die Verhältnisprävention, die einen strukturellen Ansatz verfolgt und die Modifikation von Lebens- und Arbeitsbedingungen in den Mittelpunkt stellt. Dieser Präventionsansatz basiert auf der Prämisse, dass gesundheitsförderliches Verhalten maßgeblich durch kontextuelle Faktoren beeinflusst wird. Die Implementation von Rauchverboten in öffentlichen Räumen, die Etablierung gesundheitsförderlicher Verpflegungsangebote in Gemeinschaftseinrichtungen oder die ergonomische Gestaltung von Arbeitsplätzen illustrieren diesen verhältnisbezogenen – und zumeist Setting-bezogenen – Ansatz. Die Verantwortung für entsprechende Maßnahmen liegt hier vornehmlich bei organisationalen und gesellschaftlichen Akteur:innen.

Die Dichotomie dieser Strategien löst sich in der praktischen Anwendung jedoch zugunsten eines komplementären Verständnisses auf: Während die Verhaltensprävention das notwendige Handlungswissen und die individuellen Kompetenzen für gesundheitsförderliche Entscheidungen vermittelt, schafft die Verhältnisprävention die strukturellen Voraussetzungen, die solche Entscheidungen überhaupt erst ermöglichen und nachhaltig unterstützen. Wissenschaftlich belegt und in der praktischen Umsetzung vielfach beobachtbar ist jedoch, dass das individuelle Gesundheitsverhalten durch Wissensvermittlung nur in geringem Maß und dann auch nur bei veränderungsbereiten Bevölkerungsgruppen verändert werden kann. Das *Präventionsdilemma* beschreibt hierbei die Herausforderung, dass zumeist jene Menschen durch Gesundheitsangebote erreicht werden, die ohnehin einen gesunden Lebensstil führen. Menschen, die möglicherweise ein höheres Risiko für gesundheitliche Probleme haben oder weniger gesundheitsbewusst sind, werden nicht in gleicher Weise erreicht (Bauer und Bittlingmayer 2020). So können insbesondere sozial belastete Menschen entsprechende Verhaltensbotschaften auch aufgrund mangelnder Ressourcen nur schwer umsetzen (Lampert et al. 2016). Darüber hinaus gilt für besonders vulnerable Bevölkerungsgruppen, die ihr Verhalten primär nicht oder nur begrenzt selbst gestalten können (z. B. Kinder oder Menschen mit Beeinträchtigung), auch eine gesellschaftliche Fürsorgepflicht, welches die Bedeutung verhältnisorientierter Ansätze unterstreicht. Die synergetische Kombination verhaltens- und verhältnisorientierter Strategien potenziert dabei die Effektivität präventiver bzw. gesundheitlicher Interventionen und trägt zur nachhaltigen Implementierung gesundheitsförderlicher Strukturen bei.

1.2.2 Setting- und Community-Basierung

Dieser Argumentation folgend ist die Differenzierung zwischen Verhaltens- und verhältnisorientierten Ansätzen keine reine Frage der Terminologie, sondern hat eine praktische Bedeutung: Gemäß den Formulierungen des im Jahr 2015 verabschiedeten Gesetzes zur Stärkung der Gesundheitsförderung und der Prävention (Präventionsgesetz – PrävG) sind notwendige gesundheitsförderliche Strukturen und Netzwerke zu schaffen, um Gesundheitsförderung und Prävention in Lebenswelten zu fördern (§ 20a SGB V). Zwar überträgt das Präventionsgesetz den Gestaltungsauftrag an Sozialversicherungsträger, und hier insbesondere die gesetzlichen Krankenversicherungen, und fasst Gesundheitsförderung und Prävention weiterhin nicht wirklich als gesamtgesellschaftliche Aufgabe auf – im Sinne einer gesundheitsfördernden Gesamtpolitik (*Health in all Policies*). Dennoch eröffnet dieser rechtliche Rahmen auch Chancen für eine Stärkung der Verhältnisprävention (Geene 2018; Zukunftsforum Public Health 2017). Allerdings bleiben weiterhin Herausforderungen bestehen, u. a.

- die Entwicklung eines gemeinsamen Verständnisses zwischen allen Beteiligten, besonders den Krankenkassen und anderen Sozialversicherungsträgern,
- die wirksame konzeptionelle Gestaltung verhältnisorientierter Maßnahmen sowie
- die erfolgreiche Umsetzung dieser Maßnahmen im Zusammenspiel mit einer nicht individualistisch verkürzten Verhaltensprävention.

Ungeachtet einer vehement zu fordernden und nachhaltig umzusetzenden Verhältnisorientierung ist zugleich ein ‚Gießkannenprinzip' zu vermeiden, um Maßnahmen der bevölkerungsbezogenen Prävention und Gesundheitsförderung effektiv und effizient in Lebenswelten einzusetzen. Dabei gilt es, eine geeignete Balance zwischen den komplementären Strategien einer Bevölkerungs- bzw. Teilpopulationsstrategie und einer (Hoch-) Risikostrategie zu finden, um dem *Präventionsparadox* zu begegnen, dass (1) präventive oder gesundheitsförderliche Maßnahmen, die für die Bevölkerung insgesamt einen hohen Nutzen bringen, dem einzelnen Menschen teilweise wenig nützen und (2) präventive oder gesundheitsförderliche Maßnahmen einer kleinen (Risiko-)Gruppe einen hohen Nutzen bringen und für andere große Bevölkerungsgruppen lediglich einen geringen bis gar keinen Nutzen haben (Rose 1981, 1985). Dies macht deutlich, weshalb

Public-Health-Interventionen an den konkreten Bedürfnissen und Bedarfen der Zielgruppen auszurichten sind. Dies wiederum kann durch Setting- und Community-orientierte Interventionen erfolgreich umgesetzt werden.

Die beiden Konzepte des Setting-Ansatzes und der Community-Basierung zielen darauf ab, die Gesundheit von Bevölkerungsgruppen zu verbessern, unterscheiden sich jedoch in ihrem Fokus und ihrer Herangehensweise. Während im Setting-Ansatz eine Konzentration der Aktivitäten auf spezifische Lebenswelten erfolgt, wird in der Community-Basierung der Schwerpunkt auf die Einbindung und Aktivierung von Gemeinschaften gelegt. Um die Unterschiede und Gemeinsamkeiten dieser Ansätze zu verstehen, ist es notwendig, ihre konzeptionellen Grundlagen, Umsetzungsstrategien und Wirkungsweisen genauer zu betrachten.

Der Setting-Ansatz fokussiert – ganz im Sinne der Ottawa-Charta (WHO 1986) – die Lebenswelten, in denen Menschen einen Großteil ihrer Zeit verbringen, wie Schulen, Arbeitsplätze oder Stadtteile. Dieser Ansatz basiert auf der Erkenntnis, dass Gesundheit und Wohlbefinden stark von den strukturellen und organisatorischen Bedingungen dieser Settings beeinflusst werden. Auf der einen Seite können Settings genutzt werden, um die Erreichbarkeit von Zielgruppen zu nutzen – dies entspricht dem Ansatz der Gesundheitsförderung im Setting. Auf der anderen Seite können diese Settings auch so gestaltet werden, dass sie gesundheitsförderliche Verhaltensweisen erleichtern und unterstützen – welches wiederum dem idealtypischen Setting-Ansatz entspricht, in dem gesundheitsförderliche Settings entwickelt werden (Barić und Conrad 1999). Insgesamt ermöglicht es der Setting-Ansatz, aufgrund des klar definierten Kontextes Interventionen zielgerichtet und bestenfalls unter aktiver Beteiligung der betroffenen Personen umzusetzen (Hartung und Rosenbrock 2022).

In Erweiterung dazu wird bei der Community-Basierung davon ausgegangen, dass Gesundheit maßgeblich durch soziale Netzwerke, kulturelle Normen und gemeinschaftliche Ressourcen beeinflusst wird. Dieser Ansatz zielt darauf ab, die Kapazitäten und Fähigkeiten einer Gemeinschaft zu stärken, um gesundheitliche Herausforderungen gemeinsam zu bewältigen. Dabei steht die aktive Partizipation der Gemeinschaftsmitglieder im Vordergrund. Eine Community wird in der sozialwissenschaftlichen Literatur jedoch sehr unterschiedlich definiert (Hardcastle 2011) und kann dabei als Gruppe von Menschen mit gemeinsamen Merkmalen oder als Sozialraum verstanden werden (Faller et al. 2022). Eine zentrale konzeptionelle Grundlage bietet der Ansatz des Community Empowerments (Rappaport 1981). Demgemäß sollen Gemeinschaften befähigt werden, ihre Gesundheitsbedürfnisse selbst zu identifizieren und Lösungen zu entwickeln. Laverack und Labonte (2000) erweiterten dieses Konzept und betonten die Bedeutung der Entwicklung von Gemeinschaftskapazitäten für nachhaltige Gesundheitsverbesserungen. Durch die Förderung von sozialer Unterstützung, kollektivem Empowerment und gemeinschaftlicher Problemlösungskompetenz sollen nachhaltige Veränderungen erzielt werden. Ein wesentlicher Vorteil der Community-Basierung besteht in der Möglichkeit, marginalisierte oder schwer erreichbare Gruppen einzubeziehen und kulturspezifische Lösungen zu entwickeln. Entsprechende Lösungsansätze sind daher vielfach regional verankert, wie es sich an der

Bedeutung kommunaler Gesundheitsförderung (Bucksch und Schlicht 2023) im Allgemeinen und an dem *Community Capacity Building* im Speziellen zeigt, in welchem die Entwicklung und Förderung von Strukturen und Netzwerken auf kommunaler Ebene zentrale Erfolgsfaktoren für Prävention und Gesundheitsförderung sind (Gansefort et al. 2020; Simmons et al. 2011).

Trotz ihrer unterschiedlichen Schwerpunktsetzung weisen beide Ansätze auch Gemeinsamkeiten auf. Sowohl die Setting- als auch Community-Basierung streben eine ganzheitliche Betrachtung von Gesundheit an und berücksichtigen die vielfältigen Determinanten, die das Wohlbefinden beeinflussen. Beide Ansätze erkennen die Bedeutung von Partizipation und Empowerment an und zielen darauf ab, die Zielgruppen aktiv in den Prozess der Gesundheitsförderung einzubinden. Zudem verfolgen beide Strategien einen salutogenetischen Ansatz, der die Stärkung von Ressourcen und Schutzfaktoren in den Vordergrund stellt. In der Praxis zeigt sich, dass eine strikte Trennung zwischen Setting- und Community-Basierung oft nicht zielführend ist. Vielmehr ergänzen sich beide Ansätze und können synergetisch wirken.

1.3 Digitalisierung in Community-basierter Prävention und Gesundheitsförderung

Wie in vielen anderen Bereichen unseres Alltags hat die Digitalisierung bereits Auswirkungen auf die Art und Weise genommen, wie Maßnahmen der Prävention und Gesundheitsförderung angeboten und in Anspruch genommen werden – und so wird sich dieser Trend in Zukunft nicht nur fortsetzen, sondern wahrscheinlich noch weiter verstärken. Dies gilt sowohl auf individueller, organisationaler, gesellschaftlicher als auch struktureller Ebene (Dockweiler und Fischer 2019).

1.3.1 Digitalisierung in Prävention und Gesundheitsförderung

Die digitale Transformation geht mit einer Vielzahl an Entwicklungen und Veränderungen sowohl für die Praxis und Gesellschaft als auch die Forschung einher und macht sich auch im Gesundheitsbereich bzw. in gesundheitsbezogenen Anwendungsfeldern bemerkbar. Gleichzeitig existieren mittlerweile zahlreiche gesetzliche Regelungen, welche die Digitalisierung im Gesundheitswesen nachhaltig vorantreiben sollen. Die folgende chronologische Übersicht über Gesetze auf Bundesebene vermag einen kleinen Einblick in ebendiese Entwicklungen zu geben:

- Gesetz für sichere digitale Kommunikation und Anwendungen im Gesundheitswesen (E-Health-Gesetz) aus dem Jahr 2015
- Gesetz für eine bessere Versorgung durch Digitalisierung und Innovation (Digitale-Versorgung-Gesetz – DVG) aus dem Jahr 2019

- Gesetz zum Schutz elektronischer Patientendaten in der Telematikinfrastruktur (Patientendaten-Schutz-Gesetz – PDSG) aus dem Jahr 2020
- Gesetz zur digitalen Modernisierung von Versorgung und Pflege (Digitale-Versorgung-und-Pflege-Modernisierungs-Gesetz – DVPMG) aus dem Jahr 2021
- Gesetz zur Beschleunigung der Digitalisierung des Gesundheitswesens (Digital-Gesetz – DigiG) aus dem Jahr 2024
- Gesetz zur verbesserten Nutzung von Gesundheitsdaten (Gesundheitsdatennutzungsgesetz – GDNG) aus dem Jahr 2024
- Gesetz zur Schaffung einer Digitalagentur für Gesundheit (Gesundheits-Digitalagentur-Gesetz – DGAG) aus dem Jahr 2024

Alle diese Gesetze unterstützen die digitale Transformation im Gesundheitswesen und sollen zu einer adäquaten Gesundheitsversorgung beitragen. Gemeinsam ist diesen Gesetzen jedoch auch, dass Aspekte der Prävention und Gesundheitsförderung nicht oder nur am Rande thematisiert werden. Dies ist erstaunlich, da auch im Bereich der Prävention und Gesundheitsförderung zunehmend digitale Komponenten zum Einsatz kommen (Scherenberg 2022). Die Digitalisierung in der Prävention und Gesundheitsförderung umfasst „alle Maßnahmen, die mit oder durch digitale Technologien unterstützt werden und zum Ziel haben, die Gesundheit zu fördern, Krankheiten und Unfälle zu verhüten sowie das Fortschreiten einer Krankheit zu verhindern oder zu verlangsamen" (Scherenberg 2022, o. S.).

Ein großer Teil dieser digitalen Applikationen im Kontext der Prävention und Gesundheitsförderung zielt darauf ab, durch die Bereitstellung gesundheitsrelevanter Informationen das Wissen über gesundheitliche Themen oder risikobehaftete Verhaltensweisen zu fördern. Dadurch sollen Individuen motiviert werden, an Maßnahmen zur Verringerung gesundheitlicher Risiken teilzunehmen bzw. das gesundheitsgefährdende Verhalten zu ändern (Scherenberg 2022; Flora et al. 1989) – also eine klassische Intervention aus dem bereits zuvor beschriebenen Bereich der Verhaltensprävention.

Der Einsatz entsprechender digitaler Anwendung in der Prävention und Gesundheitsförderung ist jedoch divers (John und Kleppisch 2021) und verspricht durchaus Potenziale mit sich zu bringen (Tolks et al. 2020). Neben einer besseren Erreichbarkeit von Zielgruppen und gezielteren – da individualisierbaren – Gestaltungsmöglichkeiten der Technologien (Fischer 2020) lässt sich auch ein besserer Zugang zu Gesundheitsdiensten und -informationen sowie zur Forderung der Gesundheitskompetenz feststellen (Fitzpatrick 2023; WHO 2019). Zudem lassen sich direkte positive Auswirkungen auf die Gesundheit und das Wohlbefinden durch den Einsatz digitaler Technologien beobachten (Chatterjee et al. 2021; Onyeaka et al. 2021; John und Kleppisch 2021). Die Vielfalt der Technologien und Angebote (Maaß et al. 2024) reicht von computer- und webbasierten Applikationen über mobile Geräte (z. B. Smartphone-Apps) bis hin zu Telemonitoring-Geräten (Stark et al. 2022). Neben Programmen, die digitale Medien bzw. Social Media (Ludwigs und Nöcker 2020; Stellefson et al. 2020) integrieren, kommen bspw. auch spielerische Ansätze wie Gamification, Serious Games (Aschentrup et al. 2024; David et al. 2020; Tolks et al.

2020) oder digitale Plattformen zum Einsatz (Kranz und Englert 2020). Darüber hinaus bieten KI-Technologien die Möglichkeit, große Datenmengen effizient zu analysieren und können somit bspw. bei der Früherkennung von Krankheiten eine wichtige Rolle einnehmen (Mitsala et al. 2021; Yasmin et al. 2021).

Obwohl das Potenzial bislang nur unzureichend genutzt wird, lässt sich festhalten, dass digitale Interventionen zur Prävention und Gesundheitsförderung nicht nur auf der Verhaltensebene, sondern auch auf der Verhältnisebene wirksam eingesetzt werden können (Scherenberg 2019). Dabei ist die Evidenzlage jedoch vielfach noch unzureichend (Fischer 2020), zumal eine klare Trennung zwischen den Ebenen nicht erkennbar bzw. auch vielfach nicht sinnvoll ist (Scherenberg 2022). Gleiches gilt für die Community-bezogenen Ansätze im Kontext von Public Health, die momentan an Bedeutung gewinnen, jedoch auch hier besteht ein Mangel an Erfahrungswissen und wissenschaftlicher Evidenz (Department of Community Health 2022).

1.3.2 Erfolgsfaktoren digital unterstützter Community-basierter Prävention und Gesundheitsförderung

Die aktuellen und zukünftigen Entwicklungen im Kontext der digitalen Transformation auf der einen Seite und die bislang noch unzureichende Evidenz auf der anderen Seite machen die digital unterstützte Community-basierte Prävention und Gesundheitsförderung zu einem anspruchsvollen aber zugleich potenten Anwendungs- und Forschungsbereich.

Aufgrund der Schnelllebigkeit und Komplexität in diesem Bereich erscheint eine aktive Beteiligung aller beteiligten Akteur:innen an der Entwicklung, Implementierung und Evaluation digitaler Anwendungen in der Community-basierten Prävention und Gesundheitsförderung mehr denn je erforderlich. Dafür bieten sich partizipative und co-kreative Gestaltungsansätze an, um sicherzustellen, dass die digitalen Lösungen den Bedarfen und Bedürfnissen der Nutzer:innen entsprechen (Kernebeck und Fischer 2024). Dies ist eine zentrale Voraussetzung, um die Angemessenheit, Akzeptanz und Nutzung – und somit auch Wirksamkeit und Nachhaltigkeit – digitaler Lösungen zu erhöhen.

Zudem besteht ein Bedarf, den Bereich der digital unterstützten Community-basierten Prävention und Gesundheitsförderung weiter zu konturieren. Da sich die darin enthaltenen Konstrukte in einem stetigen Wandel befinden, gilt es, diese Entwicklungen kontinuierlich zu reflektieren, um passgenaue digitale Interventionen zu entwickeln. So bietet die Digitalisierung einen verbesserten Zugang zu Gesundheitsinformationen (Jacobs et al. 2017) und auch die Möglichkeit des Austauschs (z. B. über digitale Plattformen). Dies wiederum hat zu einer Neuinterpretation des Community-Konzepts geführt, da neben traditionellen, ortsgebundenen Gemeinschaften auch virtuelle Communities entstanden sind, die sich über räumliche und auch zeitliche Grenzen hinweg formieren (Castells 2001). Diese Online-Communities bieten neue Möglichkeiten für den Austausch von Gesundheitsinformationen und gegenseitige Unterstützung (Eysenbach et al. 2004).

Digitale Tools ermöglichen zudem eine stärkere Beteiligung von Community-Mitgliedern an Gesundheitsinitiativen und fördern somit Partizipation und Empowerment (Sanchez et al. 2022; Laverack 2017). Dies wiederum kann ein Instrument sein, um soziale und gesundheitliche Ungleichheiten abzubauen (Brand et al. 2024; Heger et al. 2023) und inklusiv zu wirken. Die Kombination von Community-Fokus und digitalen Technologien ermöglicht zudem innovative Ansätze zur Adressierung sozialer Determinanten von Gesundheit, die über traditionelle Methoden hinausgehen. Durch die Verknüpfung von Gesundheitsdaten mit sozialen und ökonomischen Daten können ganzheitliche Interventionen entwickelt werden, die über den traditionellen Gesundheitssektor hinausgehen.

Inklusion kann durch Digitalisierung so gefördert werden, dass Interventionen personalisiert bzw. kontextualisiert werden können. Dementsprechend können Maßnahmen der Prävention und Gesundheitsförderung (insbesondere durch den Einsatz von KI) präzise sowohl auf individuelle als auch gemeinschaftliche Bedürfnisse zugeschnitten und (nahezu) in Echtzeit an den spezifischen Kontext einer Community angepasst werden (Chiauzzi et al. 2015).

Digital unterstützte Community-Basierung im Kontext von Prävention und Gesundheitsförderung lässt sich somit als ein integrierter Ansatz definieren, der digitale Technologien nutzt, um gemeinschaftsbasierte Interventionen zur Verbesserung der Gesundheit und des Wohlbefindens einer definierten Bevölkerungsgruppe zu unterstützen, zu erweitern und zu transformieren. Dieser Ansatz kombiniert die Prinzipien der traditionellen Community-Basierung mit den Möglichkeiten der digitalen Gesundheitstechnologien, um Partizipation, Empowerment und soziale Gerechtigkeit zu fördern sowie Gesundheitsinformationen und -dienste zugänglicher und effektiver zu gestalten. Dieser Ansatz bietet das Potenzial, die Reichweite und Wirksamkeit von Interventionen der Prävention und Gesundheitsförderung zu erhöhen, muss jedoch stets die spezifischen Bedürfnisse, Ressourcen und potenziellen Barrieren der jeweiligen Gemeinschaft berücksichtigen.

1.4 Ausblick

Inwiefern sich die Potenziale technologiegestützter Ansätze in der Community-basierten Prävention und Gesundheitsförderung zeigen, wird sich in den folgenden Jahren zeigen. Der Community-Ansatz fordert in jedem Fall dazu heraus, bestehende (Macht)Strukturen zu hinterfragen und Ungleichheiten zu beseitigen. Er nimmt die Gesellschaft in die Verantwortung und erfordert einen aktiven Einsatz für Veränderungen – sei es durch politische Initiativen, soziale Bewegungen oder gemeinschaftliche Projekte. Die Verantwortung besteht darin, eine Zukunft schaffen, in der Gesundheit nicht nur ein Privileg einiger, sondern ein Recht für alle ist. Die Community-Basierung bietet dabei die Möglichkeit, eine Änderung von Lebensverhältnissen zu erwirken und – im Sinne von ‚Health in all Policies' – eine ressort- und politikfeldübergreifende Zusammenarbeit Gesundheit als gesamtgesellschaftliche Aufgabe zu verfolgen.

An dieser Stelle setzen die Beiträge in diesem Sammelband an. Die Gesamtschau der Beiträge lädt dazu ein, sich mit den Chancen und Herausforderungen der digital unterstützten Community-basierten Prävention und Gesundheitsförderung auseinanderzusetzen. Die Kapitel reflektieren die Tatsache, dass man technologische Instrumente nicht isoliert von der jeweiligen Community und den in ihr lebenden Individuen betrachten kann, für die sie entwickelt werden. Sie sind eingebettet in komplexe soziokulturelle Dynamiken und Normen, die ihr Potenzial sowohl erweitern als auch begrenzen können. Aus unterschiedlichen disziplinären Sichtweisen werden in diesem Sammelband anhand konkreter Beispiele die Chancen und Herausforderungen technologiegestützter Ansätze in der Community-basierten Prävention und Gesundheitsförderung aufgezeigt. Hierfür ist das Buch in vier Bereiche aufgeteilt:

Teil 1 – Grundlegende Aspekte soziotechnischer Innovationen in Prävention und Gesundheitsförderung: Der erste Abschnitt legt das Fundament für das Verständnis soziotechnischer Ansätze. Dabei wird u. a. geklärt, wie Technologie und Gesellschaft in der Prävention und Gesundheitsförderung interagieren und welche Faktoren diese Entwicklungen vorantreiben. Dabei werden Anforderungen und Möglichkeiten von Digitalisierung im Kontext der Prävention und Gesundheitsförderung in Lebenswelten fokussiert.

Teil 2 – (Inter)Disziplinäre Perspektiven auf soziotechnische Innovationen in Community-basierter Prävention und Gesundheitsförderung: Hier werden disziplinäre Perspektiven (u. a. Kommunikationswissenschaft, Psychologie und Ethik) mit ihren jeweiligen Sichtweisen und Erkenntnisse zu einer holistischen Betrachtungsweise zusammengeführt. Die Schnittstellen und Synergien zwischen den Disziplinen sollen einen umfassenden Blick auf die Materie ermöglichen.

Teil 3 – Lebensphasenbezogene digital unterstützte Prävention und Gesundheitsförderung in verschiedenen Communities: Dieser Abschnitt betrachtet spezifische Lebensphasen – von der Kindheit bis zum hohen Alter – und analysiert, wie digitale Ansätze in unterschiedlichen Altersgruppen und Communities angewendet werden können, welche Herausforderungen dabei bestehen und welche konkreten Lösungsansätze erfolgversprechend sind. Dabei werden sowohl universelle Ansätze als auch alters- und gruppenbezogene Besonderheiten betrachtet.

Teil 4 – Lebensweltbezogene digital unterstützte Prävention und Gesundheitsförderung in verschiedenen Communities: Zum Abschluss des Bandes liegt der Fokus auf der Anwendung technologiegestützter Ansätze in verschiedenen Lebenswelten. Ob in kommunalen Präventionssystemen, in diversen Gesellschaften oder im Kontext von Sorgegemeinschaften – hier wird beleuchtet, wie digitale Werkzeuge spezifisch angepasst und integriert werden können, um individuelle Bedürfnisse und Besonderheiten der jeweiligen Communities zu adressieren.

Mit Beiträgen von Expert:innen aus unterschiedlichsten Disziplinen wird ein ganzheitlicher Blick auf die Potenziale und Herausforderungen ermöglicht, die sich durch den Einsatz von Technologie in der Community-basierten Prävention und Gesundheitsförderung ergeben. Der Sammelband dient somit als Impulsgeber für weitere Innovationen und als kritischer Kompass in einem Bereich, der das Potenzial hat, das Gesundheitswesen des 21. Jahrhunderts maßgeblich zu prägen und zu transformieren.

Literatur

Aschentrup L, Steimer PA, Dadaczynski K, McCall T, Fischer F, Wrona KJ (2024) Effectiveness of gamified digital interventions in mental health prevention and health promotion among adults: a scoping review. BMC Public Health 24:69

Barić L, Conrad G (1999) Gesundheitsförderung in Settings: Konzept, Methodik und Rechenschaftspflichtigkeit zur praktischen Anwendung des Settingsansatzes der Gesundheitsförderung. Verlag für Gesundheitsförderung, Gamburg

Bauer U, Bittlingmayer UH (2020) Zielgruppenspezifische Gesundheitsförderung – Das Beispiel ungleicher Lebenslagen. In: Razum O, Kolip P (Hrsg) Handbuch Gesundheitswissenschaften. Juventa, Weinheim/München, S 719–735

de Bock F, Dietrich M, Rehfuess E (2021) Evidenzbasierte Prävention und Gesundheitsförderung. Memorandum der Bundeszentrale für gesundheitliche Aufklärung, Bundeszentrale für gesundheitliche Aufklärung, Köln

Brand T, Herrera-Espejel P, Muellmann S, Wiersing R, Busse H (2024) Soziale Ungleichheit im Zusammenhang mit digitalen Gesundheitsanwendungen: Digitale Spaltungen in den Bereichen Zugang, Nutzung, Wirksamkeit und Privatsphäre. Bundesgesundheitsblatt – Gesundheitsforschung – Gesundheitsschutz 67(3):268–276

Bucksch J, Schlicht W (Hrsg) (2023) Kommunale Gesundheitsförderung – Ein Debattenanstoß zu einer policy-orientierten Transformation der Kommune zur ökologischen Resilienz. Springer, Berlin/Heidelberg

Castells M (2001) The internet galaxy: reflections on the Internet, Business, and Society. Oxford University Press, Oxford

Chatterjee A, Prinz A, Gerdes M, Martínez S (2021) Digital interventions on healthy lifestyle management: systematic review. J Med Internet Res 23(11):e26931

Chiauzzi E, Rodarte C, DasMahapatra P (2015) Patient-centered activity monitoring in the self-management of chronic health conditions. BMC Med 13:77

David D, Costescu C, Cardoș R, Mogoașe C (2020) How effective are serious games for promoting mental health and health behavioral change in children and adolescents? A systematic review and meta-analysis. Child Youth Care Forum 49(6):817–838

Department of Community Health (Hrsg) (2022) Community health. Grundlagen, Methoden, Praxis. Beltz Juventa, Weinheim

Dockweiler C, Fischer F (Hrsg) (2019) ePublic Health: Einführung in ein neues Forschungs- und Anwendungsfeld. Hogrefe, Bern

Effertz T (2023) Prävention und Kostenkontrolle im Gesundheitswesen. Routinedatenanalyse und effektives Gesundheitsmarketing als Vorteile im Krankenkassenwettbewerb? Prävention und Gesundheitsförderung. https://doi.org/10.1007/s11553-023-01021-y

Eysenbach G, Powell J, Englesakis M, Rizo C, Stern A (2004) Health related virtual communities and electronic support groups: systematic review of the effects of online peer to peer interactions. BMJ 328(7449):1166

Faller G, Walter-Klose C, Betscher S, Becker J (2022) Community Health als neuronales Netz. In: Department of Community Health (Hrsg) Community Health – Grundlagen, Methoden, Praxis. Beltz Juventa, Weinheim, S 22–35

Fischer F (2020) Digitale Interventionen in Prävention und Gesundheitsförderung: Welche Form der Evidenz haben wir und welche wird benötigt? Bundesgesundheitsblatt – Gesundheitsforschung – Gesundheitsschutz 63(6):674–680

Fitzpatrick PJ (2023) Improving health literacy using the power of digital communications to achieve better health outcomes for patients and practitioners. Frontiers in Digital Health 5:1264780

Flora JA, Maibach E, Maccoby N (1989) The role of media across four levels of health promotion intervention. Annu Rev Public Health 10(1):181–201

Gansefort D, Peters M, Brand T (2020) Wie bereit ist die Kommune? Das Community Readiness-Modell und die beispielhafte Anwendung in der kommunalen Gesundheitsförderung. Gesundheitswesen 82(11):868–876

Geene R (2018) Das Präventionsgesetz im dritten Jahr – Meilenstein oder Irrfahrt der Gesundheitsförderung? Jahrbuch für Kritische Medizin und Gesundheitswissenschaften 52:127–157

Hardcastle DA (2011) Community practice. Oxford University Press, Oxford

Hartung S, Rosenbrock R (2022) Settingansatz – Lebensweltansatz. In: Bundeszentrale für gesundheitliche Aufklärung (Hrsg) Leitbegriffe der Gesundheitsförderung und Prävention. Glossar zu Konzepten, Strategien und Methoden. https://doi.org/10.17623/BZGA:Q4-i106-2.0

Heger K, Jokerst S, Strippel C, Emmer M (2023) Weizenbaum Report 2023 – Politische Partizipation in Deutschland. Weizenbaum Institut, Berlin

Jacobs W, Amuta AO, Jeon KC (2017) Health information seeking in the digital age: an analysis of health information seeking behavior among US adults. Cogent Soc Sci 3(1):1302785

John M, Kleppisch M (2021) Digitale Gesundheitsanwendungen in der Prävention und Gesundheitsförderung – Stand der Technik und Praxis. In: Tiemann M, Mohokum M (Hrsg) Prävention und Gesundheitsförderung. Springer, Berlin/Heidelberg, S 1019–1037

Kernebeck S, Fischer F (Hrsg) (2024) Partizipative Technikentwicklung im Sozial- und Gesundheitswesen – Interdisziplinäre Konzepte und Methoden. Hogrefe, Bern

Kranz R, Englert H (2020) Entwicklung des Lebensstilprogramms „Gemeinsam Gesund". Prävention und Gesundheitsförderung 15(3):256–262

Lampert T, Richter M, Schneider S, Spallek J, Dragano N (2016) Soziale Ungleichheit und Gesundheit – Stand und Perspektiven der sozialepidemiologischen Forschung in Deutschland. Bundesgesundheitsblatt – Gesundheitsforschung – Gesundheitsschutz 59(2):153–165

Laverack G (2017) The challenge of behaviour change and health promotion. Challenges 8(2):25

Laverack G, Labonte R (2000) A planning framework for community empowerment goals within health promotion. Health Policy Plan 15(3):255–262

Leppin A (2018) Konzepte und Strategien der Prävention. In: Hurrelmann K, Richter M, Klotz T, Stock S (Hrsg) Referenzwerk Prävention und Gesundheitsförderung. Hogrefe, Bern, S 47–56

Ludwigs S, Nöcker G (2020) Social Media/Gesundheitsförderung mit digitalen Medien. In: Bundeszentrale für gesundheitliche Aufklärung (Hrsg) Leitbegriffe der Gesundheitsförderung und Prävention. Glossar zu Konzepten, Strategien und Methoden. https://doi.org/10.17623/BZGA:Q4-i107-2.0

Maaß L, Angoumis K, Freye M, Pan C-C (2024) Mapping digital public health interventions among existing digital technologies and internet-based interventions to maintain and improve population health in practice: scoping review. J Med Internet Res 26:e53927

Marmot M, Atkinson T, Bell J, Black C, Broadfoot P, Cumberlege J, Diamond I, Gilmore I, Ham C, Meacher M, Mulgan G (2010) Fair society, healthy lives. The Marmot review. London

Mitsala A, Tsalikidis C, Pitiakoudis M, Simopoulos C, Tsaroucha AK (2021) Artificial intelligence in colorectal cancer screening, diagnosis and treatment. A new era. Curr Oncol 28(3):1581–1607

Onyeaka H, Firth J, Kessler RC, Lovell K, Torous J (2021) Use of smartphones, mobile apps and wearables for health promotion by people with anxiety or depression: an analysis of a nationally representative survey data. Psychiatry Res 304:114120

Rappaport J (1981) In praise of paradox: a social policy of empowerment over prevention. Am J Community Psychol 9(1):1–25

Rose G (1981) Strategy of prevention: lessons from cardiovascular disease. Br Med J 282(6279):1847–1851

Rose G (1985) Sick individuals and sick populations. Int J Epidemiol 14(1):32–38

Sanchez RHB, Bergeron-Drolet L-A, Sasseville M, Gagnon M-P (2022) Engaging patients and citizens in the digital technology development through the virtual space. Front Med Technol 4:958571

Scherenberg V (2019) Prävention und Gesundheitsförderung in und mit digitalen Medien. In: Dockweiler C, Fischer F (Hrsg) ePublic Health: Einführung in ein neues Forschungs- und Anwendungsfeld. Hogrefe, Bern, S 121–135

Scherenberg V (2022) Digitalisierung in Prävention und Gesundheitsförderung. In: Bundeszentrale für gesundheitliche Aufklärung (Hrsg) Leitbegriffe der Gesundheitsförderung und Prävention. Glossar zu Konzepten, Strategien und Methoden. https://doi.org/10.17623/BZGA:Q4-i130-1.0

Simmons A, Reynolds RC, Swinburn B (2011) Defining community capacity building: is it possible? Prev Med 52(3–4):193–199

Stark AL, Geukes C, Dockweiler C (2022) Digital health promotion and prevention in settings: scoping review. J Med Internet Res 24(1):e21063

Stellefson M, Paige SR, Chaney BH, Chaney JD (2020) Evolving role of social media in health promotion: updated responsibilities for health education specialists. Int J Environ Res Public Health 17(4):1153

Tolks D, Lampert C, Dadaczynski K, Maslon E, Paulus P, Sailer M (2020) Game-based approaches to prevention and health promotion: serious games and gamification. Bundesgesundheitsblatt – Gesundheitsforschung – Gesundheitsschutz 63(6):698–707

WHO (1986) Ottawa Charter for Health Promotion. World Health Organization – Regional Office for Europe, Kopenhagen

WHO (2019) WHO guideline: recommendations on digital interventions for health system strengthening. World Health Organization, Genf

Yasmin F, Shah SMI, Naeem A et al (2021) Artificial intelligence in the diagnosis and detection of heart failure: the past, present, and future. Rev Cardiovasc Med 22(4):1095–1113

Zeeb H, Brandes M, Bauer U, Forberger S, Gelius P, Muellmann S, Okan O, Pfeifer K, Renner B, Wright M (2023) Perspektivpapier „Zukunft Präventionsforschung": Koordinierte Forschung zu Prävention und Gesundheitsförderung – aktuell und in der Zukunft. Gesundheitswesen 85(4):388–394

Zukunftsforum Public Health (2017) Vorrang für Verhältnisprävention. https://zukunftsforum-public-health.de/wp-content/uploads/2018/08/Vorrang-fuer-Verhaeltnispraevention.pdf. Zugriff am 30.05.2025

Teil I

Grundlegende Aspekte soziotechnischer Innovationen in Prävention und Gesundheitsförderung

Das Verhältnis von Technik und Lebenslage: Wechselverhältnisse und Dynamiken soziotechnischen Wandels

Marcel Siegler

2.1 Einleitung

Der Beitrag untersucht allgemeine Dynamiken des Wechselverhältnisses sich gegenseitig bedingender Veränderungsprozesse in der technischen Struktur moderner Gesellschaftssysteme und den in Gesellschaften soziomateriell gestifteten Lebenslagen aus philosophischer und transformationswissenschaftlicher Perspektive. Dazu analysiert der Beitrag zunächst grundlegend das Verhältnis von Technik und menschlichen Lebenslagen und argumentiert für die Notwendigkeit einer soziotechnischen Perspektive. Darauf aufbauend nimmt der Beitrag zwei sich gegenseitig informierende und ergänzende allgemeine Blickrichtungen auf dieses Wechselverhältnis ein. Eine der beiden Blickrichtungen erörtert die Gründe, Verlaufsformen, Dynamiken sowie die Folgen und Nebenfolgen von Veränderungsprozessen, die durch neue Technologien in gesellschaftlichen Systemen angestoßen werden und sich somit auf die Lebenslagen von Menschen auswirken. Danach behandelt der Beitrag das oben genannte Wechselverhältnis aus einer anderen Blickrichtung und fragt nach den Gründen, Verlaufsformen und Dynamiken, aufgrund derer bei einer Veränderung von Lebenslagen gewollte oder ungewollte Potenziale für soziale, technische oder soziotechnische Innovationen entstehen sowie nach Faktoren, die trotz der Veränderung von Lebenslagen Hürden für solche Innovationen sein können.

M. Siegler (✉)
Technische Universität Darmstadt, Institut für Philosophie, Darmstadt, Deutschland
e-mail: marcel.siegler@posteo.de

© Der/die Autor(en), exklusiv lizenziert an Springer-Verlag GmbH, DE, ein Teil von Springer Nature 2025
F. Fischer, K. Wrona (Hrsg.), *Technologiegestützte Ansätze in der Community-basierten Prävention und Gesundheitsförderung*,
https://doi.org/10.1007/978-3-662-71115-6_2

2.2 Technik und Lebenslage

2.2.1 Das Konzept der Lebenslage

Das Konzept der *Lebenslage* bezeichnet die „Möglichkeiten der Entfaltung und Befriedigung von Bedürfnissen in ihrer Wechselwirkung zu äußeren Faktoren und Einflüssen" (Middendorf 2024, S. 36). Es bezieht sich damit auf die für den Menschen objektiv vorfindbaren und zugänglichen materiellen, finanziellen, sozialen, politischen und kulturellen Grundlagen, die als objektive Bedingungen der Möglichkeit von Handlungsvollzügen im Sinne von Mittel-Zweck-Verbindungen den Rahmen für die Verfolgung und Realisierung von Zielen der Lebensführung stiften. In dieser Hinsicht bindet das Konzept *Lebenslage* somit die Möglichkeiten der individuellen Lebensführung eng an die äußeren und damit gesellschaftlich gegebenen Faktoren des Menschen. Konzeptuell steht *Lebenslage* im Spannungsverhältnis zum Konzept der *Lebenswelt,* das stärker auf die subjektive Weltbezüglichkeit des Menschen sowie auf dessen damit zusammenhängende, oft unhinterfragte Bedeutungssetzungen und -strukturen abhebt (Beck und Greving 2012). Ebenso besteht ein Verhältnis zwischen den Konzepten *Lebenslage* und *Lebensphase.* Innerhalb dieses Verhältnisses bezieht sich *Lebensphase* entgegen den eher räumlich begriffenen Kontextfaktoren – die mit dem Konzept *Lebenslage* umfasst werden – auf die zeitlich begriffenen Kontextfaktoren individueller Lebens- und Altersabschnitte. Dazu gehören etwa Kindheit, Jugend, frühe Adoleszenz, erste Elternschaft, Alter sowie die damit jeweils verbundenen körperlichen Veränderungen und sozialen Anforderungen (Kolip 2020).

In modernen Gesellschaften besteht die Lebenslage eines Menschen aus Handlungsspielräumen innerhalb der gesellschaftlich kategorisierbaren Bereiche *Versorgung und Einkommen, Kontakt und Kooperation, Lernen und Erfahrung, Muße und Regeneration, Disposition* im Sinne der *Mitbestimmung und Partizipation* (Nahnsen 1975 zitiert nach Middendorf 2024), *Sozialbindung, Geschlechtsrollen* sowie *Schutz und Selbstbestimmung* (Sellach 2008 zitiert nach Middendorf 2024). In all diesen Handlungsspielräumen entfalten sich je nach Individuum verschiedene Handlungsmöglichkeiten als Ergebnis der Wechselwirkung zwischen abstrakten und konkreten Bedürfnissen, Bedarfen und Begierden, individueller Erfahrung, Entwicklung und Sozialisation sowie des Zugangs zu bzw. der Verfügung über materielle, soziopolitische und kulturelle Ressourcen. Analog zu den oben genannten Handlungsspielräumen umfassen diese Ressourcen somit etwa den eigenen Körper, bestimmte Kompetenzen, Gewohnheiten und Habitus, Bildung, Zugänge zu Finanzmitteln über Erwerbsarbeit, Erbschaft oder Kapital, familiäre oder andere soziale bzw. der Sozialität ähnliche Verbindungen mit anderen Menschen, Tieren oder der Umwelt, Bildungsmittel, frei verfügbare Zeit jenseits von Erwerbs- oder Care-Arbeit, politische Institutionen und Repräsentationsinstanzen, Institutionen der sozialen Absicherung, kulturelle Einbettung sowie Institutionen der kollektiven Versorgung und Sicherheit.

Die Lebenslage eines Menschen hat über die individuellen Handlungsspielräume hinaus somit einen wesentlichen Einfluss auf die individuelle Gesundheit (Haverkamp 2008). Im salutogenetischen Gesundheitsverständnis spielt die individuelle Lebenslage eine entscheidende Rolle. Die Salutogenese begreift die Gesundheit von Individuen prozesshaft als situationsabhängiges Wechselverhältnis von Krankheit und Gesundheit. Sie steht damit dem pathogenetischen Gesundheitsverständnis entgegen, entsprechend dem Individuen definitiv einem der beiden Pole Krankheit und Gesundheit zugeordnet werden. Laut Salutogenese sind Menschen jedoch nicht eindeutig krank oder gesund, sondern bewegen sich auf einem Kontinuum zwischen diesen beiden Polen. So können sie etwa körperliche Einschränkungen oder chronische Krankheiten haben und trotzdem ein erfülltes Leben führen. Entscheidend für das individuelle Gesundheitsverständnis der Salutogenese ist das je individuelle Gefühl von Kohärenz (engl. *sense of coherence*) eines Menschen, die Widrigkeiten des eigenen Lebens sowohl verstehen als auch bewältigen zu können und dabei das eigene Leben als sinnhaft zu empfinden – als ein Leben, für das es sich lohnt, Mühen aufzuwenden (Eriksson 2022; Faltermaier 2023). Die aktuelle Lebenslage bedingt elementar die individuelle Lebensführung des Menschen. Sie entscheidet darüber, welcher Art von Arbeit Menschen nachgehen können oder müssen und welchen Stressfaktoren – Eustress und Distress – sie damit täglich ausgesetzt sind. Die soziale Absicherung und Versorgung spielt besonders im Fall drohender Vereinsamung neben den individuellen Möglichkeiten zur Erholung und Regeneration eine essenzielle Rolle für die psychische Gesundheit. Daneben spielt die Kombination aus individuellen Kapazitäten, Sozialisation und dem Zugang zu Bildungsmitteln eine Rolle für die Aneignung und Umsetzung gesundheitsrelevanter Kompetenzen. Besonders relevant für die individuelle Gesundheit ist neben gesellschaftlichen Institutionen zum Schutz der physischen und psychischen Verfassung auch der je eigene Zugang zu Präventionsangeboten sowie zu adäquater Gesundheitsversorgung. Hinsichtlich der Tatsache, dass die individuelle Lebenslage inhärent mitbedingt, inwiefern Menschen – entsprechend der Salutogenese – ein für sie gesundes und damit zwar nicht notwendigerweise stressfreies, aber als bewältigbar empfundenes Leben führen können, sind die mit dem Konzept der Lebenslage umfassten objektiven Faktoren zentrale Interventionsebenen der Gesundheitsförderung, v. a. der Handlungsfelder *Schaffung gesundheitsförderlicher Lebenswelten* und *Unterstützung gesundheitsbezogener Gemeinschaftsaktionen* (Kaba-Schönstein 2018).

Die Lebenslage eines Menschen ist als Kombination innerer und äußerer Faktoren und Ressourcen die Gesamtheit an Möglichkeiten, die einem Individuum in Wechselwirkung mit seiner sozial, politisch und kulturell strukturierten physikalisch-chemischen Realität zur Anbahnung und Realisierung seiner Handlungsvollzüge zur Verfügung stehen. Als solche ist die Lebenslage eines Menschen grundlegend von technischen Artefakten, Systemen, Verfahren oder Prinzipien durchdrungen, die mal mehr und mal weniger stark die Bedingungen der Möglichkeit individueller und kollektiver Lebensführung, Gestaltung, Planung und Entwicklung mitbestimmen.

2.2.2 Medialität des Technischen

Im alltagsprachlichen Gebrauch wird Technik oft mit der Gesamtheit künstlich hergestellter Instrumente, Werkzeuge, Maschinen und großtechnischer Systeme, wie etwa

Infrastrukturen oder Informationsnetzwerke, gleichgesetzt, die als praktisches Feld von Möglichkeiten die Rahmenbedingungen menschlicher Handlungsvollzüge stiften. Diese als Realtechnik bezeichneten technischen Artefakte und Systeme, werden in ihrer gesellschaftlich etablierten Ausprägung auch als Technologien bezeichnet.

Gerade Realtechniken wird in menschlichen Handlungsvollzügen dabei oft die Rolle des Mittels zum Erreichen davon zunächst unabhängiger Zwecke unter allgemeinen Zielen der Lebensführung zugeschrieben. Laut Hubig gerät mit einer solchen Vorstellung von Technik als „Inbegriff der Mittel" jedoch die „eigentümliche Verbindung zwischen Mitteln und Zwecken aus dem Blick" (Hubig 2006, S. 113). Diese eigentümliche Verbindung lässt sich am Beispiel eines Röntgengeräts kurz erörtern. Ein Röntgengerät kann als Mittel zum Zweck der Bildgebung körperlicher Zustände des Skeletts angesehen werden. Eine Perspektive, die Technik genuin als Mittel für zunächst technikunabhängige Zwecke begreift, vernachlässigt dabei, dass der Zweck des Bildgebens körperlicher Zustände unter den Zielen des Verstehens und Behandelns von Krankheiten und Verletzungen überhaupt erst durch den Zugang zu einem Röntgengerät als Mittel herbeiführbar und damit erst als Zweck erkennbar wird. Das Röntgengerät erscheint in diesem Kontext überhaupt erst als Mittel, da es dazu dienen kann, den Zweck des Bildgebens herbeizuführen (Hubig 2006). Technik wird hier also hinsichtlich dieser sich gegenseitig in der Anbahnung und im Vollzug von Handlungen informierenden Vorstellung als verfügbares Mittel für damit zuerst realisierbare Zwecke dialektisch gedacht. Technik ist somit am gesamten Handlungsvollzug – Zwecksetzung, Mittelwahl, Realisierung, Bewertung intendierter oder nicht-intendierter Folgen – beteiligt. Hubig (2006) spricht vor diesem Hintergrund nun nicht mehr von der Mittelhaftigkeit, sondern von der *Medialität* des Technischen. Entsprechend dieser dialektischen Betrachtung ist das Röntgengerät laut Hubig (2006) zugleich Mittel zur Realisierung von Zwecken und ein Medium menschlicher Welterschließung – in diesem Fall des körperlichen Zustands anderer. Diese Art der Welterschließung ist vor dem Hintergrund der Medialität des Technischen entsprechend bestimmten realisierbaren Möglichkeiten auf der Grundlage technischer Artefakte strukturiert.

Die hier beschriebene Medialität des Technischen ist dabei jedoch nicht nur auf Realtechniken beschränkt. Sie umfasst auch die sogenannten Intellektualtechniken, beispielsweise des Herstellens, Bewirkens, Messens, Zählens, Schreibens, die sich, realtechnisch verkörpert, in technischen Verfahren, etwa der standardisierten Produktion bestimmter Dinge oder Sachverhalte, der technikgestützten Messung, Bildgebung und -verarbeitung sowie der Speicherung, Verarbeitung und Weiterleitung von Informationen in Form von Zeichen auf analogen Trägermedien oder digital, wiederfinden.

Des Weiteren umfasst der Begriff *Technik* ebenfalls Handlungen, Verfahren und Vermögen, die als Sozialtechniken steuernd und regelnd in das soziale Miteinander eingreifen, wie etwa die individuelle Impulskontrolle, das Erstellen und Anerkennen von Rechten und Pflichten in einer Gesellschaft oder die gemeinschaftliche Organisation, Planung und Umsetzung von Handlungsabläufen als solche. Ebenso wie Intellektualtechniken bedürfen auch Sozialtechniken einer materiellen Instanziierung, die sich nicht nur auf den menschlichen Körper, sondern wiederum auch auf andere, unter Umständen realtechnische Dinge erstrecken kann.

Intellektual- und Sozialtechniken haben dabei mit Realtechniken gemein, dass sie in Handlungsvollzügen sowohl als Mittel zum Einsatz kommen, um bestimmte Effekte oder Sachverhalte herbeizuführen, als auch diese Handlungsvollzüge dabei als Medium entsprechend der Herbeiführbarkeit bestimmter Handlungsfolgen bedingen. Die Medialität des Technischen besteht somit in einer bestimmten „Art und Weise, in der die realen, intellektuellen und sozialen Möglichkeitsräume strukturiert sind" (Hubig 2006, S. 155). In Weiterführung einer prominenten Systematisierung von Technik im Ausgang an Ropohl (2009) betrachtet Hubig (2006) deshalb Technik als eine Menge *loser Kopplungen*, die als jeweils verschieden strukturierter Möglichkeitsraum die Herbeiführbarkeit und Sicherung von Funktionen des Transports, der Wandlung oder Speicherung von Stoffen, Energie oder Information zu realisieren ermöglicht.

Entsprechend ihrer Medialität stiftet Technik somit in ihrer Gesamtheit alle wesentlichen Aspekte der unterschiedlichen Lebenslagen in modernen Gesellschaften. Sie strukturiert die individuellen Handlungsvollzüge der je eigenen Lebenslage in Form realtechnischer Artefakte, intellektual-technischer Abläufe und Verfahren sowie sachtechnischer Steuerungs- und Regelungsprozesse. Damit ermöglicht die Medialität des Technischen wiederholbaren Handlungserfolg bei gleichen Bedingungen, gepaart mit der Möglichkeit der Effizienz- und Effektivitätssteigerung durch technologische Innovationen, Erfahrung, Übung und Routinisierung.

2.2.3 Eine soziotechnische Perspektive auf Lebenslagen

Die kurze Analyse des Verhältnisses zwischen Technik und Lebenslage zeigt, wie grundsätzlich gesellschaftliche Handlungsspielräume von technischen Dingen, Systemen, Verfahren und Prozessen bedingt sind. Menschliche Handlung vollzieht sich innerhalb technisch strukturierter Möglichkeitsräume, die zugleich die Bedingungen der Möglichkeit zur Realisierung und Wiederholung dieser Handlungsvollzüge stiften. Die Vorstellung, Technik sei in diesem medialen Verständnis losgelöst von menschlichen Lebenslagen zu denken und habe in menschlichen Handlungsvollzügen die Rolle einer bloßen Ressource – im Sinne eines bloßen Handlungsmittels – neben anderen Ressourcen, verkennt die handlungsstrukturierende und -ermöglichende Rolle von Real-, Intellektual- und Sozialtechniken in allen menschlichen Selbst- und Weltbeziehungen. Wenn Technik jedoch so fundamental die Möglichkeitsräume menschlichen Handelns erschließt, strukturiert und sichert, stellt sich die Frage, was mit der Analyse des Verhältnisses von Technik und Lebenslage überhaupt gewonnen ist. Eine Möglichkeit zur Beantwortung dieser Frage liegt in der Künstlichkeit von Technik.

Jenseits ihrer Mittelhaftigkeit und Medialität ist Technik, sei sie ein Ding, ein Verfahren oder eine Methode, immer auch ein Artefakt – ein Ergebnis kunstvollen menschlichen Handelns. Dieses Handeln kann einerseits planvoll darauf abzielen, bestimmte Dinge oder Methoden als Mittel zu damit verbundenen Zwecken zu entwickeln. Andererseits kann sich Technik, v. a. im Bereich von Intellektual- und Sozialtechniken, auch zufällig als solche herausstellen oder etablieren, wenn sie nach wiederholter Anwendung – nun als Verfahren oder Methode – zum gleichen Handlungsergebnis führt. Ob planvoll oder ungeplant, Technik ist als gemachtes, hergestelltes oder als zur Realisierung von Zwecken dienlich entdecktes Ergebnis menschlichen Handelns somit genuines Gestaltungsmittel menschlicher Lebenslagen. Technik erlaubt es nicht nur, Handlungsvollzüge zu vergegenwärtigen, zu realisieren, wiederholbar zu machen und somit zu sichern, sie erlaubt es auch, die Art und Weise menschlicher Handlungsvollzüge zu gestalten, sei es über eine Neugestaltung oder (Weiter)Entwicklung realtechnischer Mittel, eine Verfeinerung intellektualtechnischer Verfahren oder eine Neubetrachtung und Aktualisierung sozialtechnischer Prozesse etc.

Um neben der Mittelhaftigkeit und Medialität auch den Aspekt der Gestaltungsmöglichkeiten des Technischen für die Aus- und Neugestaltung von Lebenslagen in den Blick nehmen zu können, gilt es deshalb, eine soziotechnische Perspektive auf Lebenslagen einzunehmen. Ein solche Perspektive, die die technische Struktur gesellschaftlicher Systeme – die faktische Ausstattung mit und den potenziellen Zugang zu technischen Artefakten, Systemen und Verfahren sowie den damit verbundenen Provisions-, Gestaltungs- und Entwicklungsmöglichkeiten – mit gesellschaftlich kategorisierten Handlungsspielräumen entlang menschlicher Handlungsvollzüge verhandelt, vermag es, die Folgen und Nebenfolgen einer Veränderung sowie Um- und Neugestaltung von Lebenslagen durch Technik und umgekehrt zu erschließen.

Dieses Wechselverhältnis von Technik und Lebenslagen gilt es nun, nicht starr, sondern dynamisch, als sich gegenseitig bedingendes und veränderndes Wechselverhältnis räumlicher Faktoren über bestimmte Zeiträume hinweg zu betrachten. Dafür bietet es sich an, für die Betrachtung dieses Wechselverhältnisses zwei Blickrichtungen zu unterscheiden. Eine Blickrichtung, die dieses Wechselverhältnis zunächst makroskopisch betrachtet und die Veränderung von Lebenslagen durch technischen Wandel in den Fokus nimmt, kann neben allgemeinen Gründen und Verlaufsformen dieses Wandels auch dessen Folgen für gesellschaftliche Lebenslagen – und damit für Individuen – eruieren. Eine Blickrichtung, die eher mikro- und mesoskopisch von veränderten Lebenslagen kommend technischen Wandel fokussiert, vermag es, diesen Wandel als Reaktion auf sich verändernde Lebenslagen in den Blick zu nehmen. Aus dieser Blickrichtung können die zugrunde liegenden Dynamiken, die zu einer Veränderung von Lebenslagen beitragen, erörtert und bewertet werden. Eine solche Blickrichtung fragt auch nach den Potenzialen technischen Wandels, die sich aus diesen veränderten Lebenslagen ergeben, und identifiziert Hürden für die Implementierung neuer Technologien.

2.3 Veränderung von Lebenslagen durch technischen Wandel

2.3.1 Gründe, Verlaufsformen und Dynamiken eines Wandels durch Technik

Neuere transformationswissenschaftliche Ansätze, die sich mit den Gründen, Verlaufsformen und Dynamiken eines Wandels durch Technik beschäftigen, verfolgen stark makroskopische Ansätze auf gesellschaftliche Systeme und Teilsysteme. Diese Ansätze bedenken bereits die Wechselwirkungen zwischen Technik und Gesellschaft entlang soziotechnischer Felder und fokussieren sich auf das *Wie* innovativer oder bisher unüblicher Konfigurationen aus Mensch und Technik innerhalb dieser Felder.

Die *Multi-Level-Perspektive* (MLP) (Geels 2002; Geels und Schot 2011) beispielsweise betrachtet technischen Wandel als komplexen Prozess, der sich als dynamisches Interaktionsgeschehen auf mehreren Ebenen vollzieht. Dabei werden zunächst die drei Ebenen *Landschaft*, *Regime* und *Nische* voneinander unterschieden.

Die Ebene der *Landschaft* repräsentiert die Makroebene, vor deren Hintergrund sich Veränderungsprozesse vollziehen können. Sie ist nicht primär räumlich oder im Sinne eines ganz bestimmten gesellschaftlichen Systems zu denken, sondern umfasst allgemeinere Faktoren, welche die beobachteten Veränderungsprozesse zwar beeinflussen, aber nicht direkt davon beeinflusst werden. Solche Faktoren sind beispielsweise die demografische, wirtschaftliche, politische, soziale und ökologische Lage des beobachteten Systems, der Grad an Akzeptanz gegenüber bisher nicht verwendeten Technologien oder Verfahren sowie beispielsweise die im Zeitraum sich vollziehender Veränderungsprozesse vorherrschenden gesellschaftlichen Debatten.

Tatsächliche Veränderungsprozesse vollziehen sich laut MLP v. a. auf der Mesoebene des *Regimes*. *Regime* wird dabei, je nach epistemischem Interesse und analytischem Zugang, entweder eng oder weit konzeptualisiert. Einem engen Verständnis nach umfasst ein *Regime* als soziotechnisches Feld die Gesamtzahl kognitiver, regulativer und normativer Regeln und Routinen, die die praktischen Interrelationen – Handlungsvollzüge, Verfahren, Zielvorstellungen, Wertsetzungen etc. – zwischen Akteur:innen, Akteur:innenkonstellationen und Institutionen stiften, steuern und regeln (Geels und Schot 2011). Einem eher weiten soziotechnischen Verständnis nach umfasst ein *Regime* nicht nur Regelstrukturen, sondern auch die dadurch strukturierten Akteur:innen, Netzwerke, Institutionen, technischen Artefakte und Systeme. Es handelt sich dabei um eine soziotechnische Konfiguration als ein durch Regeln strukturiertes Interaktionsgeschehen menschlicher und nichtmenschlicher Elemente. Beiden Konzeptualisierungen ist gemein, dass sie ein Regime entsprechend einem von diesem zu erfüllenden funktionalen Erfordernis her denken. Indem Regime diesem funktionalen Erfordernis nachkommen, erfüllen sie unter Umständen systemrelevante Funktionen in funktional differenzierten Gesellschaften (Best et al. 2012) und tragen somit auch zu deren Fortbestand bei. So umfasst beispielsweise das soziotechnische Regime ambulanter Pflege zur Erfüllung seines funktionalen Erfordernisses rechtliche Regularien (SGB V und SGB XI), miteinander konkurrierende Pflegedienste, Dienstpläne, Pflegestandards, Krankenkassen, Pflegende, Pflegeempfänger:innen und deren Angehörige, medizintechnische Instrumente und Geräte, Beförderungsmittel sowie Maschinen und Systeme zur Dokumentation, Evaluation, Abrechnung und Speicherung geleisteter Pflegedienstleistungen etc. Das soziotechnische Regime ambulanter Pflege dient als interaktives Geschehen zwischen den oben genannten Elementen der Pflege und Gesunderhaltung ca. eines Fünftels aller Pflegebedürftigen in Deutschland (Statistisches Bundesamt 2022).

Entsprechend der MLP findet Wandel durch Technik auf der Regimeebene v. a. als inkrementelle Veränderung durch technische Innovationen statt, bei denen bestehende Technologien durch effizientere und/oder effektivere ersetzt werden. Dabei wird davon ausgegangen, dass Regimeakteur:innen je nach Regimestruktur unter einem mehr oder minder stark ausgeprägten Selektionsdruck stehen, da sie tendenziell mit anderen Akteur:innen auf der Regimeebene konkurrieren und sich beispielsweise durch Effizienz- und Effektivitätssteigerung einen Vorteil gegenüber diesen Konkurrent:innen erarbeiten wollen. Radikalere Formen eines Wandels durch Technik finden in *Nischen* auf der Mikroebene statt (Geels 2002).

Bei *Nischen* handelt es sich um regimeinterne Konstellationen, die aus verschiedenen Gründen von den übergeordneten Regimedynamiken enthoben oder anderweitig davon abgeschirmt werden und in denen sich durch diese Schutzfunktion neue Technologien bewähren können. *Nischen* können aufgrund verschiedener zugrunde liegender Dynamiken entstehen. Einerseits entstehen technologische Nischen dort, wo etablierte Akteur:innen im Zentrum des Regimes neue Technologien auf Marktreife testen oder nach eingehender Testung auf den Markt bringen und dafür eventuell entstehende Nachteile – etwa ökonomische Wettbewerbsnachteile oder kurzfristige Effektivitätseinbußen – in Kauf nehmen oder mit erwarteten Vorteilen – ökonomischer Profit oder langfristige Effektivitätssteigerungen – ausgleichen können. Andererseits entstehen Nischen auch als „hopeful monstrosities" (Mokyr 1990 zitiert nach Geels 2002, S. 1261), wo Akteur:innen an der Regimeperipherie aufgrund bestehender Regimedynamiken auf alternative soziotechnische Konfigurationen aus Mensch und Technik zurückgreifen müssen, um überhaupt in einem von stärkeren Akteur:innen dominierten Regime bestehen zu können.

Führt der Einsatz regimeunüblicher soziotechnischer Konfigurationen in Nischen zu gewünschten Ergebnissen, können diese auf andere Nischen übertragen und gegenüber den dominanten Regimedynamiken durch das sogenannte *shielding* und *upscaling* (Schaepke et al. 2017) gestärkt werden. Nach und nach verbreiten sich so technische Innovationen oder bisher unübliche Organisations-, Arbeits- und Interaktionsformen zwischen Mensch und Technik, bis sie auf der Regimeebene selbst die Etablierung neuer Regeln, Regularien und Leitlinien anstoßen und andere Akteur:innen in Zugzwang setzen, sich diesen neuen soziotechnischen Konfigurationen anzupassen und sich zu verändern, um weiterhin im Regime bestehen zu können. In dieser Perspektive besteht ein Wandel durch Technik somit im Prozess des Übergangs einer dominanten soziotechnischen Regimekonfiguration durch eine andere. Im Zuge dieses Übergangsprozesses lösen sich bestehende soziotechnische Konfigurationen auf, indem bisher verwendete Technologien durch andere substituiert werden oder indem neue Handlungsspielräume durch die Einbringung vorher nicht verwendeter Technologien erschlossen und erweitert werden (Geels 2005).

Dolata (2011) knüpft an die in der MLP angeführten Dynamiken rund um das Zusammenspiel von Selektions- und Anpassungs- bzw. Veränderungsdruck in Veränderungsprozessen, die durch Technik angestoßen werden, an. Er setzt einen eher praxisbezogenen Schwerpunkt und bezieht seine Überlegungen auf Wirtschaftssektoren als soziotechnische Felder sowie auf deren Wandel durch Technik. Analog zu den Regimen in der MLP handelt es sich bei diesen soziotechnischen Feldern ebenfalls um Konfigurationen, die in Gesellschaften ein funktionales Erfordernis erfüllen. Um Wandlungsprozesse durch Technik in diesen soziotechnischen Feldern abzubilden, setzt Dolata (2011) die *sektorale Eingriffstiefe neuer Technologien* in ein Verhältnis zur *sektoralen Adaptions- bzw. Anpassungsfähigkeit* und deutet sie mittels des Konzepts *gradueller Transformation* aus.

Die *sektorale Eingriffstiefe neuer Technologien* versteht Dolata (2011) als relatives Konzept. Es beschreibt den Zusammenhang zwischen den Potenzialen, die für bestimmte Sektoren mit neuen technologischen Möglichkeiten verbunden sind, gepaart mit den dafür notwendigen sektoralen Restrukturierungsleistungen. Eine große Eingriffstiefe liegt dann vor, wenn neue technologische Möglichkeiten einerseits bisher ungeahnte Potenziale für Sektoren bergen, sich diese Potenziale aber unter gegebenen Umständen nicht realisieren lassen. Trifft eine Technologie mit großer Eingriffstiefe auf einen Sektor, der bisher durch eine funktionierende Passung – einen sogenannten *match* – menschlicher und technischer Elemente charakterisiert ist, löst das eine Phase des Umbruchs – eine sogenannte *period of mismatch* – aus. Solche Umbruchphasen zeichnen sich laut Dolata (2011) durch die Suche nach passenden Organisationsmustern und institutionellen Rahmenbedingungen aus, um die Potenziale, die durch neue technologische Möglichkeiten eröffnet wurden, überhaupt aktualisieren zu können (Dolata 2011). Eine neue Passung entsteht in dieser Konzeption nicht einseitig durch Anpassung der menschlichen Elemente an neue technologische Möglichkeiten, sondern als wechselseitige Anpassung, bei der auch nichtmenschliche, technische Elemente an die menschlichen Elemente angepasst werden.

Um den Umgang mit den Folgen der oben genannten Umbruchphasen im Anschluss an neue technologische Möglichkeiten in den Blick zu nehmen, ist laut Dolata (2011) die *sektorale Anpassungsfähigkeit* relevant. Diese umfasst die Art und Weise, wie Akteur:innen diese Möglichkeiten initial antizipieren und prozessual institutionalisieren können. Darüber hinaus können machtvolle Akteur:innen ihre Machtposition auch durchaus dazu nutzen, neue technologische Möglichkeiten abzublocken und somit vom Sektorzentrum fernzuhalten. In diesem Fall steigt wiederum das Potenzial für Akteur:innen und Akteur:innenkonstellationen an der Sektorperipherie, neue technologische Möglichkeiten, ähnlich wie im Fall der Nischen in der MLP, alternativ für sich zu nutzen (Dolata 2011).

Das komplexe Wechselspiel zwischen der Eingriffstiefe neuer Technologien und den Ausprägungsformen sektoraler Anpassungsfähigkeit verdeutlicht, dass sich Veränderungsprozesse, die durch neue technologische Möglichkeiten angestoßen werden, nicht sprunghaft, sondern Schritt für Schritt als *graduelle Transformation* vollziehen. Laut Dolata (2011) handelt es sich somit bei einem Wandel durch Technik um einen „vielschrittigen, oft erratischen und nicht linearen Prozess soziotechnischer Neujustierung, der sich erst über die Zeit zu substanziellen sektoralen Neuausrichtungen verdichtet" (Dolata 2011, S. 125). In einem solchen Prozess wechseln sich konservativ-strukturerhaltende, reformatorische und innovative Phasen mit Phasen des radikalen Umbruchs ab, die als Transformationen die funktionalen Erfordernisse soziotechnischer Sektoren, bzw. die Art und Weise, wie diese Sektoren ihre funktionalen Erfordernisse erfüllen, verändern können (Wittmayer und Hölscher 2017).

2.3.2 Folgen eines Wandels durch Technik für gesellschaftliche Lebenslagen

Die oben aufgeführten Ansätze nehmen die Gründe, Verlaufsformen und Dynamiken eines Wandels durch Technik in gesellschaftlichen Systemen und Teilsystemen makroperspektivisch in den Blick. Da es sich bei den Lebenslagen von Menschen aus soziotechnischer Perspektive um die technisch gestifteten und strukturierten Handlungsspielräume der individuellen Lebensführung in Gesellschaften handelt, lassen sich die Folgen technischen Wandels aus makroskopischer Blickrichtung v. a. strukturanalog zu den Veränderungsdynamiken soziotechnischer Felder beschreiben.

Einerseits erweitert technischer Wandel bestehende Handlungsspielräume der individuellen Lebensführung oder erschließt neue Dimensionen dieser Handlungsspielräume. Diese Erweiterung und Neuerschließung wirkt sich auf die Lebenslage von Menschen aus, indem sie beispielsweise die Arbeitsleistung, den Arbeitsertrag und die Einkommensstrukturen im beruflichen Umfeld sowie die generelle Zugänglichkeit zu Arbeit über Effizienz- und Effektivitätssteigerungen verändert. Historisch lässt sich dies anhand der Ertragssteigerungen durch die Mechanisierung und Automatisierung von Landwirtschaft und Produktion, die Digitalisierung von Veraltungsabläufen, die KI-gestützte Erhebung und Verarbeitung von Daten sowie durch Mobilitätssteigerungen in Form individuellen Autoverkehrs oder öffentlichen Personennah- und Fernverkehrs zeigen. Neben der Erweiterung und Neuerschließung individueller Mobilität hat die Digitalisierung aller wesentlichen Lebensbereiche die wohl größte Auswirkung auf die Lebenslagen vieler Menschen. Digitale Technologien wie Computer und Smartphones, soziale Medien und Netzwerke ermöglichen es, soziales Miteinander losgelöst von räumlichen Beschränkungen über das Internet zu organisieren und sich mit anderen auszutauschen. Der Zugang zu Bildungsmitteln wird durch digitale Technologien ebenfalls stark erweitert. Außerdem ergeben sich durch neue technologische Möglichkeiten auch bisher ungekannte Formen der Regeneration, etwa durch Videospiele, E-Books oder Video- und Musikstreaming. Besonders hinsichtlich der eigenen Gesunderhaltung ist die Erweiterung der Eindringtiefe medizinisch-diagnostischer Verfahren eng mit der Entwicklung und Verfeinerung technischer Möglichkeiten verbunden (Heidel 2008; Manzei 2005).

Andererseits kann die Einführung neuer technologischer Möglichkeiten unter Umständen zu einer Umbruchphase in der individuellen Lebenslage führen. Dies ist der Fall, wenn neue Technologien mit großer Eingriffstiefe, also mit großen Potenzialen zur Erweiterung oder Neuerschließung von Handlungsmöglichkeiten im Verhältnis zu den individuell zu erbringenden Lern- und Anpassungsleistungen, in individuelle Handlungsspielräume drängen. Was im Fall wirtschaftlicher Sektoren nach einer allgemeinen Suchbewegung nach geeigneten Organisationsformen und Regularien hinsichtlich neuer soziotechnischer Konfigurationen klingt, wirkt sich auf der Ebene der individuellen Lebenslagen unter Umständen disruptiver aus, da es direkt die alltäglichen Handlungsspielräume der Lebensführung betrifft. So ist es beispielsweise denkbar, dass sich die Notwendigkeit, sich an neue Technologien, Verfahren oder Prozesse anpassen zu müssen, zu Unzufriedenheit mit sich selbst oder mit bestimmten Institutionen führen kann, wenn eben jene Anpassungsleistungen aufgrund bisher fehlender Kompetenzen oder unzureichender Implementierungsverfahren nicht oder nur bedingt umsetzbar sind. Ebenfalls könnten sich bei Individuen Gefühle von Unsicherheit und Verlust einstellen, wenn plötzlich durch neue technologische Möglichkeiten, die oft inhärent mit Versprechen einer gelungeneren Lebensführung verbunden sind, ebenjene Lebensführung nicht mehr wie gewohnt möglich ist und es erst einer Phase des Lernens und der Gewöhnung bedarf.

2.3.3 Gestaltung von Lebenslagen durch Technik

Vor dem Hintergrund der prinzipiellen Gestaltungsmöglichkeiten des Technischen – v. a. von realtechnischen Instrumenten, Werkzeugen, Maschinen und großtechnischen Systemen – stellt sich die Frage, wie die Folgen eines Wandels durch Technik produktiv für die Gestaltung der Lebenslagen von Menschen gewendet werden können. Es wurde deutlich, dass sich bestehende Handlungsspielräume des Menschen im Zuge technischen Wandels erweitern oder neue Dimensionen dieser Spielräume erschlossen werden können. Ebenso wurde angemerkt, dass mit neuen technologischen Möglichkeiten auch Phasen des Umbruchs verbunden sein können, die die individuelle Lebensführung vor praktische Hürden stellen.

Gerade im Kontext individueller Gesundheit, die entsprechend einem salutogenetischen Verständnis eng mit den objektiven Faktoren der jeweiligen Lebensführung verbunden ist, kann sich die Gestaltung von Lebenslagen durch Technik als Mittel der Prävention und Gesundheitsförderung erweisen. So können beispielsweise die Handlungsspielräume der lebenslagenbezogenen Faktoren *Kontakt und Kooperation*, *Muße und Regeneration* sowie *Sozialbindung* direkt durch eine gesundheitsbezogene Gestaltung der gebauten Umwelt – etwa innerhalb einer Kommune oder eines Quartiers – erweitert oder neu erschlossen werden (Schlicht et al. 2022). Dies kann u. a. durch die Umgestaltung öffentlicher Plätze, etwa durch ein die soziale Interaktion von Menschen steigerndes Arrangement von Sitzgelegenheiten, den infrastrukturellen Ausbau und die weitere Vernetzung des öffentlichen Personennahverkehrs erfolgen (Hornberg et al. 2018). Maßnahmen zur Lärmreduktion, etwa durch Schallschutz, sowie der Einsatz digitaler Technologien wie etwa Wetter-, Allergie- und Social-Apps können Stressoren entgegenwirken. Werden Anwohner:innen an solchen Projekten beteiligt und können aktiv an der Planung und Mitgestaltung solcher Maßnahmen partizipieren, wird zusätzlich der lebenslagenbezogene Faktor der *Disposition* im Sinne der *Mitbestimmung und Partizipation* mit adressiert. Neben solchen eher sozialraumbezogenen Maßnahmen der Gestaltung von Lebenslagen durch Technik können neue technologische Möglichkeiten das Arbeitsumfeld von Individuen stressfreier gestalten und somit präventiv der Entwicklung von Krankheiten vorbeugen. In Pflegeberufen ist dies beispielsweise durch den Einsatz von Exoskeletten oder E-Health-Anwendungen der Fall (Argubi-Wollesen und Wollesen 2023). Eine Voraussetzung dafür, dass die Gestaltung von Lebenslagen durch neue technologische Möglichkeiten tatsächlich auf eine Steigerung des individuellen Wohlbefindens von Arbeiter:innen abzielt, ist deren kluge und an tatsächliche Bedarfe angepasste Implementierung, jenseits eines bloßen Effektivitäts- und Effizienzzuwachses.

2.4 Formen und Potenziale technischen Wandels durch sich verändernde Lebenslagen

2.4.1 Veränderungen gesellschaftlicher Lebenslagen

Nachdem das Wechselverhältnis zwischen Veränderungen in der technischen Struktur gesellschaftlicher Systeme und Veränderungen von Lebenslagen im letzten Abschnitt makroskopisch, mit Blickrichtung auf einen Wandel von Lebenslagen durch Technik untersucht wurde, gilt es nun, diese Blickrichtung zu wenden und, von sich veränderten Lebenslagen kommend, technischen Wandel zu untersuchen. Für eine solche Blickrichtung bietet sich eher eine mikro- und mesoskopische Perspektive an, die aufgrund der Veränderungen von Lebenslagen im Sinne der gesellschaftlich gestifteten Bedingungen der Möglichkeit individueller Handlungsspielräume Potenziale für neue technologische Möglichkeiten eruiert.

Faktoren, welche die Lebenslagen von Menschen verändern, können auf einem Spektrum zwischen individuellen und gesellschaftlichen Faktoren verortet werden. Eher individuelle Faktoren, wie etwa die genetische Veranlagung eines Menschen für bestimmte Krankheiten, verschiedene Ausprägungen neurologischer Hirnstrukturen, aber auch andere genetische Merkmale, die das äußere Erscheinungsbild oder die Ausprägung primärer und sekundärer Geschlechtsmerkmale beeinflussen, sind zunächst stark an die Körperlichkeit eines Menschen gebunden. Gerade im Fall des äußeren Erscheinungsbildes sowie der Ausprägung von Geschlechtsmerkmalen tendiert diese eigene Körperlichkeit jedoch dazu, tatsächlich eher als gesellschaftlicher, denn individueller Faktor für veränderte Lebenslagen zu gelten. So unterscheiden sich beispielsweise je nach politischer Lage oder nach Wertevorstellungen in der Gesellschaft die Lebenslagen traditionell männlich und traditionell weiblich gelesener Menschen sowie weißer und schwarzer Menschen bei sonst gleichen Bedingungen hinsichtlich der eigenen Handlungsspielräume unter Umständen stark voneinander. Gleiches gilt aus ökonomischer Sicht auch für die Zugehörigkeit zu einer gesellschaftlichen Klasse, die sich für gewöhnlich durch die Geburt entscheidet und im Laufe des individuellen Lebens zwar beeinflussbar, aber nicht gänzlich ablegbar ist. Ebenso rangiert die genetisch bedingte Anfälligkeit für bestimmte Krankheiten oder Entwicklungsstörungen als Faktoren für eine Veränderung von Lebenslagen zwischen Individuum und Gesellschaft. Allergien oder Neurodivergenzen wie eine Aufmerksamkeitsdefizit-Hyperaktivitätsstörung (ADHS) oder Autismus beispielsweise haben eine starke gesellschaftliche Komponente. Im Fall von Allergien hängt dies mit allgemeinen Umweltbelastungen, Schadstoffen sowie dem menschengemachten Klimawandel zusammen. Es scheint ersichtlich, dass Neurodivergenzen wie ADHS und Autismus, ähnlich wie körperliche Einschränkung des Bewegungsapparats, erst dann zu tatsächlichen behindernden Faktoren werden, wenn davon Betroffene gesellschaftlich vorherrschenden Leistungs- und Arbeitsansprüchen nicht genügen können, sie also innerhalb gesellschaftlicher Teilbereiche keine ihren Fähigkeiten und Ansprüchen entgegenkommenden Umgebungsfaktoren ausgesetzt sind. Gleiches gilt für die Zu- und Abnahme von Kompetenzen in Folge der altersbedingten Entwicklung.

Gesellschaftliche Faktoren, welche die Lebenslage eines Menschen verändern, sind der selbst verschuldete, krankheitsbedingte oder von ökonomischen Dynamiken verursachte Wechsel oder Verlust des Arbeitsplatzes als gesellschaftliche Institution, gesellschaftliche Möglichkeiten zur Bildungsmobilität oder der Verlust sozialer Anbindung durch Entfremdung, räumliche Distanz oder den Tod von Angehörigen oder Freund:innen. Auch der Wandel individueller Präferenzen bewegt sich als Faktor zwischen Individuum und Gesellschaft, da Präferenzen immer mit den in einer Gesellschaft vorherrschenden Wertvorstellungen sowie dem generellen Angebot an Waren, Dienstleistungen und Entwicklungsmöglichkeiten zusammenhängen. Sozialer Wandel, Wertewandel in der Gesellschaft sowie politischer Wandel und eventuelle damit verbundene Veränderungen der rechtlichen Rahmenbedingungen gesellschaftlichen Lebens bedingen als Rahmenfaktoren wiederum Wandlungsprozesse der individuellen, lebenslagenbezogenen Handlungsspielräume.

2.4.2 Potenziale und Hürden sich verändernder Lebenslagen für neue technologische Möglichkeiten

Gerade hinsichtlich der Zu- und Abnahme von Kompetenzen als Folge der Entwicklung vom Säugling bis ins hohe Alter entstehen je nach Lebensphase stets andere Potenziale für neue technologische Möglichkeiten. Von immer neuen Schuhen und Kleidern über Brillen und andere Gegenstände des alltäglichen Gebrauchs eröffnen sich Einflugschneisen für real-, intellektual- und sozialtechnische Artefakte, Verfahren und Prozesse. Besonders im hohen Alter kommen neue Technologien zum Einsatz, um das Nachlassen der allgemeinen Leistungsfähigkeit mittels Gehhilfen, Geräten zur Steigerung des Hör- und Sehvermögens oder digitalen Assistenzsystemen zu kompensieren (Weber 2021).

Eine akute oder chronische Krankheit kann unter Umständen zu einer radikalen Veränderung der eigenen Lebenslage führen, da v. a. mit chronischen Krankheiten oft eine grundlegende Neuausrichtung des eigenen Lebens im Sinne einer Transformation verbunden ist. Entsprechend dem bereits angesprochenen salutogenetischen Gesundheitsverständnis und seinen objektiven Kontextfaktoren der Lebenslage des Menschen hat Technik in solchen Transformationsphasen v. a. eine kompensatorische Funktion. Sie dient zur Rückgewinnung, Aufrechterhaltung und Stabilisierung eigener Handlungsspielräume und stiftet damit die Bedingungen der Möglichkeit für das je individuelle Gefühl von Kohärenz, das der sinnhaften Bewältigung des eigenen Lebens und damit der individuellen Gesundheit zuträglich ist.

Allgemein wird aus den Beispielen deutlich, dass eine Veränderung der Lebenslage von Individuen oder größeren Gruppen bereits Potenziale für neue technologische Möglichkeiten eröffnet. Die Notwendigkeit, diese Potenziale auch tatsächlich zu aktualisieren, ergibt sich jedoch auch systemdynamisch aus der Wechselwirkung verschiedener gesellschaftlicher Teilsysteme. Gerade das Gesundheits- und Sozialwesen steht aufgrund der Pflegekrise, des Fachkräftemangels und des demografischen Wandels unter großem endogenen und exogenen Veränderungsdruck. Durch eine zunehmende Anzahl Bedürftiger, eine Überlastung bestehender ambulanter Versorgungsangebote, einen zunehmenden Mangel an Hausärzt:innen sowie den Wegfall informeller Pflegenetzwerke durch Veränderungen in der Sozialstruktur vieler Menschen entstehen so beispielsweise im Bereich der häuslichen Gesundheitsversorgung zuallererst entsprechende Problemkonstellationen, vor deren Hintergrund Technologien wie E-Health, Telemedizin oder Ambient Assisted Living überhaupt erst als Lösungen an Attraktivität gewinnen. Gleiches gilt auch für die von zunehmenden Überlastungen geprägte Situation formeller Pflege in medizinischen Einrichtungen und Pflegeheimen, für die mitunter stark technikbezogene Ansätze gesucht werden. Dies geschieht beispielsweise durch den Einsatz von Exoskeletten oder innovativen Pflegebetten zur Minderung der physischen Arbeitsbelastung, durch automatisierte Medikamentenausgabe oder durch KI-Unterstützung in den Bereichen Pflegedokumentation und Pflegeverwaltung. Hier zeigt sich, wie eng die Veränderung von Lebenslagen durch neue technische Möglichkeiten mit den Potenzialen technischen Wandels durch sich verändernde Lebenslagen verschränkt ist. Entsprechend der hier vertretenen soziotechnischen Perspektive auf Lebenslagen ist es daher relevant, Veränderungsprozesse sowohl hinsichtlich ihrer systemischen als auch ihrer individuell-handlungstheoretischen Implikationen zu untersuchen und beide als Teilmomente einer umfassenderen Transformationsdynamik zu erfassen.

Neben den Potenzialen ergeben sich durch veränderte Lebenslagen aber auch Hürden für die Einführung neuer technischer Möglichkeiten. Dies lässt sich mikroskopisch auf der Ebene menschlicher Handlungsvollzüge besonders deutlich an den Technikeinstellungen von Menschen verdeutlichen. Individuelle Technikeinstellungen sind das Ergebnis von Sozialisation, Erfahrung, Bildung und Reflexion. Sie bedingen die Wahrnehmung und Bewertung des Verhältnisses von Mensch und Gesellschaft zu real-, intellektual- und sachtechnischen Artefakten, Verfahren und Prozessen. Durch veränderte Lebenslagen können

Problemstellungen der individuellen Lebensführung entstehen, die zugleich als Räume für neue technologische Möglichkeiten als Lösungen zur Bewältigung dieser Probleme fungieren können. Wird eine solche Lösung aufgrund bestimmter Technikeinstellungen beispielsweise als *technisch* und damit als unpassend für initial als zunächst untechnisch wahrgenommene – beispielsweise *soziale* – Problemstellungen wahrgenommen, kann dies solche technischen Lösungen bereits vor dem Auftauchen des Problems aus der Überlegung ausschließen (Heckes et al. 2024).

Die Rolle von Gewohnheiten und Handlungsroutinen spielt ebenfalls eine große Rolle für die erfolgreiche Implementierung neuer technologischer Möglichkeiten aufgrund veränderter Lebenslagen. Bei Gewohnheiten handelt es sich um Formen automatischen, zielunabhängigen Verhaltens, die aufgrund verschiedener Kontextmarker – etwa in bestimmten Situationen, bei bestimmten Menschen, mit bestimmten Dingen – ausgelöst werden (Wood und Rünger 2016). Als solche verfestigen und automatisieren Gewohnheiten menschliche Handlungsvollzüge. Ändern sich durch eine Veränderung von Lebenslagen jedoch manche Bedingungen, welche die Realisierung dieser Handlungsvollzüge ermöglichen, während andere gleich bleiben, kann Gewohnheitsverhalten zwar ausgelöst, aber in seiner Durchführung gehemmt werden, was unter Umständen zu Irritationen bis hin zur Frustration führen könnte. Gerade in den oben beschriebenen Phasen des Umbruchs durch die Einführung neuer Technologien, etwa eines neuen Smartphone-Modells, können sich solche Irritationen besonders deutlich zeigen. Aber auch bei einer Veränderung von Lebenslagen spielen Gewohnheiten für die Art und Weise technischen Wandels eine Rolle, etwa wenn durch Alter oder Krankheit zuerst alte Gewohnheiten gebrochen werden müssen, um neue technologische Möglichkeiten in Handlungsvollzüge einzubeziehen und dann als neues Gewohnheitsverhalten erlernen zu können. Dieses Beispiel verdeutlicht noch einmal, dass technischer Wandel und ein Wandel von Lebenslagen nicht voneinander getrennt gedacht werden können.

2.5 Fazit und Ausblick

Aufbauend auf der technikphilosophischen Herleitung einer soziotechnischen Perspektive auf gesellschaftlich gestiftete Lebenslagen hat der Beitrag die allgemeinen Dynamiken des Wechselverhältnisses sich gegenseitig bedingender Veränderungsprozesse in der technischen Struktur moderner Gesellschaftssysteme und verschiedenen Lebenslagen aus zwei Blickrichtungen analysiert. Die Blickrichtung auf Veränderungen von Lebenslagen durch technischen Wandel hat dabei die Verlaufsformen dieses Wandels aufgezeigt sowie die Folgen dieses Wandels für Lebenslagen eruiert. Die Blickrichtung auf Möglichkeiten für neue Technologien aufgrund von Veränderungen von Lebenslagen hat zuerst Faktoren identifiziert, aufgrund derer sich die Lebenslage eines Individuums ändern kann. Danach wurden Potenziale und Hürden für die Implementierung neuer technologischer Möglichkeiten analysiert, die sich im Zuge eines Wandels von Lebenslagen ergeben.

Handlungsempfehlungen

Indem der Beitrag das Verhältnis von Technik und Lebenslage von Beginn an eng miteinander verbunden denkt, konnten verschiedene Nuancen ihrer wechselseitigen Bedingung in den Blick genommen werden, sodass sich folgende Handlungsempfehlungen für Forschung, Politik und Praxis ergeben:

Vor dem Hintergrund menschlicher Handlungsvollzüge, die als basaler Mechanismus gesellschaftliche Systeme aufrechterhalten und umgestalten, müssen menschliche Handlungsspielräume stets soziotechnisch gedacht werden. Das bedeutet, dass es auch in genuin technischen Innovationsprozessen nicht lediglich um die Einführung neuer Technologien, Verfahren oder Prozesse, sondern immer um die Schaffung neuer soziotechnischer Konfigurationen aus Mensch und Technik geht. Starre Verwertungslogiken sollten da überdacht werden, wo standardisierte Technologien in bisher unbekannte Anwendungskontexte eingebracht werden und Menschen zu stark in eine Anpassung zwängen. Nicht technische Produkte, sondern soziotechnische Anwendungskontexte gilt es zu designen. Dabei sollte nicht vom Produkt zum Problem, sondern vom Problem zum Produkt gedacht werden.

Da sich eine soziotechnische Passung (*match*) zwischen neuen technologischen Möglichkeiten und Akteuren nur in wechselseitiger Anpassung vollziehen kann, gilt es, Technologien agil und v. a. mit den potenziellen Anwender:innen gemeinsam im Sinne von *Co-Design* und *Co-Production* zusammen zu entwickeln und zu implementieren.

Technik sollte in allen wesentlichen Bereichen in einem weiten Sinn hinsichtlich ihrer Mittelhaftigkeit, Medialität und Künstlichkeit betrachtet werden, um ihr Gestaltungspotenzial für sich verändernde Lebenslagen verstehen, anwenden und umsetzen zu können. Technikeinstellungen sollten daher bereits im Problemfindungsprozess hinsichtlich ihrer Dienlichkeit für soziotechnische Lösungen mitbedacht und reflektiert werden.

Literatur

Argubi-Wollesen A, Wollesen B (2023) Digitale und technische Unterstützungssysteme zur Gesundheitsförderung in der Pflege. In: Bischoff LL, Otto A-K, Wollesen B (Hrsg) Gesundheitsförderung und Präventionsarbeit im Pflegeheim: Praktische Umsetzung für Führungskräfte. Springer, Berlin/Heidelberg, S 97–109

Beck I, Greving H (2012) Lebenswelt, Lebenslage. In: Beck I, Greving H, Jantzen W, Feuser G, Beck I, Wachtel P (Hrsg) Lebenslage und Lebensbewältigung. Kohlhammer, Stuttgart, S 15–59

Best B, Prantner M, Augenstein K (2012) The concept of regime and „flat ontologies": empirical potential and methodological implications. Proceedings of the 3rd International Conference on Sustainability Transitions, August 29th-31st 2012, Lyngby, Denmark, S 87–109

Dolata U (2011) Wandel durch Technik: eine Theorie soziotechnischer Transformation. Campus Verl, Frankfurt

Eriksson M (2022) The sense of coherence: the concept and its relationship to health. In: Mittelmark MB, Bauer GF, Vaandrager L, Pelikan JM, Sagy S, Eriksson M, Lindström B, Meier Magistretti C (Hrsg) The handbook of salutogenesis. Springer, Cham, S 61–68

Faltermaier T (2023) Salutogenese. In: Bundeszentrale für gesundheitliche Aufklärung (Hrsg) Leitbegriffe der Gesundheitsförderung und Prävention. Glossar zu Konzepten, Strategien und Methoden. https://doi.org/10.17623/BZGA:Q4-I104-3.0

Geels FW (2002) Technological transitions as evolutionary reconfiguration processes: a multi-level perspective and a case-study. Research Policy 31(8–9):1257–1274

Geels FW (2005) Processes and patterns in transitions and system innovations: refining the co-evolutionary multi-level perspective. Technol Forecasting Soc Change 72(6):681–696

Geels FW, Schot J (2011) The dynamics of transitions: a socio-technical perspective. In: Grin J, Rotmans J, Schot J (Hrsg) Transitions to sustainable development: new directions in the study of long term transformative change. Routledge, New York/London, S 11–101

Haverkamp F (2008) Gesundheit und soziale Lebenslage. In: Huster E-U, Boeckh J, Mogge-Grotjahn H (Hrsg) Handbuch Armut und soziale Ausgrenzung. VS Verlag für Sozialwissenschaften, Wiesbaden, S 320–334

Heckes K, Lorke M, Siegler M (2024) Reflexionen über die transdisziplinäre und diversitätssensible Arbeit mit Care-Technologien im Gesundheits- und Sozialwesen. In: Klingler C, Pichl A, Ranisch R (Hrsg) Ethik der Partizipation. Einblicke in gesundheitsbezogene Forschung, Politik und Technologieentwicklung. transcript, Bielefeld, S 453–468

Heidel C-P (2008) Der Einfluss der Technik in der Medizin – nur eine Erfolgsgeschichte? Wissenschaftliche Zeitschrift der Technischen Universität Dresden 57(1–2):117–126

Hornberg C, Pauli A, Fehr R (2018) Urbanes Leben und Gesundheit. In: Fehr R, Hornberg C (Hrsg) Stadt der Zukunft – Gesund und nachhaltig. oekom Verlag, München, S 77–96

Hubig C (2006) Die Kunst des Möglichen I, Grundlinien einer dialektischen Philosophie der Technik. Band 1: Technikphilosophie als Reflexion der Medialität. transcript, Bielefeld

Kaba-Schönstein L (2018) Gesundheitsförderung 1: Grundlagen. In: Bundeszentrale für gesundheitliche Aufklärung (Hrsg) Leitbegriffe der Gesundheitsförderung und Prävention. Glossar zu Konzepten, Strategien und Methoden. https://doi.org/10.17623/BZGA:Q4-I033-1.0

Kolip P (2020) Lebenslagen und Lebensphasen. In: Bundeszentrale für gesundheitliche Aufklärung (Hrsg) Leitbegriffe der Gesundheitsförderung und Prävention. Glossar zu Konzepten, Strategien und Methoden. https://doi.org/10.17623/BZGA:Q4-I071-2.0

Manzei A (2005) Die Technisierung der Medizin und ihre Bedeutung für die (Intensiv-)Pflege. In: Meyer G, Friesacher H, Lange R (Hrsg) Handbuch der Intensivpflege: Ein Lehr- und Arbeitsbuch für Mitarbeiter auf Intensivstationen. Ecomed, Landsberg, S 1–22

Middendorf T (2024) Prekäre Lebenslagen junger Menschen in der Sozialen Arbeit – eine theoretische Einordnung. In: Middendorf T, Parchow A (Hrsg) Junge Menschen in prekären Lebenslagen. Theorien und Praxisfelder der Sozialen Arbeit. Beltz Juventa, Weinheim & Basel, S 32–42

Ropohl G (2009) Allgemeine Technologie: eine Systemtheorie der Technik. 3., überarbeitete Auflage. Universitätsverlag Karlsruhe, Karlsruhe

Schaepke N, Stelzer F, Bergmann M, Singer-Brodowski M, Wanner M, Caniglia G, Lang DJ (2017) Reallabore im Kontext transformativer Forschung. ETSR Discussion Papers in Transdisciplinary Sustainability Research, 1/2017. Leuphana Universität, Lüneburg

Schlicht W, Bucksch J, Kohlmann C-W, Renner B, Steinacker J, Walling F (2022) Die „gesunde Kommune" im Lichte „großer Wenden" – ein sozialökologisch fundiertes Ziel kommunaler Gesundheitsförderung (KoGeFö). Prävention und Gesundheitsförderung 17(3):266–274

Statistisches Bundesamt (2022) Pflegebedürftige nach Versorgungsart, Geschlecht und Pflegegrade. Zugriff 26.05.2025 https://www.destatis.de/DE/Themen/Gesellschaft-Umwelt/Gesundheit/Pflege/Tabellen/pflegebeduerftige-pflegestufe.html. Zugegriffen am 26.05.2025

Weber K (2021) Altersgerechte Assistenzsysteme: Ein Überblick. In: Frommeld D, Scorna U, Haug S, Weber K (Hrsg) Gute Technik für ein gutes Leben im Alter?: Akzeptanz, Chancen und Herausforderungen altersgerechter Assistenzsysteme. transcript, Bielefeld, S 27–54

Wittmayer J, Hölscher K (2017) Transformationsforschung. Definitionen, Ansätze, Methoden. Umweltbundesamt, Dessau-Roßlau

Wood W, Rünger D (2016) Psychology of habit. Ann Rev Psychol 67(1):289–314

Anforderungen und Möglichkeiten von Digitalisierung in der Verhaltens- und Verhältnisprävention

Hajo Zeeb, Saskia Muellmann und Benjamin Schüz

3.1 Einleitung

Mit der Digitalisierung werden viele Hoffnungen verbunden – auch für die Prävention und Gesundheitsförderung. Dies liegt daran, dass sich digitale Technologien, und dabei insbesondere mobile Technologien, im Alltag der Bevölkerung immer mehr durchsetzen. Das eröffnet prinzipiell viele neue Möglichkeiten, gesundheitsbezogene Informationen zu übermitteln, einfach und schnell viele Menschen mit präventiven Inhalten zu erreichen und gesundheitsbezogenes Verhalten über digitale Wege anzusprechen und ggf. zu verändern. In Hinsicht auf die Verminderung von Ungleichheiten ergeben sich Chancen, aber auch neue Problemlagen, insbesondere durch ungleiche technologische Zugänge, aber auch durch sozial und demografisch bedingte Unterschiede. Der vorliegende Beitrag diskutiert digitale Technologien im Kontext der Prävention und schaut dabei auf Anforderungen, Chancen und kritische Entwicklungen.

H. Zeeb (✉)
Leibniz-Institut für Präventionsforschung und Epidemiologie – BIPS, Bremen, Deutschland

Universität Bremen, Wissenschaftsschwerpunkt Gesundheitswissenschaften,
Bremen, Deutschland
E-Mail: zeeb@leibniz-bips.de

S. Muellmann
Leibniz-Institut für Präventionsforschung und Epidemiologie – BIPS, Bremen, Deutschland
E-Mail: muellmann@leibniz-bips.de

B. Schüz
Universität Bremen, Institut für Public Health und Pflegeforschung (IPP), Bremen, Deutschland
E-Mail: benjamin.schuez@uni-bremen.de

© Der/die Autor(en), exklusiv lizenziert an Springer-Verlag GmbH, DE, ein Teil von Springer Nature 2025
F. Fischer, K. Wrona (Hrsg.), *Technologiegestützte Ansätze in der Community-basierten Prävention und Gesundheitsförderung*,
https://doi.org/10.1007/978-3-662-71115-6_3

3.2 Ein ‚digitaler' Blick auf Verhaltens- und Verhältnisprävention

Traditionell wird in der Präventionswelt, besonders im deutschsprachigen Raum, die auf individuelles Verhalten ausgerichtete Prävention von der Arbeit an Verhältnissen, also strukturellen und politisch-kontextuellen Umständen, die zur Stärkung der Prävention verändert werden sollen, unterschieden. In den Leitbegriffen der Gesundheitsförderung und Prävention (Franzkowiak 2022) werden mit Rückgriff auf Rosenbrock und Michel (2007) Verhaltens- und Verhältnisprävention als unterschiedliche strategische Ansatzpunkte beschrieben. Auch hier wird aber schon von einer nur scheinbaren Dichotomie gesprochen, die im Zusammenhang mit digitalen Technologien für Prävention noch stärker aufgebrochen wird. Denn digitale Präventionstechnologien sprechen fraglos in vielen Fällen das Verhalten von Individuen an, sind aber andererseits sehr stark an strukturelle Umstände wie eine vorhandene digitale Infrastruktur gebunden. Darüber hinaus sind sie teilweise in strukturelle Maßnahmen zur Prävention und Gesundheitsförderung eingebunden (z. B. die Corona-Warn-App), zudem extrem ‚massentauglich' und skalierbar und dabei gleichzeitig individuell anpassbar. Um nicht bei einer kaum leistbaren und ggf. unproduktiven Zuordnung zur Verhaltens- oder Verhältnisprävention stehen zu bleiben, ist ein anderes Vorgehen zu prüfen: Bei allen digitalen wie analogen Präventionsanstrengungen sollte die Frage im Zentrum stehen, welche Maßnahmen und Strukturen erforderlich sind, um die Gesundheit in der jeweiligen Adressat:innengruppe oder bevölkerungsweit zu verbessern. Digitale Tools können hier konzeptuell eine Brücke schlagen, denn individuelles Zuschneiden (*Tailoring*) und genaue Ausrichtung auf bestimmte – durchaus auch verschiedene – Gruppen sind machbar und eine besondere Qualität digitaler Public-Health-Technologien. Die strukturelle Implementierung ist dabei sowohl möglich wie notwendig. Und: Es besteht eine Bindung an digitale Gesundheitskompetenz sowohl von Organisationen und Institutionen der Prävention als auch von einzelnen Nutzer:innen (Dratva et al. 2024).

3.3 Zielsetzungen und Ausrichtungen digitaler Prävention und Gesundheitsförderung

Handelt es sich bei ‚digitaler Prävention' um etwas grundlegend anderes im Vergleich zu bisherigen, analogen Präventionsansätzen? Digitale präventive Interventionen sind als neues oder zumindest ergänzendes Format anzusehen, wobei die gleiche Zielsetzung wie bei der Prävention allgemein verfolgt wird, und zwar unabhängig von der Präventionskonzeption: Egal ob primäre Prävention mit einer Risikoreduktion, Sekundärprävention mit früher Erkennung und zeitiger Behandlung früher Erkrankungsstufen, Tertiärprävention als Verminderung von Folgeschäden und -risiken verfolgt wird, oder ob man analog zum Risiko-Nutzen-Modell von universeller, indizierter und selektiver Prävention spricht. Eine digitale Gestaltung erlaubt es aber – wie oben angesprochen – diese Zielsetzung auf andere Weise zu verfolgen: Insbesondere durch mobile Applikationen auf

Smartphones kann Prävention ein alltäglicher, rund um die Uhr verfügbarer und auf eigene Belange ausgerichteter Begleiter sein – „prevention in the pocket" (Fegan und Hutchinson 2023), analog zu den in Japan verbreiteten mobilen Warntools, die vor einem drohenden Erdbeben informieren. In der Prävention insbesondere von chronischen Erkrankungen droht in der Regel kein Erdbeben, aber gerade die im besten Falle nachhaltige und langfristig präsente Unterstützung präventiver Anstrengungen, die regelmäßige Erinnerung an bestimmte präventive Verhaltensweisen oder die jederzeit schnell verfügbare digitale Information zu Umweltbelastungen (z. B. Luftschadstoffe, UV-Index) und kontextuellen Präventionsmöglichkeiten (z. B. Parks, Seen, Bewegungsangebote) können eine neue, veränderte Qualität von Prävention und Gesundheitsförderung für eine breite Masse von Anwender:innen bedeuten.

3.4 Stand der Digitalisierung und Stellenwert für die Prävention und Gesundheitsförderung

Fischer (2020) stellt fest, dass – ungeachtet der obigen Diskussion – der zentrale Ansatzpunkt digitaler Anwendungen zumeist in der auf individuelles Verhalten ausgerichteten Prävention liegt. Dies betrifft oftmals Risikofaktoren für nicht-übertragbare z. B. kardiovaskuläre Erkrankungen (Di Martino et al. 2024; Khan et al. 2017; Schoeppe et al. 2016). Während für im engeren Sinne medizinische Apps Wirksamkeitsnachweise gefordert werden, etwa wenn sie in die Liste der von den gesetzlichen Krankenversicherungen (GKV) finanzierten digitalen Gesundheitsanwendungen (DiGAs) aufgenommen werden sollen, gilt dies bisher scheinbar nicht für Apps, die unabhängig vom Versorgungssystem auf den Markt gebracht werden. Nur wenige Anwendungen unter den vielen Tausend verfügbaren beziehen sich zudem auf Leitlinien, ermöglichen objektive Assessments oder enthalten evidenzbasierte Interventionskomponenten, wie Kebede et al. (2018) am Beispiel von Apps zu körperlicher Aktivität aufzeigen. Es besteht somit eine Situation hoher Dynamik und Frequenz neuer Angebote zu individuellen Verhaltensaspekten, auf deren Einbettung in und Bedingung durch strukturelle Umstände kaum oder gar nicht eingegangen wird.

In der Setting-basierten und kommunalen Prävention und Gesundheitsförderung hat mit der COVID-19-Pandemie ein gewisser Digitalisierungsschub eingesetzt, dessen Dynamik und Nachhaltigkeit allerdings noch unklar sind (Zeeb et al. 2024). Viele bisher analog vorgehaltene oder persönliche Angebote mussten nun digital angeboten werden, oder es wurden neue Angebote entwickelt. Dies betraf z. B. die Bewegungs- und Sportangebote oder Angebote der Landesvereinigungen für Gesundheit bzw. deren Mitgliedorganisationen. Manche Leistungen konnten allerdings nicht oder nicht in bisheriger Qualität erbracht werden. Mit der gewachsenen institutionellen Gesundheitskompetenz ist aber eine wichtige Grundlage entstanden, auch zukünftig digitale Gesundheitsförderung und Prävention in das Angebotsspektrum zu integrieren, wo es als sinnvoll erachtet wird. Ein Reflexions- und Entwicklungsbedarf in Hinsicht auf digitale Programme und Maßnahmen für Setting-basierte Prävention und Gesundheitsförderung existiert, und erste

Ergebnisse (Stark et al. 2023) zeigen, dass Expert:innen besonders in Bereichen wie Information, Vernetzung und Befragungen zur Evaluation verstärkte Nutzung digitaler Technologien in der nahen Zukunft erwarten.

Ein wichtiger und bisher zu wenig beachteter Aspekt ist die Adhärenz zu digitalen Tools wie etwa Apps. Eine gängige Erfahrung mit digitalen Technologien in der Prävention wie im Patient:innenmanagement ist der frühzeitige Abbruch der Nutzung oder zumindest das schnelle Nachlassen der Nutzungsintensität nach dem Beginn oder der Erstinstallation. In Bezug auf Apps für Prävention und Management nicht-übertragbarer Erkrankungen haben Jakob et al. (2022) vier positiv auf Adhärenz wirkende Faktoren charakterisiert: Personalisierung (*Tailoring*), Erinnerungsfunktionen wie individualisierte Push-Notifikationen, ein stabiles und nutzungsfreundliches Design und persönliche Unterstützung ergänzend zum digitalen Angebot. Allerdings beruhen die Erkenntnisse vielfach auf kurzen Pilotstudien, sodass es noch viel Forschungsbedarf gibt.

3.5 Digitalisierung in der Prävention und Gesundheitsförderung – eine Gerechtigkeitsperspektive

Die zunehmende Digitalisierung eröffnet für präventive und gesundheitsfördernde Maßnahmen Chancen wie eine größere Reichweite, geht unter Gerechtigkeitsaspekten jedoch auch mit Herausforderungen einher, die zu einer Verstärkung gesundheitlicher Ungleichheiten führen können (Jahnel et al. 2022). *Digital Divide* (digitale Spaltung) beschreibt den ungleichen Zugang und die ungleiche Nutzung digitaler Technologien in Bevölkerungsgruppen (OECD 2001). Dabei lässt sich der *Digital Divide* auf drei Ebenen feststellen: Zugang, Nutzung und Wirksamkeit (Hargittai 2002; OECD 2001).

Die erste Ebene des *Digital Divide* bezieht sich v. a. auf materielle Ressourcen und Infrastrukturen und umfasst einen unterschiedlichen Zugang von Bevölkerungsgruppen zu digitalen Technologien wie mobilen Endgeräten oder Computerhardware sowie eine unterschiedliche Verfügbarkeit von Internetdiensten (Brand et al. 2024). Ergänzend werden unter „Zugang" ein ausreichendes Datenvolumen, Software-Abonnements und der Zugang zu nicht veralteten Geräten gefasst (van Deursen und van Dijk 2019). In Deutschland ist die Internetabdeckung hoch und digitale Endgeräte sind weit verbreitet. 95 % der Bevölkerung nutzten in 2023 das Internet (Statistisches Bundesamt 2024) und 89 % nutzten 2021 ein Smartphone (Statista 2024). Eine altersspezifische Betrachtung der Nutzungsraten von Internet und Smartphone zeigt, dass Unterschiede in der Nutzung nach Altersgruppen nach wie vor existent sind, sich diese Lücke in den letzten Jahren aber verringert hat. Beispielsweise nutzten 85 % der 65- bis 74-Jährigen im Jahr 2023 das Internet (Statistisches Bundesamt 2024) und 68 % der über 70-Jährigen 2021 ein Smartphone (Statista 2024). Die Nutzung digitaler Endgeräte im Gesundheitskontext wurde in einer Bevölkerungsumfrage zu Digitalisierung und Gesundheit (De Santis et al. 2024) und in der Liter@te-Studie, in der die Nutzung digitaler Gesundheitsangebote sowie digitale

Gesundheitskompetenz von Menschen mit geringen Lese- und Schreibkompetenzen (Literalität) untersucht wurde, erfasst (Brand et al. 2024). Dabei zeigte sich, dass Computer und Laptops (23 % vs. 71 %) sowie Aktivitätstracker und Smartwatches (21 % vs. 35 %) im Gesundheitskontext seltener von Menschen mit geringer Literalität als der Allgemeinbevölkerung genutzt werden. Unterschiede in der Nutzung von Smartphones im Gesundheitskontext ließen sich hingegen nicht aufzeigen (79 % vs. 70 %) (Brand et al. 2024). Auch in der Nutzung digitaler Gesundheitsangebote zeigten sich bei Menschen mit geringer Literalität im Vergleich zu einer Umfrage unter Versicherten einer gesetzlichen Krankenversicherung in Deutschland Unterschiede (Muellmann et al. 2023). Zum einen war der Anteil an Teilnehmenden, die ihren Angaben zufolge keine digitalen Gesundheitsangebote nutzen, bei Menschen mit geringer Literalität höher (18 % vs. 4 %). Zum anderen wurden auch andere digitale Gesundheitsangebote von Menschen mit geringer Literalität weniger genutzt (z. B. Online-Terminvereinbarung 25 % vs. 81 % oder Gesundheitswebseiten 32 % vs. 45 %). Zudem berichteten unter den Nicht-Nutzer:innen mehr Teilnehmende in der Liter@te-Studie als in der Bevölkerungsumfrage Zugangsprobleme (z. B. kein geeignetes Gerät, technische Probleme, schlechte Internetverbindung) (Brand et al. 2024).

Die zweite Ebene des *Digital Divide* bezieht sich auf die Nutzung digitaler Technologien und umschreibt v. a. die individuellen Fähigkeiten und Fertigkeiten, die notwendig sind, um digitale Technologien nutzen zu können (Brand et al. 2024). Ein maßgeblicher Einflussfaktor ist hierbei digitale Gesundheitskompetenz, die im Kern die Fähigkeit beschreibt, Gesundheitsinformationen aus digitalen Quellen suchen, finden, verstehen, bewerten und auf das eigene Gesundheitsproblem anwenden zu können (Norman und Skinner 2006). Digitale Gesundheitskompetenz vereint dabei verschiedene Teilkompetenzen wie Kompetenzen im Umgang mit Computern, Informationen und Medien sowie Wissen und Verständnis wissenschaftlicher Grundlagen und Konzepte, Lese- und Schreibkompetenzen sowie Gesundheitskompetenz (Dratva et al. 2024). Insgesamt ist die digitale Gesundheitskompetenz in Deutschland auf einem niedrigen Niveau; laut dem Health Literacy Survey Germany (HLS-GER 2) haben 76 % der Erwachsenen ab 18 Jahren eine geringe digitale Gesundheitskompetenz (Schaeffer et al. 2021). Bei Menschen ab 65 Jahren, Menschen mit niedriger Bildung und Menschen mit einem niedrigen Sozialstatus liegt der Anteil an Personen mit geringer digitaler Gesundheitskompetenz sogar noch höher (Schaeffer et al. 2021), sodass hier von einem *Digital Divide* auszugehen ist. Die Ergebnisse werden durch die Liter@te-Studie gestützt, in der digitale Gesundheitskompetenz mit der acht Fragen umfassenden eHealth Literacy Scale (eHEALS) erfasst wurde. Im Mittel lag die digitale Gesundheitskompetenz bei Menschen mit geringer Literalität um sieben Skalenpunkte niedriger als in der Allgemeinbevölkerung (Brand et al. 2024). Bei näherer Betrachtung der einzelnen Dimensionen von digitaler Gesundheitskompetenz war es für die Teilnehmenden der Bevölkerungsumfrage am schwierigsten, gesundheitsbezogene Entscheidungen auf Basis der im Internet gefundenen Informationen zu treffen (De Santis et al. 2024). Dies weist darauf hin, dass die große Menge an Informationen im Internet

(*Infodemie*) es für die Bevölkerung schwierig macht, zwischen seriösen und unseriösen Informationen zu unterscheiden und die gefundenen Informationen auf ein Gesundheitsproblem anzuwenden.

Die dritte Ebene des *Digital Divide* bezieht sich auf eine differenzielle Wirksamkeit von digitalen Gesundheitsinterventionen in verschiedenen Bevölkerungsgruppen und wurde bisher in nur wenigen Studien systematisch untersucht (Brand et al. 2024). Beispielsweise berichten Szinay et al. (2023), dass für mobile gewichtsbezogene Verhaltensinterventionen (Bewegung, sitzendes Verhalten und Ernährung) nur eine gemischte Evidenz hinsichtlich einer differenziellen Wirksamkeit in Bezug auf verschiedene sozio-ökonomische Faktoren wie Alter, Geschlecht, Bildung oder Ethnizität vorliegt. Eine Re-Analyse von Daten mehrerer europäischer Interventionsstudien zur Förderung eines körperlich aktiven Lebensstils bei Erwachsenen im mittleren und hohen Alter konnte hingegen keine Unterschiede in den Interventionseffekten nach Geschlecht, Bildung, Einkommen, sozialer Benachteiligung und Familienstand aufzeigen (Czwikla et al. 2021).

Insgesamt zeigt sich, dass digitale Technologien zur Prävention und Gesundheitsförderung verschiedenen Bevölkerungsgruppen zur Verfügung stehen und von ihnen genutzt werden. Dennoch lässt sich v. a. auf den Ebenen „Zugang" und „Nutzung" ein *Digital Divide* feststellen, wohingegen es für die Ebene „Wirksamkeit" bisher nur wenige Studien gibt, die einen möglichen *Digital Divide* untersucht haben (Iyamu et al. 2022). Schnelle technologische Entwicklungen, ein unüberschaubares Angebot an digitalen Gesundheitstools und der Fokus digitaler Gesundheitstechnologien auf individuelles Verhalten stellen Herausforderungen dar, um allen Bevölkerungsgruppen einen gerechten Zugang zu und eine gerechte Nutzung von digitalen Gesundheitstechnologien für Prävention und Gesundheitsförderung zu ermöglichen.

Neben den Aspekten des *Digital Divide* lassen sich aber auch weitere Ansatzpunkte von gesundheitlichen Ungleichheiten identifizieren, die durch digitale Technologien in Prävention und Gesundheitsförderung verursacht werden können. Angelehnt an das sozial-ökologische Regenbogenmodell der Gesundheit haben Jahnel et al. (2022) ein Regenbogenmodell vorgeschlagen, das Ansatzpunkte zeigt, über die sich digitale Technologien ungleich auf Gesundheit auswirken können. Abb. 3.1 zeigt eine Adaptation dieses Modells mit Beispielen aus der Prävention und der Gesundheitsförderung.

Im Regenbogenmodell der Gesundheit (Dahlgren und Whitehead 2007) sind Determinanten von gesundheitlichen Ungleichheiten auf verschiedenen hierarchischen Ebenen angeordnet – von übergeordneten allgemeinen sozio-kulturell-politischen Rahmenbedingungen auf der obersten bis hin zu individuellen Eigenschaften und Ressourcen auf der proximalen individuellen Ebene. Auf allen diesen Ebenen sind mittlerweile digitale Technologien verankert, die Gesundheitsförderung und Prävention beeinflussen und damit auch ungleiche Zugänge sowie ungleiche Effekte von digitalen Maßnahmen zu Gesundheitsförderung und Prävention beeinflussen können. Auf der obersten sozio-kulturell-politischen Ebene sind dies beispielsweise weit verbreitete gesellschaftliche Normen und Erwartungen hinsichtlich digitaler Anwendungen in Prävention und Gesundheitsförderung – so sind etwa in Deutschland weit verbreitete Sorgen und Bedenken hinsichtlich

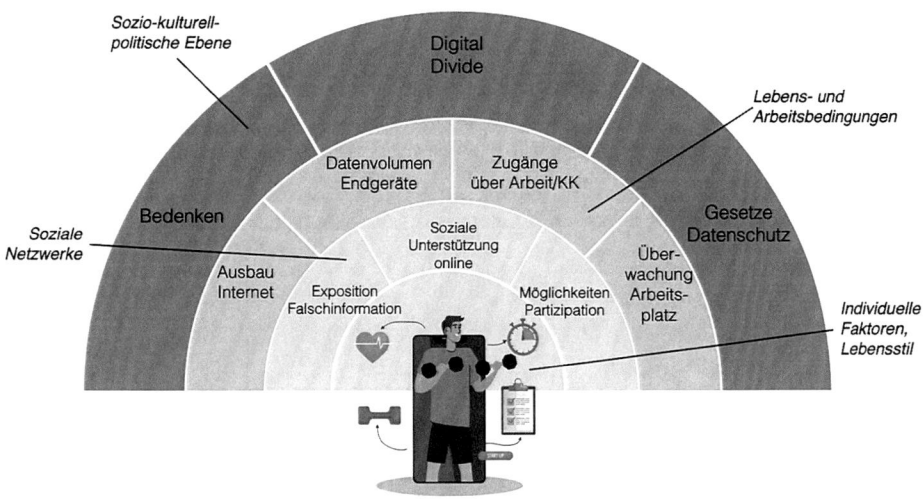

Abb. 3.1 Digitales Regenbogenmodell für gesundheitliche Ungleichheiten in Prävention und Gesundheitsförderung. Eigene Abbildung nach Jahnel et al. (2022) unter Verwendung einer Vektorgrafik von studiogstock auf vecteezy.com

des Datenschutzes und die (relativ) niedrige populationsbezogene Akzeptanz von digitalen Anwendungen Hindernisse bei der Implementation, die beispielsweise im Rahmen der Entwicklung der Corona-Warn-App dazu geführt haben, dass – nicht nur für Laien – schwer verstehbare und nachvollziehbare Zustimmungsprozesse eingeführt wurden, die v. a. Personen aus benachteiligten Bevölkerungsgruppen von der Nutzung abhalten können (Jahnel et al. 2022). Auf der nächst niedrigeren Ebene von allgemeinen Lebens- und Arbeitsbedingungen können beispielsweise Unterschiede zwischen ländlichen und städtischen Regionen im Hinblick auf den Ausbau von schnellem Internet (teilweise allerdings auch innerhalb von Städten) dazu führen, dass es große Ungleichheiten im Zugang zu verlässlicher Bandbreite zur tatsächlichen effektiven Nutzung von digitalen Angeboten für Prävention und Gesundheitsförderung gibt – auch durch unterschiedlich ausgestattete Mobilfunkverträge, die v. a. in den günstigsten Tarifen nicht immer ausreichend Datenvolumen bereitstellen (Yao et al. 2022). Der Zugang zu digitalen Angeboten für Prävention und Gesundheitsförderung kann, je nach Krankenversicherung oder Arbeitsplatz, variieren – manche Anbietende und Arbeitgebende subventionieren solche Angebote oder stellen sie für Versicherte und Mitarbeitende kostenlos zur Verfügung, andere nicht. Gleichzeitig kann aber digitale Technologie am Arbeitsplatz auch zu Ungleichheiten in der Exposition zu digitalen Risikofaktoren führen, die dann das Ziel präventiver Maßnahmen sein sollten. So ist beispielsweise das Ausmaß, in dem Arbeitnehmer:innen digitaler Überwachung am Arbeitsplatz oder digitalen Anwendungen zur Überwachung des Arbeitspensums oder Arbeitstempos ausgesetzt sind, ungleich verteilt. Menschen mit niedrigeren Bildungsabschlüssen arbeiten beispielsweise häufiger im Lieferdienst, wo solche Überwachungs- und Optimierungsanwendungen üblich sind und zu gesundheitlichen

Problemen führen können (Kalischko und Riedl 2021). Im ursprünglichen Regenbogenmodell von Dahlgren und Whitehead (2007) gibt es eine Ebene sozialer Netzwerke – dieser Ebene wurde durch die sozialen Medien eine ganz neue Bedeutungsebene hinzugefügt. Auch hier lassen sich Eintrittspunkte für gesundheitliche Ungleichheiten identifizieren. So ist beispielsweise die Exposition zu und die Ressourcen zur Identifikation und Korrektur von gesundheitlichen Falschinformationen in sozialen Medien ungleich verteilt (Schüz und Jones 2024). Dies bedeutet, dass Menschen aus sozial benachteiligten Gruppen tendenziell stärker betroffen sind. Gleichzeitig kann, trotz besserer Erreichbarkeit, auch online verfügbare formelle und informelle soziale Unterstützung ungleich verteilt sein, und durch Unterrepräsentierung von sozialen Gruppen beispielsweise in Online-Selbsthilfegruppen können sowohl Zugänge als auch Partizipationsmöglichkeiten eingeschränkt sein (Fogel et al. 2008). Schlussendlich ergeben sich durch sozial stratifizierte Unterschiede in individuellen Verhaltensweisen und Lebensstilfaktoren wie der Dauer von problematischer Smartphone-Nutzung bei Kindern und Jugendlichen oder in sozial stratifizierten Zugangsbarrieren zu effektiven digitalen Anwendungen zu Prävention und Gesundheitsförderung weitere potenzielle gesundheitliche Ungleichheiten.

Allerdings ist bei der Diskussion von möglichen Quellen sozialer und gesundheitlicher Ungleichheit durch digitale Anwendungen v. a. zu beachten, dass sie ressourcen- und potenzialorientiert geführt werden sollte – d. h. potenzielle Ungleichheiten in den Auswirkungen von digitaler Technologie können gleichzeitig einen Ansatzpunkt für die Verbesserung von Zugängen und Chancengleichheit darstellen.

3.6 Anforderungen und Bedarfe an Digitalisierung in Prävention und Gesundheitsförderung

Um systematisch in der Entwicklung von digitalen Maßnahmen in Public Health Anforderungen und Bedarfe hinsichtlich gesetzlicher, ethischer und zielgruppenspezifischer Aspekte zu berücksichtigen ist ein Perspektivwechsel vonnöten (Zeeb et al. 2020). Bislang sind meist neue Technologien die Treiber der Entwicklung neuer Angebote und Maßnahmen in digitaler Gesundheitsförderung und Prävention, die dann für Public-Health-Aufgaben angepasst werden. Eine Public-Health-Perspektive dreht diese Sichtweise um und formuliert z. B. vor dem Hintergrund zentraler Public-Health-Aufgaben wie den *Essential Public Health Operations* (Marks et al. 2011) Bedarfe und Anforderungen an die Entwicklung neuer oder die Anpassung bestehender Technologie.

Allerdings sind bislang diese Bedarfe und Anforderungen noch nicht in systematischer Weise formuliert und zusammengefasst worden. Eine aktuelle Entwicklung, das *Framework zur Entwicklung und Bewertung von digitalen Public Health Interventionen* (DigiPHrame), beschreibt unter Berücksichtigung einer Public-Health-Perspektive, welche Aspekte bei der Entwicklung und Evaluation von digitalen Interventionen zu berücksichtigen sind (Pan et al. 2023). Das Framework basiert auf einem Scoping Review existierender digitaler Gesundheits- und Public-Health-Frameworks und enthält 182 Fragen, die 12

Domänen zugeordnet sind. Verglichen mit analogen Public-Health-Interventionen kommt bei digitalen Public-Health-Interventionen technischen Aspekten wie Datenintegration, Interoperabilität und Internetverbindung, der Benutzbarkeit der digitalen Gesundheitstechnologie, rechtlichen Grundlagen sowie Datensicherheit und Datenschutz eine größere Rolle zu.

Neben der Entwicklung von digitalen Interventionen unter Berücksichtigung der relevanten Anforderungen und Bedarfe besteht eine weitere Herausforderung darin, analog zur Entwicklung von medikamentösen und nicht-medikamentösen Therapien, auch unerwünschte und nicht-intendierte Wirkungen von digitalen Interventionen systematisch zu erfassen (Schüz und Urban 2020). Für digitale Interventionen zur Veränderung von körperlicher Aktivität wurde beispielsweise ein Rahmenkonzept vorgeschlagen, nach dem nicht-intendierte Effekte – das umfasst die direkten und indirekten für die nutzende Person erfahrbaren Auswirkungen der Intervention, die nicht auf körperlicher Aktivität beruhen – auf der Ebene der Nutzer:innen, auf der Ebene sozialer Netzwerke der Nutzer:innen und auf systemischer Ebene erfasst werden können (Pan et al. 2024). So kann mittelfristig neben der Evidenz für die Wirksamkeit von digitalen Interventionen im Hinblick auf gesundheitsrelevante Endpunkte auch Evidenz für nicht-intendierte Wirkungen erfasst und gesammelt werden und in die systematische Bewertung des Nutzens und des Risikos von digitalen Interventionen in Prävention und Gesundheitsförderung einfließen.

3.7 Barrieren und Ressourcen für digitale Prävention und Gesundheitsförderung

Das Konzept der digitalen Spaltung zeigt – wie oben erläutert – auch eine Vielzahl von Barrieren für die weitere Entwicklung der digital unterstützten Prävention und Gesundheitsförderung auf. Die vorhandenen Barrieren lassen sich unterschiedlichen Domänen zuzuordnen, darunter Technologie, Angebotsqualität einschließlich Effektivität, Nutzungsbereitschaft und Nachhaltigkeit, Kostenaspekte sowie Systemintegration (vgl. Textbox). In Bezug auf die Technologie steht ein störungsfreier und gut verfügbarer, kostengünstiger Internetzugang im Mittelpunkt, zudem die Frage der auf die Adressat:innengruppe ausgerichteten technischen Gestaltung der Angebote. Dies beeinflusst auch die Angebotsqualität, die möglichst evidenzbasiert mit Effektivitätsnachweis gesichert sein sollte, dies aber vielfach nicht ist, zumal wenige definierte Anforderungen für z. B. Apps für Bewegungs- oder Ernährungsförderung bestehen. Barrieren bestehen zudem bei der Nutzungsbereitschaft und Akzeptanz, die sozio-demografisch unterschiedlich verteilt und eng mit der digitalen Gesundheitskompetenz verbunden ist. Eingeschränkte Nutzungsbereitschaft betrifft aber auch manche Anbieter:innen von Präventionsleistungen, die aus unterschiedlichen Gründen bei der Einbindung digitaler Technologien zögerlich agieren. Zu den wichtigen Barrieren einer breiteren und effektiven Nutzung digitaler Technologien gehört auch die Frage der Nachhaltigkeit. Individuelle digitale Tools verlieren schnell ihren Reiz, zumal sich die Angebote wie etwa Apps häufig verändern, was zu geringer Kontinuität in der Nutzung führen kann. Kosten für die einzelne Person oder auch für Anbieter:innen können eine Barriere sein, z. B. wenn die Angebote besondere Softwareanforderungen mit sich bringen oder durch Kostenschranken nicht für eine breite Masse verfügbar sind. Entwicklungskosten können hoch sein, besonders wenn hohe Qualitätsanforderungen, wie z. B. bei DIGAs zu erfüllen sind. Und letztlich stellen die Interoperabilität und Integration in andere Systeme eine mögliche Barriere dar. Viele Insellösungen z. B. mit wiederholten Dateneingaben durch Nutzer:innen sollten zugunsten aufeinander abgestimmter digitaler Angebote, die auch vernünftig mit anderen, z. B. analogen Maßnahmen abgestimmt sind, vermieden werden. Auch in der Setting- sowie Community-basierten Prävention und Gesundheitsförderung ist dies ein Erfordernis.

> **Auswahl wichtiger Barrieren für die Umsetzung digitaler Prävention und Gesundheitsförderung**
> - Technologie: Zugang, Gestaltung
> - Angebotsqualität, Effektivität
> - Nutzungsbereitschaft
> - Akzeptanz
> - Nachhaltigkeit der Nutzung und von Angeboten
> - Kosten
> - Interoperabilität, Integration mit anderen Angeboten im System

Ein Aspekt, der besonders hervorzuheben ist, ist mit der Bereitschaft und Akzeptanz digitaler Technologien für Prävention und Gesundheitsförderung eng verbunden: In der aktuellen Diskussion um die Einführung, Umsetzung und weit verbreitete Nutzung von digitalen Anwendungen für Akteur:innen in der Gesundheitsversorgung und Endnutzer:innen, wie der elektronischen Patient:innen-Akte und dem e-Rezept, zeigen sich Bedenken und Sorgen vieler potenzieller Nutzer:innen. Dieses Phänomen ist nicht nur, aber besonders in Deutschland stark ausgeprägt. Viele Studien zeigen weit verbreitete Skepsis auf Bevölkerungsebene, was die Sicherheit der Übertragung der verwendeten Gesundheitsdaten angeht, aber auch was die Verknüpfung von Gesundheitsdaten aus verschiedenen Quellen betrifft. Diese Skepsis überträgt sich auch auf die Nutzung von digitalen Anwendungen für Prävention und Gesundheitsförderung und hat sich u. a. in Zweifeln über die Sicherheit der Daten in der Corona-Warn-App gezeigt, was zu erheblichen Hindernissen für die Entwicklung von effektiven Kontakt-Nachverfolgungs-Maßnahmen geführt hat. Gleichzeitig zeigt sich hier enormes Potenzial für Anwendungen, die höchste Standards für Datenhaltung und -schutz berücksichtigen. Wenn solche Anwendungen gut kommuniziert und gemeinsam mit Nutzer:innen entwickelt werden, können diese Bedenken möglicherweise ausgeräumt und so größere Akzeptanz geschaffen werden.

Nicht nur in der COVID-19-Pandemie zeigte sich, dass v. a. in Deutschland die Integration von gesundheitsrelevanten Daten aus verschiedenen Quellen eine große Herausforderung ist.

Durch die lange unregulierte und wenig gesteuerte Entwicklung von Systemen zur Verarbeitung von Patient:innendaten und Gesundheitsdaten überhaupt haben sich sehr viele proprietäre und spezifisch für bestimmte Anbieter:innen und Zwecke entwickelte Anwendungen verbreitet, die oft über geringe Interoperabilität und Kompatibilität verfügen. So lassen sich Daten von verschiedenen Leistungsträgern nur schwer miteinander verknüpfen (auch ohne die datenschutzrechtlichen Vorgaben), was beispielsweise die Verordnung, Erstattung und Evaluation von digitalen Tools wie DiGAs erschweren kann. In Bezug auf DiGAs zeigt sich außerdem, dass auch aufseiten der verordnenden Personen Informationsdefizite bestehen können, weil aktuell noch keine mit Medikamenten vergleichbare Informationsinfrastruktur – bei aller Skepsis über Pharmavertreter:innen – besteht. In der Entwicklung und Implementierung solcher Informationssysteme besteht aber gleichzeitig großes Potenzial für die Verbreitung von effektiven Tools zur Unterstützung von Prävention und Gesundheitsförderung.

Eine weitere, allerdings generell und nicht nur für den Bereich Prävention und Gesundheitsförderung relevante Barriere besteht in der nachhaltigen Betreuung von digitalen Tools, der Sicherstellung von *Downward Compatibility* für ältere Endgeräte und der Sicherstellung der Funktionalität von Anwendungen auch nach Auslaufen von Versionen und Anwendungen generell. Hier ist es wichtig, auch bestehende suboptimale (z. B. kommerziell entwickelte und kommerziell orientierte) Anwendungen wie WhatsApp für digitale Gesundheitsförderung und Prävention in Betracht zu ziehen, weil sich so eine größere Anzahl von potenziell Nutzenden erreichen lässt als über proprietäre Neuentwicklungen. Dabei ist aber immer die Abwägung zwischen den kommerziellen Interessen der Anbieter:innen und dem besonderen Schutzbedürfnis von gesundheitlichen Daten Rechnung zu tragen.

Wie oben angesprochen lassen sich durch gute und bestehende lokale Netzwerke Nutzer:innen auch schon frühzeitig in die Entwicklung von Anwendungen einbinden, wodurch sichergestellt werden kann, dass relevante Bedarfe erkannt und in der Umsetzung berücksichtigt werden. Gleichzeitig stellen solche Netzwerke auch Quellen von Vertrauen in digitale Angebote wahr. Wenn durch lokale Netzwerke die Entwickler:innen direkten Kontakt mit Nutzer:innen haben, kann dem Misstrauen vorgebeugt und eine weiterreichende Dissemination erreicht werden.

3.8 Gesetzliche Rahmenbedingungen und Möglichkeiten für digitale Prävention und Gesundheitsförderung

Die COVID-19 Pandemie hat gezeigt, welche kreativen und weitreichenden Möglichkeiten der Nutzung digitaler Technologien für Prävention und Gesundheitsförderung unter den gegebenen rechtlichen Rahmenbedingungen bestehen. So gut wie alle Anbieter:innen der kommunalen Präventionsarbeit arbeiteten mit digitalen Tools; kreative Kombinationen von analogen und digitalen Ansätzen etwa in der Arbeit mit Kindern und Jugendlichen bzw. deren Familien wurden ausprobiert, zentral bereitgestellte Apps boten einen Ansatz der Infektionsnachverfolgung und -warnung auf Bevölkerungsebene. Zu den wichtigsten rechtlichen Rahmenbedingungen gehört der Datenschutz, der etwa bei der Gestaltung der Corona-Warn-App eine extrem bedeutsame Rolle bis auf die Ebene technischer Funktionalitäten spielte. Ein wichtiges Prinzip ist dabei das der Einwilligung als Legitimationsgrundlage für eine Verarbeitung von Daten. Hierzu finden sich verschiedene Ausgestaltungen auch in der Datenschutz-Grundverordnung (DSGVO), etwa die breite Einwilligung (*Broad Consent*), welche in bestimmten Bereichen der wissenschaftlichen Forschung genutzt werden kann. Freye und Buchner (2024) haben die verschiedenen Einwilligungsmodelle in Bezug auf Forschungsdaten kritisch analysiert und sehen im Datenschutzrecht aktuell eher noch einen Hemmschuh als einen Wegbereiter für die Arbeit mit populationsbezogenen Gesundheitsdaten, die dringend als Evidenzgrundlage für Prävention und Gesundheitsförderung benötigt werden.

Der Fokus der Gesetzgebung rund um die Digitalisierung im Gesundheitswesen liegt allerdings eindeutig nicht bei Prävention und Gesundheitsförderung, sondern in der klassischen Gesundheitsversorgung. Die verschiedenen Gesetzesinitiativen seit dem E-Health-Gesetz (2016) sind auch im Namen (Digitale-Versorgung-Gesetz; Digitale-Versorgung und Pflege-Modernisierungs-Gesetz) klar auf das Versorgungssystem ausgerichtet. Im Präventionsgesetz von 2015 finden sich keine Hinweise oder Regelungen zur wachsenden Bedeutung der digitalen Transformation auch für diesen Bereich. Eine Ausnahme sind seit 2020 Regelungen zur Förderung der digitalen Gesundheitskompetenz durch die Krankenkassen gemäß § 20k Absatz 2 des SGB V. Hier werden auch konkrete Informationsangebote zu digitalen Präventions- und Gesundheitsförderungsmaßnahmen als mögliche Leistungsinhalte benannt, die von den Krankenkassen bei Berücksichtigung weiterer Rahmenbedingungen gefördert werden können. In der Summe scheint es derzeit bei Forschung und Praxis der Digitalisierung in Prävention und Gesundheitsförderung jedoch wenige spezifische rechtliche Regelungen zu geben, wenn man vom Datenschutz gemäß DSGVO absieht.

3.9 Fazit und Ausblick

Auf Basis der im vorliegenden Beitrag diskutierten Entwicklungen, Anforderungen und Chancen digitaler Technologien im Kontext von Prävention und Gesundheitsförderung lassen sich verschiedene Handlungsempfehlungen ableiten. Um möglichst alle Bevölkerungsgruppen zu erreichen und den Digital Divide zu reduzieren, sollten digitale Präventions- und Gesundheitsförderungsmaßnahmen strukturell eingebettet werden. Neben einer rechtlichen Verankerung beispielsweise im Präventionsgesetz sollten digitale Präventions- und Gesundheitsförderungsmaßnahmen stärker in Versorgungsstrukturen eingebettet werden, indem diese beispielsweise analog zu DiGAs durch Ärzt:innen verordnet werden können. Dazu bedarf es jedoch qualitativ hochwertiger digitaler Präventions- und Gesundheitsförderungsangebote, deren Effektivität nachgewiesen ist. Um eine hohe

Nutzungsbereitschaft und Akzeptanz unter Nutzer:innen zu erreichen, sollten diese in Entwicklungs- und Evaluationsprozesse eingebunden werden. Des Weiteren sollten digitale Anwendungen kostenlos bzw. kostengünstig, nachhaltig (z. B. regelmäßige Updates auch für ältere Endgeräte) und interoperabel nutzbar sein.

Literatur

Brand T, Herrera-Espejel P, Muellmann S, Wiersing R, Busse H (2024) Soziale Ungleichheit im Zusammenhang mit digitalen Gesundheitsanwendungen: Digitale Spaltungen in den Bereichen Zugang, Nutzung, Wirksamkeit und Privatsphäre. Bundesgesundheitsblatt – Gesundheitsforschung – Gesundheitsschutz 67(3):268–276

Czwikla G, Boen F, Cook DG, de Jong J, Harris T, Hilz LK, Iliffe S, Lechner L, Morris RW, Muellmann S (2021) Equity-specific effects of interventions to promote physical activity among middle-aged and older adults: results from applying a novel equity-specific re-analysis strategy. Int J Behav Nutr Phys Activity 18(1):65

Dahlgren G, Whitehead M (2007) European strategies for tackling social inequities in health. WHO Regional Office for Europe, Kopenhagen

De Santis KK, Müllmann S, Pan C-C, Spallek J, Hoffmann S, Haug U, Zeeb H (2024) Digitalisierung und Gesundheit: Ergebnisse einer zweiten bundesweiten Befragung in Deutschland. Leibniz-Institut für Präventionsforschung und Epidemiologie – BIPS, Bremen

Di Martino G, Della Valle C, Centorbi M, Buonsenso A, Fiorilli G, Calcagno G, Iuliano E, di Cagno A (2024) Enhancing behavioural changes: a narrative review on the effectiveness of a multifactorial app-based intervention integrating physical activity. Int J Envir Res Public Health 21(2):233

Dratva J, Schaeffer D, Zeeb H (2024) Digitale Gesundheitskompetenz der Bevölkerung in Deutschland: Aktueller Stand, Konzepte und Herausforderungen. Bundesgesundheitsblatt – Gesundheitsforschung – Gesundheitsschutz 67(3):277–284

Fegan H, Hutchinson R (2023) Is the answer to reducing early childhood caries in your pocket? Evid Based Dentist 24(3):134–135

Fischer F (2020) Digitale Interventionen in Prävention und Gesundheitsförderung: Welche Form der Evidenz haben wir und welche wird benötigt? Bundesgesundheitsblatt – Gesundheitsforschung – Gesundheitsschutz 63(6):674–680

Fogel J, Ribisl KM, Morgan PD, Humphreys K, Lyons EJ (2008) Underrepresentation of African Americans in online cancer support groups. J Nat Med Assoc 100(6):705–712

Franzkowiak P (2022) Prävention und Krankheitsprävention. In: Bundeszentrale für gesundheitliche Aufklärung (Hrsg) Leitbegriffe der Gesundheitsförderung und Prävention. Glossar zu Konzepten, Strategien und Methoden. https://doi.org/10.17623/BZGA:Q4-i091-3.0

Freye M, Buchner B (2024) Digitale Gesundheitstechnologien – das Recht als Hemmschuh oder Wegbereiter? Bundesgesundheitsblatt Gesundheitsforschung – Gesundheitsschutz 67(3):285–291

Hargittai E (2002) Second-level digital divide: differences in people's online skills. First Monday 7(4). https://doi.org/10.5210/fm.v7i4.942

Iyamu I, Gomez-Ramirez O, Xu AX, Chang HJ, Watt S, McKee G, Gilbert M (2022) Challenges in the development of digital public health interventions and mapped solutions: findings from a scoping review. Digital Health 8:20552076221102255

Jahnel T, Dassow HH, Gerhardus A, Schüz B (2022) The digital rainbow: digital determinants of health inequities. Digital Health 8:20552076221129093

Jakob R, Harperink S, Rudolf AM, Fleisch E, Haug S, Mair JL, Salamanca-Sanabria A, Kowatsch T (2022) Factors influencing adherence to mHealth apps for prevention or management of noncommunicable diseases: systematic review. J Med Int Res 24(5):e35371

Kalischko T, Riedl R (2021) Electronic performance monitoring in the digital workplace: conceptualization, review of effects and moderators, and future research opportunities. Front Psychol 12:633031

Kebede MM, Zeeb H, Peters M, Heise TL, Pischke CR (2018) Effectiveness of digital interventions for improving glycemic control in persons with poorly controlled type 2 diabetes: a systematic review, meta-analysis, and meta-regression analysis. Diab Technol Therap 20(11):767–782

Khan N, Marvel FA, Wang J, Martin SS (2017) Digital health technologies to promote lifestyle change and adherence. Curr Treat Opt Cardiovascular Med 19(8):60

Marks L, J. Hunter D, & Alderslade, R (2011) Strengthening public health capacity and services in Europe: a concept paper. World Health Organization. Regional Office for Europe https://iris.who.int/handle/10665/373580

Muellmann S, De Santis K, Zeeb H (2023) DigitHEALTHCARE – Eine Online-Befragung von Versicherten in Deutschland zur Digitalisierung des Gesundheitswesens. hkk Krankenkasse, Bremen

Norman CD, Skinner HA (2006) eHEALS: the eHealth literacy scale. J Med Int Res 8(4):e27

OECD (2001) Understanding the digital divide. OECD Digital Economy Papers, 49. OECD Publishing, Paris

Pan C-C, Barnils NP, Freye M, Reinschluessel A, Muellmann S, Jürgens D, Kolschen J, Janetzki S, Jahnel T, Dassow H-H (2023) Developing and assessing digital public health interventions: a digital public health framework (DigiPHrame). J Med Int Res 26:e54269

Pan C-C, Urban M, Schüz B (2024) Unintended consequences of digital behaviour change interventions: a social-ecological perspective. Eur J Health Psychol. https://doi.org/10.1027/2512-8442/a000149

Rosenbrock R, Michel C (2007) Primäre Prävention: Bausteine für eine systematische Gesundheitssicherung. GMS J Med Educ 24(2):Doc104

Schaeffer D, Berens E, Gille S, Griese L, Klinger J, de Sombre S, Vogt D, Hurrelmann K (2021) Gesundheitskompetenz der Bevölkerung in Deutschland – vor und während der Corona Pandemie: Ergebnisse des HLS-GER 2. Interdisziplinäres Zentrum für Gesundheitskompetenzforschung (IZGK), Universität Bielefeld, Bielefeld

Schoeppe S, Alley S, Van Lippevelde W, Bray NA, Williams SL, Duncan MJ, Vandelanotte C (2016) Efficacy of interventions that use apps to improve diet, physical activity and sedentary behaviour: a systematic review. Int J Behav Nutr Phys Activity 13:127

Schüz B, Jones C (2024) Falsch- und Desinformation in sozialen Medien: Ansätze zur Minimierung von Risiken in digitaler Kommunikation über Gesundheit. Bundesgesundheitsblatt – Gesundheitsforschung – Gesundheitsschutz 67(3):300–307

Schüz B, Urban M (2020) Unerwünschte Effekte digitaler Gesundheitstechnologien: Eine Public-Health-Perspektive. Bundesgesundheitsblatt – Gesundheitsforschung – Gesundheitsschutz 63(2):192–198

Stark AL, Albrecht J, Dongas E, Choroschun K, Dockweiler C (2023) Zukunftstrends und Einsatzmöglichkeiten digitaler Technologien in der settingbezogenen Prävention und Gesundheitsforderung – eine Delphi-Befragung. Bundesgesundheitsblatt – Gesundheitsforschung – Gesundheitsschutz 66(3):320–329

Statista (2024) Anteil der Smartphone-Nutzer in Deutschland nach Altersgruppe im Jahr 2021. https://de.statista.com/statistik/daten/studie/459963/umfrage/anteil-der-smartphone-nutzer-in-deutschland-nach-altersgruppe/. Zugegriffen am 23.05.2025

Statistisches Bundesamt (2024) Internetnutzung von Personen nach Altersgruppen in %. https://www.destatis.de/DE/Themen/Gesellschaft-Umwelt/Einkommen-Konsum-Lebensbedingungen/_Grafik/_Interaktiv/it-nutzung-alter.html

Szinay D, Forbes CC, Busse H, DeSmet A, Smit ES, König LM (2023) Is the uptake, engagement, and effectiveness of exclusively mobile interventions for the promotion of weight-related behaviors equal for all? A systematic review. Obesity Rev 24(3):e13542

van Deursen AJ, van Dijk JA (2019) The first-level digital divide shifts from inequalities in physical access to inequalities in material access. New Media Soc 21(2):354–375

Yao R, Zhang W, Evans R, Cao G, Rui T, Shen L (2022) Inequities in health care services caused by the adoption of digital health technologies: scoping review. J Med Int Res 24(3):e34144

Zeeb H, Pigeot I, Schüz B (2020) Digital Public Health – Rasanter technischer Fortschritt, aber viele offene Public-Health-Fragen. Bundesgesundheitsblatt – Gesundheitsforschung –Gesundheitsschutz 63(2):135–136

Zeeb H, Schüz B, Schultz T, Pigeot I (2024) Entwicklungen in der Digitalisierung von Public Health seit 2020: Beispiele aus dem Leibniz-WissenschaftsCampus Digital Public Health Bremen. Bundesgesundheitsblatt – Gesundheitsforschung – Gesundheitsschutz 67(3):260–267

Anforderungen und Möglichkeiten von Digitalisierung in der lebensweltbezogenen Prävention und Gesundheitsförderung

Joanna Albrecht, Anna Lea Stark-Blomeier, Pinar Tokgöz und Christoph Dockweiler

4.1 Einleitung

Seit seiner Formulierung in der Ottawa-Charta 1986 hat sich der *Setting-Ansatz* zu einer Schlüsselstrategie der Gesundheitsförderung und Prävention entwickelt. Die Weltgesundheitsorganisation (WHO 1998) definiert ein Setting als Ort oder sozialen Kontext, in dem Menschen tägliche Aktivitäten ausüben und in denen Umweltfaktoren, organisatorische und persönliche Faktoren interagieren, um Gesundheit und Wohlbefinden zu beeinflussen. In einer weitgefassten Definition wird ein Setting nicht nur durch eine formale Organisation (z. B. Schule oder Betrieb) konstituiert, sondern kann ebenso durch einen gemeinsamen sozial-räumlichen Bezug (z. B. Stadtteil oder Quartier), eine gemeinsame Lebenslage (z. B. Arbeitslosigkeit, Migrationshintergrund), gemeinsame Werteorientierungen (z. B. religiöse Überzeugungen) oder eine Kombination dieser Merkmale entstehen (Rosenbrock 2015). Somit sind Settings von räumlichen, zeitlichen und kulturellen Interaktionen gekennzeichnet, die sich auf gesundheitsrelevante Bedingungen und Verhaltensweisen auswirken können (Dadaczynski 2019).

Joanna Albrecht und Anna Lea Stark-Blomeier geteilte Erstautorinnenschaft

---

J. Albrecht (✉) · A. L. Stark-Blomeier (✉) · P. Tokgöz · C. Dockweiler
Universität Siegen, Philosophische Fakultät, Seminar für Sozialwissenschaften, Professur für Digital Public Health, Siegen, Deutschland
e-mail: joanna.albrecht@uni-siegen.de; lea.stark-blomeier@uni-siegen.de; pinar.tokgoez@uni-siegen.de; christoph.dockweiler@uni-siegen.de

© Der/die Autor(en), exklusiv lizenziert an Springer-Verlag GmbH, DE, ein Teil von Springer Nature 2025
F. Fischer, K. Wrona (Hrsg.), *Technologiegestützte Ansätze in der Community-basierten Prävention und Gesundheitsförderung*,
https://doi.org/10.1007/978-3-662-71115-6_4

Neben dem Begriff „Setting" wird im deutschsprachigen Raum der Begriff *Lebenswelt* genutzt, der das oben aufgezeigte Setting-Verständnis der WHO aufgreift. Problematisch ist eine nicht eindeutige Abgrenzung der Begriffe Setting und Lebenswelt, wobei einige Autor:innen die Begriffe synonym verwenden (Bauer et al. 2020; Hartung und Rosenbrock 2022), andere hingegen eine klare Differenzierung fordern (Engelmann und Halkow 2008). In Abgrenzung zu Settings können Lebenswelten als Gesamtheit der für eine Person relevanten Einzel-Settings verstanden werden, die jeweils einen Ausschnitt der Umwelt darstellen, und in ihrer Gesamtheit eine komplexe Lebenswelt bilden, die sich aus der subjektiven Wahrnehmung und Deutung des Einzelnen erschließen lässt (Dadaczynski 2019). Durch gesundheitsförderliche Strukturen in Lebenswelten können die Gesundheit und das Wohlbefinden verbessert werden, sodass diese relevante Orte der Gesundheitsförderung und Prävention darstellen. Somit werden entlang des Lebensweltenansatzes[1] Maßnahmen der Prävention und Gesundheitsförderung sowohl auf das Verhalten als auch auf die Verhältnisse ausgerichtet (WHO 1986).

Die Digitalisierung hält auf verschiedene Weise Einzug in die lebensweltbezogene Gesundheitsförderung und Prävention (Dockweiler und Fischer 2019). Neue digitale Tools zur Gesundheitsförderung und Prävention stehen zur Verfügung, z. B. in Form von Gesundheits-Apps oder Wearables (Majumder und Deen 2019), und Lebenswelten transformieren sich selbst und werden in ihren Strukturen und Prozessen digitaler, was Einfluss auf die Gesundheit der Mitglieder dieser Lebenswelt hat (Dockweiler et al. 2023). In diesem Zusammenhang ergeben sich neue Möglichkeiten im Kontext der Bedarfserhebungen, Interventionsentwicklung sowie Evaluation von Gesundheitsinterventionen. Digitale Tools können zur Entwicklung gesundheitsförderlicher Lebensbedingungen und Lebenswelten und zur Förderung der Akzeptanz gegenüber digitalen Tools sowie Aneignung erforderlicher digitaler Kompetenzen beitragen (Geukes et al. 2022). Damit Lebenswelten auch im Zuge der Digitalisierung zu Möglichkeitsräumen für Gesundheit werden können, müssen die Veränderungen in Lebenswelten insbesondere ihre Strukturen, Kulturen, Strategien, Bereiche und Prozesse durch die Digitalisierung und deren Auswirkungen auf die Gesundheit betrachtet werden (Stark et al. 2023b). Daraus lassen sich Anforderungen ableiten, welche die gezieltere Anpassung von gesundheitsbezogenen Interventionen an Bedarfe und Bedürfnisse der Zielgruppen betreffen.

Dieser Beitrag zielt darauf ab, entlang des konzeptionellen Verständnisses von Gesundheitsförderung und Prävention sowie des Lebensweltenansatzes und gesetzlicher Rahmenbedingungen in Deutschland Anforderungen an eine gelingende und wirksame Umsetzung digitaler lebensweltbezogener Gesundheitsförderung und Prävention zu formulieren und diese entlang von Praxisbeispielen digitaler Gesundheitsinterventionen zu veranschaulichen.

---

[1] Der vorliegende Beitrag orientiert sich an dem dargelegten Verständnis des Lebensweltenansatzes als deutsches Äquivalent zum Setting-Ansatz der WHO. Nachfolgend wird der Begriff ‚Lebenswelt' verwendet.

4.2 Anforderungen an digitale lebensweltbezogene Prävention und Gesundheitsförderung

Um den weitreichenden Anforderungen an digitale lebensweltbezogene Prävention und Gesundheitsförderung gerecht zu werden, werden diese auf drei Ebenen herausgestellt. Die erste Ebene adressiert Anforderungen entlang der Kernprinzipien lebensweltbezogener Gesundheitsförderung und Prävention der WHO, die zweite Ebene entlang des konzeptionellen Verständnisses lebensweltbezogener Gesundheitsförderung sowie Prävention und die dritte Anforderungsebene stellt rechtliche Rahmenbedingungen und gesetzliche Vorgaben im deutschen Versorgungskontext heraus.

4.2.1 Anforderungen entlang der Kernprinzipien lebensweltbezogener Gesundheitsförderung und Prävention

Der *Healthy-Settings*-Ansatz der WHO beabsichtigt, gesundheitsfördernde Lebenswelten zu entwickeln, wozu Methoden entlang eines ganzheitlichen Systemansatzes und verschiedener Kernprinzipien eingesetzt werden. Hierzu gehören die **Partizipation** sowie das **Empowerment** der Betroffenen als Voraussetzung für die Beeinflussung der eigenen Lebenswelt, der Aufbau von **Partnerschaften** in und zwischen Lebenswelten sowie **Gerechtigkeit** im Zugang und der Nutzung von Gesundheitsleistungen.

Für eine wirksame Praxis der (digitalen) lebensweltbezogenen Gesundheitsförderung ist es essenziell, dass die Zielgruppen in die Veränderungsprozesse einbezogen und motiviert werden, alle Phasen einer Maßnahme aktiv mitzugestalten und mitzuentscheiden (Wright 2020). Gleichzeitig tragen partizipative Prozesse zum Empowerment der Zielgruppe bei, indem eine informationsbasierte und selbstbestimmte Entscheidung des Individuums in allen gesellschaftlichen Lebensbereichen gefördert wird und die Zielgruppen dazu befähigt werden, Handlungsmöglichkeiten zu erreichen, die einen Einfluss auf ihre Gesundheit haben. Von einem gelungenen *Empowerment* kann gesprochen werden, wenn die individuelle Befähigung durch die Vermittlung von Kompetenzen und deren Einbindung in den Prozess der *Partizipation* gelingt (Kilian et al. 2004). Digitale Kommunikationstechnologien wie z. B. Gesundheits-Apps oder -Plattformen bieten einen zeit- und ortsunabhängigen Informations- und Interaktionszugang und können dazu beitragen, verschiedene Zielgruppen in Lebenswelten anzusprechen, sodass eine niedrigschwellige Erreichbarkeit (z. B. über mobile Endgeräte), Autonomie sowie Selbstbestimmung der Individuen ermöglicht bzw. erleichtert wird (Albrecht und Jan 2022). Zudem können digitale gesundheitsbezogene Tools eingesetzt werden, um situativ über gesundheitsrelevante Einflüsse der Lebensumwelt sowie des eigenen Verhaltens aufzuklären und in Entscheidungen hinsichtlich der Gesundheit einzubeziehen. Hierfür kann bspw. die Wissensvermittlung durch E-Learning-Plattformen das eigenverantwortliche gesundheitsfördernde Verhalten unterstützen (Dalkılınç und Kayihan 2014). Die Informationsbeschaffung bzw. -vermittlung ist dabei in der Regel niedrigschwellig sowie orts- und zeitunabhängig möglich, was die Mitglieder in einer Lebenswelt in ihrer Autonomie und Selbstbestimmung stärkt. Niedrigschwellige Zugänge sowie die Förderung der Autonomie und Selbstbestimmung der Individuen in einer Lebenswelt entlang digitaler Gesundheitsinterventionen können sich förderlich auf die Teilhabe an gesellschaftlichen Prozessen auswirken. Voraussetzung hierfür ist allerdings, dass ein gerechter und chancengleicher Zugang zu notwendigen digitalen Tools besteht. Damit gehen die Herausforderungen und Risiken digitaler Gesundheitsinterventionen einher, die Empowerment und Partizipation einschränken können. Beispielsweise anfallende Kosten für Infrastruktur, Hard- und Software, geringe Technikaffinität sowie Nutzungskompetenzen, eine mangelnde Usability der digitalen Technologie, Datenschutzbedenken oder Überinformation können die Beteiligung an digitalen Gesundheitsprozessen erschweren und zu einer (Re)Produktion sozialer und gesundheitlicher Ungleichheiten entlang digitaler Gesundheitsinterventionen führen. Entsprechend ist zur sicheren und effektiven Nutzung digitaler Gesundheitsinterventionen ein nutzer:innenorientierter Ansatz notwendig, der Nutzungsbarrieren (z. B. Zugang oder Kompetenzen) berücksichtigt bzw. abbaut.

Ferner sind im Kontext digitaler gesundheitsbezogener Tools in Lebenswelten neben Nutzungskompetenzen auch Aspekte der sozialen *Gerechtigkeit* zu berücksichtigen (Bittlingmayer et al. 2020). Dabei steht u. a. die Frage im Vordergrund, inwieweit Interventionen zu einer Verringerung der gesundheitlichen Ungleichheit führen oder aber, ob diese im Sinne des Digital Health Divide sogar verstärkt wird (Cornejo Müller et al. 2020). Grundsätzlich bieten digitale Tools im Rahmen von Gesundheitsförderung in Lebenswelten das Potenzial, Gerechtigkeit zu schaffen. Digitale Angebote weisen zum Teil eine niedrigere Hemmschwelle zur Teilnahme auf als analoge Angebote. Dies führt zu einer besseren und höheren Erreichbarkeit von Personen und ermöglicht so deren Teilnahme bzw. Inanspruchnahme. Beispielsweise ermöglichen Apps zur mentalen Gesundheit den betroffenen Personen eine anonyme Teilnahme und reduzieren somit stigmatisierende Erlebnisse. Des Weiteren können Online-Fitnessprogramme, die speziell auf ältere Menschen oder Menschen mit Behinderungen zugeschnitten sind, eine bessere Erreichbarkeit dieser Zielgruppen ermöglichen. Dennoch muss berücksichtigt werden, inwiefern solche Interventionen tatsächlich zur Verringerung gesundheitlicher Ungleichheiten beitragen können, und nicht ungewollt bestehende Disparitäten verstärken.

Der Aufbau und die Pflege von *Partnerschaften* in der Gesundheitsförderung zielt auf die gemeinsame Bearbeitung gesundheitsbezogener Ziele ab und kann bspw. durch den Austausch von Expertise, Kompetenzen und Ressourcen einen gemeinsamen Nutzen für die Beteiligten haben (Kuruvilla et al. 2018). Digitale Tools können zur Unterstützung von Partnerschaften beitragen, insofern als die Vernetzung und Zusammenarbeit von Akteur:innen der Gesundheitsförderung sowohl innerhalb der Lebenswelten (z. B. gemeinsame Arbeit innerhalb einer Kommune) wie auch zwischen verschiedenen Lebenswelten (z. B. Austausch über Best Practice zwischen Kommunen) über digitale Tools erleichtert werden. Zudem kann der digitale Austausch zu gesundheitsbezogenen Themen zwischen Mitgliedern von Lebenswelten Zusammengehörigkeitsgefühle und gegenseitige Bestärkung fördern (Mubayrik 2018). Dabei sollte berücksichtigt werden, inwiefern sich

Kompetenzanforderungen für die Nutzung von digitalen Interventionen verändern bzw. erweitern und inwieweit durch die veränderten Anforderungen Nutzer:innen gleichermaßen Zugang zu den digitalen Interventionen haben (Lupton 2015). An dieser Stelle sollte eruiert werden, ob bestimmte Bevölkerungsgruppen durch digitale Tools in Lebenswelten einen besseren Austausch und Zugang zu gesundheitsbezogenen Informationen haben oder aber Bevölkerungsgruppen mit einer hohen Technikaffinität bevorzugt erreicht werden und folglich bspw. ältere oder sozial benachteiligte Personen nicht hinreichend berücksichtigt werden (Cornejo Müller et al. 2020). Daher ist es wichtig, zu beachten, welche Zielgruppen, mit welchen Medien und kommunikativen Interventionen im Kontext gesundheitsbezogener Themen in Lebenswelten erreicht werden und welche Potenziale oder Risiken mit den Maßnahmen verbunden sind.

4.2.2 Anforderungen entlang des konzeptionellen Verständnisses lebensweltbezogener Gesundheitsförderung und Prävention

Interventionen der lebensweltbezogenen Gesundheitsförderung bedienen sich an verschiedenen Methoden der Organisationsentwicklung, einschließlich der Veränderungen der organisationalen Umgebung, der Strukturen und des Managements, da gesunde Organisationen (z. B. Betriebe) das Wohlbefinden und die Produktivität ihrer Mitarbeitenden bzw. Mitglieder mit gesundheitsfördernden Interventionen steigern und somit auch den Organisationszielen dienen (Gokus et al. 2019). Um zu ermöglichen, dass Gesundheit in alle Prozesse und Strukturen der Lebenswelt integriert wird, gilt es, die Ziele gesundheitsfördernder Interventionen mit den Kernanliegen der Lebenswelt in Einklang zu bringen. Dazu gehört die systematische Gestaltung von gesundheitsförderlichen innerbetrieblichen bzw. organisationalen Strukturen und Prozessen (GKV-Spitzenverband 2023). Dies erfolgt bislang noch ohne hinreichende Berücksichtigung der Möglichkeiten, die digitale Tools im Kontext der gesundheitsfördernden Organisationsentwicklung oder des betrieblichen Gesundheitsmanagements bieten (Kaiser und Matusiewicz 2018). Der zentrale Ansatzpunkt digitaler Tools in Lebenswelten liegt bisher zumeist in der Verhaltensprävention (Stark et al. 2022; Fischer und Endter 2023). Der GKV-Präventionsbericht 2023 zeigt in Hinblick auf digitale Prävention, dass es sich bislang überwiegend um verhaltenspräventive Angebote handelt, die bspw. Aufklärung über den jeweiligen Themenbereich, Motivierung zur aktiven Durchführung von Bewegungsübungen und ggf. Kontrolle über Umsetzung und Erfolg der Bewegungsübungen bieten. In Hinblick auf digitale Angebote der Verhältnisprävention werden keine Angaben gemacht (GKV-Spitzenverband 2023).

Dabei bietet der lebensweltbezogene Gesundheitsförderungsprozess diverse Ansatzpunkte für den Einsatz von digitalen Tools und kann entlang von Planungs-, Umsetzungs- und Evaluationsphasen von Gesundheitsförderungsprojekten auch Verhältnisprävention oder andere strukturelle Maßnahmen umfassen (GKV-Spitzenverband 2021). Digitale Tools können im Kontext der Verhältnisprävention unterschiedlich eingesetzt werden. So können digitale Tools dem Projektmanagement, der Vernetzung, Problemidentifikation,

Konsensfindung oder als Beteiligungsverfahren dienen (Stark et al. 2023a). Ein Beispiel für die gesundheitsförderliche Gestaltung von Strukturen durch digitale Tools ist die Anpassung eines webbasierten Kantinen-Systems in einer Schule zur Bestellung von Mahlzeiten durch Methoden wie Labeling oder Placement (Delaney et al. 2017). Verhältnispräventive Maßnahmen unter Einsatz der Digitalisierung sollten an Strukturen und Rahmenbedingungen der Lebenswelt ansetzen (z. B. durch digitale Plattformen zur Vernetzung) und somit zur Veränderung der Lebensumwelt führen und gleichzeitig zu gesundheitsrelevantem Verhalten verhelfen (Fischer 2020). Somit greift ein gelungener Einsatz digitaler Tools sowohl die Handlungsfelder der Gesundheitsförderung der Ottawa-Charta als auch die im Präventionsgesetz formulierten Erfordernisse auf, verhaltensabhängige sowie strukturelle Bedingungen von Gesundheit zu adressieren (WHO 1986).

Vor dem Hintergrund der digitalen Transformation ergeben sich mit Blick auf eine ganzheitliche lebensweltbezogene Gesundheitsförderung und Prävention folgende wesentliche Anforderungen, welche die organisationale Struktur der Lebenswelten, Vernetzungsmöglichkeiten zwischen verschiedenen Akteur:innen sowie physische Umgebungen und den Zugang zu Gesundheitsinterventionen verändern. Zum einen bedarf es neuer Konzepte zur Gestaltung von Lebenswelten, wenn digitale Tools zunehmend Einzug erhalten und dadurch einen positiven oder negativen Einfluss auf die Gesundheit der Mitglieder in einer Lebenswelt nehmen. Insbesondere ältere Menschen sind aufgrund sozialer Transformationsprozesse, die durch die Digitalisierung bedingt werden, mit besonderen Herausforderungen aber auch Möglichkeiten konfrontiert. So können sich bspw. die sich ändernden familiären Beziehungen oder individuellen Lebensentwürfe als Problemlage für alleinlebende und ältere Menschen manifestieren (Bundesministerium für Familie, Senioren, Frauen und Jugend 2016). Die Digitalisierung kann in dem Kontext die gesellschaftliche Teilhabe, das Empowerment und die Selbstständigkeit der älteren Personen ermöglichen. Eine zentrale Anforderung ist dabei, dass digitale Tools nachhaltig und zielgruppenspezifisch in die Lebenswelten integriert und die Aneignung von Technikkompetenzen gefördert werden (Deutscher Bundestag 2019). Um dies zu erreichen, sollten digitale Prozesse partizipativ und an den Bedürfnissen und Bedarfen der Mitglieder von Lebenswelten ausgerichtet werden (Hochmuth et al. 2020).

4.2.3 Gesetzliche Anforderungen entlang des deutschen Präventionsgesetzes und -leitfadens

Das Digitale-Versorgung-Gesetz ebnete 2019 den Weg für die Digitalisierung von Gesundheitsförderungsangeboten und ermöglichte, dass digitale Kurse zur Gesundheits- und Bewegungsförderung ebenso wie analoge Maßnahmen gefördert und abgerechnet werden können, sofern sie den Anforderungen des Leitfadens Prävention entsprechen. In Deutschland bildet der Leitfaden Prävention den verbindlichen Rahmen für die Erbringung von Leistungen der Krankenkassen in der (lebensweltbezogenen) Primärprävention und Gesundheitsförderung und konkretisiert damit den gesetzlichen Auftrag der Krankenkassen, des im Sozialgesetzbuch (SGB) V verankerten Präventionsgesetzes (§ 20a SGB V). In der Fassung von 2020 wurden erstmalig Leistungen im Bereich der digitalen Prävention und Gesundheitsförderung thematisiert, wobei sich diese auf die individuelle verhaltensbezogene Ebene beschränkten (GKV-Spitzenverband 2020). Ein Jahr später wurde der Leitfaden um das Kapitel „Digital unterstützte Gesundheitsförderung und Prävention in Lebenswelten sowie Betrieben" ergänzt (GKV-Spitzenverband 2021) und seitdem werden im Rahmen der jährlichen Neufassungen das Verständnis von und die Anforderungen an digital unterstützte lebensweltbezogene Gesundheitsförderung und Prävention adaptiert (GKV-Spitzenverband 2023).

Im Leitfaden Prävention werden zwei Arten von digital unterstützter lebensweltbezogener Gesundheitsförderung und Prävention unterschieden. Zum einen können digitale Tools den Gesundheitsförderungsprozess organisatorisch-technisch unterstützen (z. B. digitale Datenerhebung in der Analysephase) und zum anderen können sie direkt das digitale Präventions- oder Gesundheitsförderungsangebot darstellen. Als eine erste Anforderung wird die Vorbeugung der Exklusion von digital weniger affinen Bevölkerungsgruppen genannt. Dies könne über Leistungen zur Förderung digitaler Gesundheitskompetenzen oder durch die Bereitstellung nicht-digitaler Beteiligungsmöglichkeiten erfolgen. Anschließend werden Qualitätskriterien für digital unterstützte lebensweltbezogene Gesundheitsförderung und Prävention formuliert, die Anbietende einzuhalten haben. Das erste Kriterium betrifft die Informationssicherheit und den Datenschutz der eingesetzten technischen Systeme, wobei insbesondere die gesetzlichen Regelungen der europäischen DSG-VO, des BDSG, des Telemediengesetzes und zum Sozialgeheimnis im SGB I sowie die Sicherheitsanforderungen an digitale Gesundheitsanwendungen des Bundesamts für Sicherheit in der Informationstechnik berücksichtigt werden sollten. Herausgestellt werden die Verschwiegenheit aller Personen mit Zugang zu personenbezogenen Daten, die Förderung eines selbstbestimmten Umgangs der Nutzer:innen mit ihren Daten, die informierte Einwilligung, das Verbot von Produktwerbung, sowie die Vermeidung von Funktionen und Schnittstellen, die einen unerwünschten Zugang zu oder unerwünschte Verarbeitung von Daten ermöglichen (GKV-Spitzenverband 2023). Im Rahmen der digitalen Vermittlung von Gesundheitsinformationen werden Anforderungen an deren Qualität gestellt. Hier wird im Leitfaden auf die Leitlinie „Gute Praxis Gesundheitsinformation 2.0" sowie die „Leitlinie evidenzbasierte Gesundheitsinformation" des Deutschen Netzwerks Evidenzbasierte Medizin e. V. verwiesen, wonach Qualität „neben der inhaltlichen Korrektheit, Aktualität und Vollständigkeit auch Aspekte der Verständlichkeit, des angemessenen Umfangs, der Gestaltung und der Barrierefreiheit" umfasst (Deutsches Netzwerk Evidenzbasierte Medizin e. V. 2015, S. 9). Die nächste Anforderung betrifft die zielgruppengerechte Information von Nutzer:innen über technische Voraussetzungen, die Datenverarbeitung sowie die Zielgruppe, Anwendungsbereiche und wissenschaftliche Fundierung der Gesundheitsförderungs- oder Präventionsmaßnahmen. Weiter wird ein technischer Support für die Nutzer:innen digitaler Gesundheitsförderungsangebote gefordert. Konkrete Anforderungen werden auch an den Einsatz webgestützter Erhebungsmethoden gestellt, bei denen eine Rückmeldung oder Empfehlungen auf Grundlage der

Befragungs- bzw. Testergebnisse an die Nutzer:innen erfolgt. Hier müssen Anbietende darlegen, inwiefern die Rückmeldungen wissenschaftlich basiert sind, und es gilt, Verantwortliche aus den Lebenswelten in diesen Prozess einzubeziehen. Zuletzt sollen Anbietende der digitalen Gesundheitsförderungs- und Präventionsangebote im Sinne der Barrierefreiheit beschreiben, welche Bedienhilfen für Menschen mit Einschränkungen vorhanden sind (GKV-Spitzenverband 2023).

4.3 Praxisbeispiele zur digitalen lebensweltbezogenen Gesundheitsförderung und Prävention unter Berücksichtigung der Anforderungen

In Fortführung der angeführten Anforderungen digitaler lebensweltbezogener Gesundheitsförderung und Prävention wird nun anhand von zwei Praxisbeispielen beleuchtet, wie diese Anforderungen umgesetzt werden können.

4.3.1 „StadtRaumMonitor" – digitale Partizipation gesundheitsförderlicher Kommunenentwicklung

Der „StadtRaumMonitor" ist ein partizipatives und kostenfreies Instrument, basierend auf dem schottischen „Place Standard Tool" (Our Place 2023), das 2019 von der Bundeszentrale für gesundheitliche Aufklärung (BZgA) in Kooperation mit dem Landeszentrum Gesundheit Nordrhein-Westfalen und dem Landesgesundheitsamt Baden-Württemberg eingeführt wurde. Der „StadtRaumMonitor" dient der Förderung von Bürger:innenbeteiligung in Kommunen und der Teilhabe der Bürger:innen an Stadtplanungsprozessen, um die Lebenswertigkeit in verschiedenen Bereichen der Umgebung zu bewerten sowie Verbesserungsbedarfe zu identifizieren (BIÖG 2025).

Bürger:innen können die Lebensqualität in ihrer Umgebung mit Blick auf soziale und räumliche Aspekte in verschiedenen Bereichen ihres Lebensumfelds mit einem Punktesystem von 1–7 bewerten (vgl. Abb. 4.1). Dazu zählen: Mobilität, öffentlicher Raum, Versorgung, Arbeit und Wohnen, soziales Miteinander sowie Klimafolgenanpassung. Die Erkenntnisse dienen als Basis für die künftige Stadtentwicklung, da erkennbar wird, welche Stärken die Kommune bzw. der Stadtteil hat und wo Verbesserungsbedarfe liegen (BIÖG 2025). Die Nutzung des Tools bietet sich bspw. im Rahmen eines integrierten Stadtentwicklungskonzepts an, um eine ganzheitliche Gestaltung von Planungsprozessen zu unterstützen.

Die Zielgruppe des „StadtRaumMonitors" sind Personen bzw. Institutionen, die an einer gesundheitsförderlichen Stadtentwicklung partizipieren möchten (z. B. Kommunen, gemeinnützige Organisationen und Bürger:innen). *Admins*, d. h. Projektverantwortliche öffentlicher oder privater Organisationen (z. B. Gesundheitsamt oder Verein), initiieren Projekte, während *Befragte* zur Teilnahme an den initiierten Projekten über das Tool ein-

4 Digitalisierung in der lebensweltbezogenen Prävention und Gesundheitsförderung

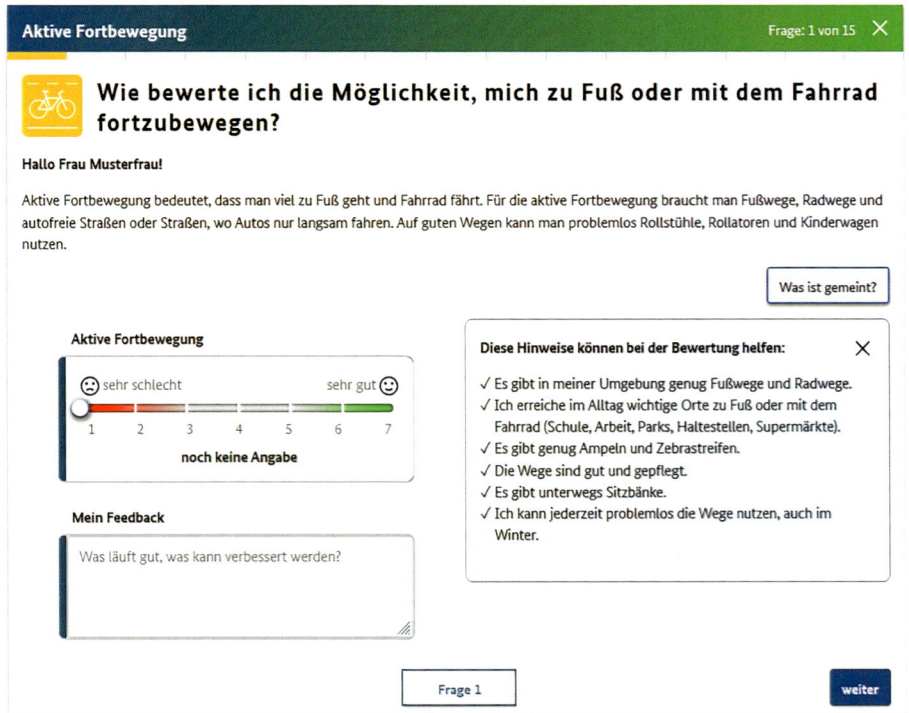

Abb. 4.1 Ausschnitt des StadtRaumMonitor-Online-Fragebogens zur Bewertung des Bereichs aktive Fortbewegung (BIÖG 2025, mit freundlicher Genehmigung des BIÖG)

geladen werden. Des Weiteren kann die Umfrage ohne Projektzuordnung, d. h. aus privatem Interesse manuell von der Webseite aus erfolgen. In beiden Fällen ermöglicht das Tool verschiedenen Akteur:innen, produktiv und nach einheitlichen Standards zusammenzuarbeiten, um das Lebensumfeld zu verbessern.

Hinsichtlich des Kernprinzips Partizipation erhalten die Kommunen mit dem „StadtRaumMonitor" ein wissenschaftlich fundiertes digitales Instrument, das Bürger:innen aktiv einbezieht. Mit dem Einsatz können Stärken und Schwächen einer Lebenswelt identifiziert werden, auf deren Grundlage begründete und partizipative Entscheidungen für Verbesserungen getroffen und Ressourcen gezielt dort eingesetzt werden, wo sie gebraucht werden. Der „StadtRaumMonitor" liefert einen Gesprächsleitfaden in Form von Fragestellungen, die den Austausch über das eigene Lebensumfeld erleichtern und fördern. Im Mittelpunkt steht dabei die Partizipation der Menschen, die vor Ort leben oder arbeiten, um die Wahrnehmung ihrer Lebensbedingungen zu ermitteln.

In Anbetracht des konzeptionellen Verständnisses einer digitalen lebensweltbezogenen Gesundheitsintervention ermöglichen die organisatorischen Strukturen bzw. Prozesse des „StadtRaumMonitors", Veränderungspotenziale aufzuzeigen und diese in den Lebenswelten umzusetzen. Der „StadtRaumMonitor" integriert sowohl verhaltens- als auch verhältnispräventive Maßnahmen, sodass die Anwendung nicht nur auf individuelles Verhalten (wie z. B. durch Sensibilisierung für ein lebenswertes Wohn- oder Schulumfeld) abzielt, sondern auch verhältnisorientiert standardisierte Bedingungen in Lebenswelten durch die Stärkung kommunaler sowie intersektoraler Zusammenarbeit und Systematisierung der Bürger:innen-Beteiligung adressiert werden.

Mit Blick auf die Qualitätskriterien aus dem Leitfaden Prävention werden die Informationssicherheit und der Datenschutz im Rahmen des „StadtRaumMonitors" dadurch gewährleistet, dass die Daten anonym erhoben und auf deutschen Servern gespeichert werden, um die Privatsphäre der Nutzer:innen zu wahren. Durch den niedrigschwelligen und kostenfreien Zugang werden sozioökonomisch benachteiligte und vulnerable Bevölkerungsgruppen gleichermaßen adressiert. Zudem besteht die Option, die Umfrage in einfacher Sprache durchzuführen, sodass eine barrierefreie Nutzung gewährleistet wird. Durch die effektive Gestaltung des Online-Tools mit interaktiven und flexiblen Einsatzmöglichkeiten wird außerdem die Nutzer:innenfreundlichkeit gefördert und die Interaktion mit dem Tool gestärkt.

In einer der Pilotkommunen, Eschweiler (Städteregion Aachen), zielte die Anwendung auf die Verbesserung der Lebensbedingungen und Teilhabechancen, besonders in sozial exkludierten Gruppen (BIÖG 2025). Beteiligt waren u. a. die städtische Sozialplanung, das Gesundheitsamt, das Quartiersmanagement, Jugendtreffpunkte, ein Senioren- und Betreuungszentrum, ein Verein für allgemeine und berufliche Weiterbildung und CARITAS-Werkstätten. Der „StadtRaumMonitor" wurde stadtweit eingesetzt und fokussierte auf bestimmte Zielgruppen (z. B. ältere Menschen, Kinder und Jugendliche, Menschen mit Migrationshintergrund, mit Behinderungen und in prekären Lebenslagen). Dabei wurden drei Anwendungsformen verwendet: Eine Online-Version, eine Broschüre und moderierte Diskussionsrunden. Schwierigkeiten ergaben sich in der Erreichbarkeit von und Verständigung mit Menschen mit Migrations- bzw. Fluchthintergrund. Im Rahmen der Anwendung der Broschüre mussten oft Dolmetscher:innen vermitteln und in den moderierten Diskussionsrunden war nur über direkte und wiederholte Ansprache eine Beteiligung erreichbar. Auch gestaltete es sich aufgrund der pandemischen Lage schwierig, Schulen für eine Teilnahme zu gewinnen. Die Ergebnisse der Pilotanwendung des „StadtRaumMonitors" boten detaillierte Einblicke in die Lebensverhältnisse in Eschweiler und welche Lebensumfelder und -bereiche eine hohe Qualität und Zufriedenheit oder Verbesserungsbedarfe aufwiesen. Hohe Zufriedenheit wurde in den Bereichen ‚Naturräume', ‚Versorgung' und ‚Identität und Zugehörigkeitsgefühl' festgestellt, während ‚Mitsprache und Mitgestaltung', ‚Öffentlicher Personennahverkehr', ‚Verkehr und Parkmöglichkeiten', ‚Straßen und Plätze', ‚Arbeit und Wirtschaft', ‚Begegnungsmöglichkeiten' sowie ‚Zustand und Sauberkeit' Verbesserungspotenziale aufwiesen. In den innerstädtischen Quartieren zeigte sich eine reduzierte Lebensqualität, sodass konkrete Handlungsbedarfe in einzelnen Sozialräumen und Lebensbereichen aufgezeigt und Verbesserungsvorschläge abgegeben wurden (BIÖG 2025).

4.3.2 Nebolus – Empowerment durch digitale Gesundheitsrallyes

Ein weiteres Beispiel für eine digitale lebensweltbezogene Gesundheitsförderung ist die Plattform Nebolus, initiiert durch das Public Health Zentrum der Hochschule Fulda und gefördert durch die BZgA. Die Plattform dient der Unterstützung in der Planung und Umsetzung digitaler Gesundheitsrallyes in Anlehnung an Location-based Games, um die Gesundheitskompetenz an der Schnittstelle zwischen den Lebenswelten Schule und Kommune ernsthaft-spielerisch zu fördern. Nebolus richtet sich somit primär an junge Heranwachsende und manifestiert sich als webbasierte Plattform zur konzeptionellen und inhaltlichen Planung gesundheitsbezogener Rallyes und als App-basierte Plattform, um die zu vermittelnden Inhalte im Rahmen einer spielerischen Rallye zu realisieren und die Teilnehmenden zu navigieren (vgl. Abb. 4.2). Über das webbasierte Planungstool werden fiktive Rahmenhandlungen mit virtuellen Charakteren als Story-Vorlagen der Rallyes sowie die technische Infrastruktur zur angeleiteten Rallye-Planung bereitgestellt. Die geplante Gesundheitsrallye kann anschließend in der Nebolus-App aufgerufen werden, sodass die Teilnehmenden durch eine Serie von Stationen in ihrer geografischen Lebenswelt geleitet werden und Wissen zu spezifischen Themengebieten (z. B. Ernährung, Suchtprävention) über Gesundheitsangebote und -akteur:innen in ihrer Gemeinschaft vermittelt bekommen.

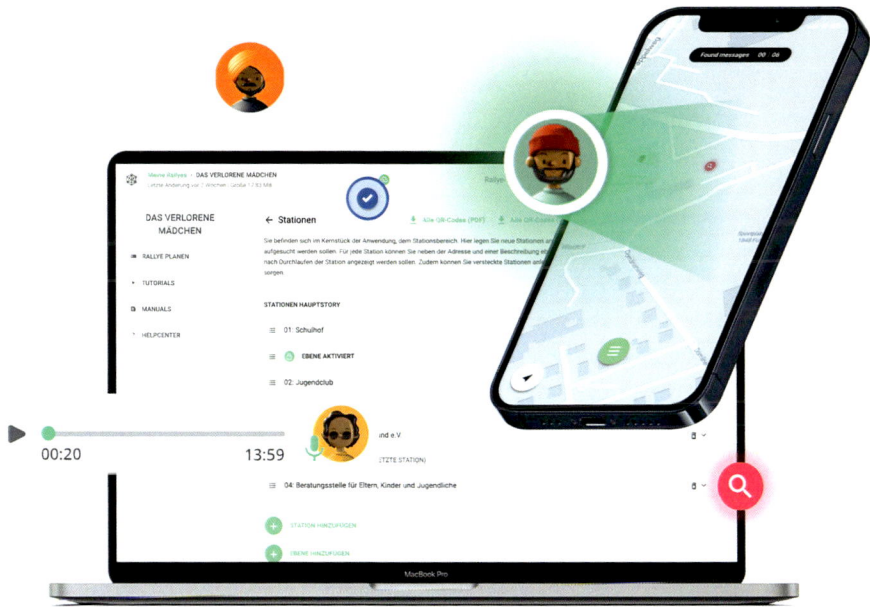

Abb. 4.2 Übersicht des webbasierten Planungstools und der App-basierten Rallye-Navigation (© Nebolus 2024)

Die Nutzer:inneninteraktion über die App erfolgt durch interaktive text- oder sprachbasierte Story-Elemente, die geografisch über die Stadt verteilt sind und mit Fortschreiten der Rallye (visuelle Fortschrittsanzeige) bzw. dem Durchlaufen verschiedener Erfolge, im Sinne des Findens und Erkundens der Stationen, freigeschaltet werden. Dieser Ansatz nutzt Prinzipien der digitalen Spielgestaltung (Gamification) zur Förderung körperlicher Bewegung, indem eine direkte Verbindung zwischen der digitalen und der physischen Welt der Teilnehmenden geschaffen wird (Nebolus 2024).

Durch seine Konzeption fördert Nebolus insbesondere das Kernprinzip Empowerment. Zum einen werden die jungen Heranwachsenden als Teilnehmende interaktiv in den Rallye-Prozess eingebunden. Durch die ernsthaft-spielerische Gestaltung der Rallyes bzw. das Sammeln von Erfolgen werden die Teilnehmenden empowert, künftig durch die Stärkung ihrer Gesundheitskompetenz ihre eigenen Gesundheitsentscheidungen zu treffen und Verantwortung für ihre Gesundheit zu übernehmen. Zum anderen werden ebenso Akteur:innen der Gesundheitsförderung durch die Handreichungen sowie das Planungs-Tool von Nebolus in der Planung und Umsetzung digitaler Gesundheitsrallyes empowert (Nebolus 2024).

Bei Betrachtung im Kontext des konzeptionellen Verständnisses des Lebensweltenansatzes erfüllt diese Plattform vergleichbare Anforderungen. Die Plattform ermöglicht zum einen durch die Schaffung und Umsetzung digitaler Gesundheitsrallyes in analoger Umgebung die Strukturveränderung der Lebenswelten Schule und Kommune. Darüber hinaus wird durch die Bereitstellung des Online-Planungstools und die Vorgabe der organisatorischen Strukturen und Prozesse der Gesundheitsintervention die Verhältnisorientierung gestärkt, da für lokale Gesundheitsdienstleistenden eine Strukturvorgabe entsteht, um eigene Nebolus-Rallyes zu entwickeln. Des Weiteren trägt Nebolus zur hybriden Vernetzung zwischen den verschiedenen Akteur:innen in der Lebenswelt bei, indem es die Teilnehmenden dazu anregt, mit lokalen Gesundheitsdienstleistenden in Kontakt zu treten. Dadurch werden nicht nur neue Wege der Partnerschaft und des Informationsaustauschs geschaffen, sondern auch die Gesundheitskompetenz der Teilnehmenden gestärkt. In diesem Kontext zeigen sich auch die verhaltensbezogenen Maßnahmen von Nebolus. Durch die interaktive Vermittlung von gesundheitsspezifischen Inhalten sowie Informationen zu bestehenden Gesundheitsangeboten und -akteur:innen in ihrem Umfeld, wird die verhaltensbezogene Ebene adressiert. Konkret soll das individuelle Gesundheitsverhalten junger Heranwachsender (z. B. hinsichtlich des Alkoholkonsumverhaltens) beeinflusst sowie ihre Gesundheitskompetenz, bzw. das Finden, Verstehen, Bewerten und Anwenden gesundheitsbezogener Informationen, Angebote und Akteur:innen, im lokalen Umfeld gefördert werden (Dadaczynski et al. 2021).

In Bezug auf die Qualitätskriterien aus dem Leitfaden Prävention wird im Rahmen der Plattform Nebolus ein besonderes Augenmerk auf den Datenschutz gelegt. Ausgewiesen sind datenschutzrechtliche Informationen und Voraussetzungen zur anonymisierten Erhebung und Verarbeitung personenbezogener Daten der Voll- und Minderjährigen im Zuge der Nutzung der App sowie im Zuge der Teilnahme an einer integrierten Befragung. Bezüglich der Qualität der bereitgestellten Informationen werden hinsichtlich der

Interventionsentwicklung partizipative und agile Entwicklungsprozesse mit Jugendlichen, gesundheitsbezogenen Praxisakteur:innen sowie Expert:innen aus den Bereichen Web-/User-Experience Design und Webentwicklung angeführt. Ebenso dient eine wissenschaftliche Fundierung im Sinne der aufbereiteten gesundheitswissenschaftlichen Evidenz aus den Bereichen Interventions- und Implementationsforschung sowie Entertainment-Edukation als Basis des Interventionskonzepts. Die Aufbereitung der Informationen erfolgt evidenzbasiert sowie niedrigschwellig. Dies gilt sowohl für die Informationen der Akteur:innen der Gesundheitsförderung hinsichtlich der Online-Maske des Planungs-Tools sowie der Story-Vorlagen als auch für die Informationen, die an die Teilnehmenden über die App-Navigation herangetragen werden. Auf eine einfache Bedienbarkeit wurde bereits zu Beginn der Entwicklung der App sowie Webseite geachtet. Hinsichtlich der Barrierefreiheit ist die kostenfreie Nutzung anzuführen. Konkrete Maßnahmen zur Förderung der Barrierefreiheit im Rahmen der Nutzung lassen sich auch auf inhaltlicher Ebene erkennen, indem die Story-Vorlagen möglichst niedrigschwellig konzipiert sind. Story-Vorlagen in einfacher oder Leichter Sprache sind auf der Webseite jedoch nicht explizit ausgewiesen (Nebolus 2024).

4.4 Fazit und Ausblick

Die Digitalisierung schafft neue Möglichkeiten für die Prävention und Gesundheitsförderung in Lebenswelten. Bisher werden neue digitale Tools v. a. zur Veränderung von Gesundheitsverhalten in Lebenswelten eingesetzt, und Potenziale entlang eines ganzheitlichen Lebensweltenansatzes werden noch nicht ausgeschöpft. Eine gelingende und wirksame Umsetzung digitaler lebensweltbezogener Gesundheitsförderung und Prävention ist an Anforderungen geknüpft, wie die Einbeziehung und Befähigung der Zielgruppen durch partizipative Prozesse, die Integration von Gesundheitsförderung in organisatorische Strukturen der Lebenswelten und die Erfüllung rechtlicher Vorgaben zum Datenschutz und zur Qualität der Angebote. Digitale lebensweltorientierte Gesundheitsinterventionen sollten den Zugang zu Gesundheitsinformationen erleichtern, soziale Gerechtigkeit fördern und dabei helfen, gesundheitliche Ungleichheiten zu verringern. Eine Umsetzung unter Berücksichtigung digitaler Kompetenzen der Nutzer:innen ist maßgeblich, wobei Herausforderungen wie Anschaffungs-/Nutzungskosten, geringe Technikaffinität und Datenschutzbedenken berücksichtigt werden müssen.

Der Beitrag zeigt beispielhaft, inwiefern innovative Projekte solche Anforderungen berücksichtigen. Darauf basierend wird abschließend eine Systematik vorgeschlagen, welche die beschriebenen Anforderungen im Sinne einer in der Praxis nutzbaren Handreichung operationalisiert. Sie dient der Einordnung und Bewertung digitaler lebensweltbezogener Gesundheitsinterventionen (vgl. diloGi-Checkliste in Tab. 4.1) für diejenigen, die in der Entwicklung, Begleitung, Durchführung oder Evaluation digitaler Gesundheitsförderungs- oder Präventionsmaßnahmen in Lebenswelten tätig sind – darunter Gesundheitspraktiker:innen oder Verantwortliche in den jeweiligen Lebenswelten sowie Forschende.

Tab. 4.1 Checkliste zur Einordnung und Bewertung digitaler lebensweltorientierter Gesundheitsinterventionen (diloGi-Checkliste)

Kategorie	Anforderung	Kurzbeschreibung	Fragestellungen	Einschätzung zur Erfüllung der Anforderung	Anforderung ausreichend erfüllt? (ja/nein)	Verbesserungsmaßnahmen	Einschätzung nicht möglich
‚Healthy-Setting'-Prinzipien	Partizipation	Aktiver Einbezug der Zielgruppe in die Gestaltung und Durchführung der diloGi sowie in Entscheidungen	• Wie wird die Zielgruppe in die Entwicklung und Durchführung der diloGi (digital) einbezogen? • Hat die Zielgruppe Entscheidungsmacht? • Gibt es bspw. eine Steuerungsgruppe?				
	Empowerment	Befähigung der Nutzer:innen durch die/hinsichtlich der diloGi, Gesundheitsentscheidungen eigenständig zu treffen und ihre Gesundheit zu beeinflussen	• Inwiefern fördert die diloGi das Empowerment und die Eigenverantwortlichkeit der Nutzer:innen? • Inwiefern werden Nutzer*innen befähigt, die diloGi eigenständig zu nutzen oder bei der Entwicklung mitzuwirken? • Inwiefern geht die diloGi über die reine Informationsvermittlung hinaus und vermittelt Anwendungs- bzw. Handlungskompetenzen?				
	Partnerschaften	Aufbau und Pflege von Partnerschaften und Zusammenarbeit innerhalb und zwischen Lebenswelten	• Inwiefern greift die diloGi auf bestehende Partnerschaften/Netzwerke zurück? • Wie können Synergien durch Kooperationen genutzt werden? • Welche Akteur:innen sind für den Erfolg der diloGi relevant?				

	Gerechtigkeit	Gewährleistung von Teilhabe an der diLoGi für alle Zielgruppen	• Wie wird Gerechtigkeit in der Zugänglichkeit/Nutzung der diLoGi sichergestellt? • Wie werden benachteiligte/vulnerable Gruppen in Zugang/Nutzung der diLoGi unterstützt? • Wie wird sichergestellt, dass Nutzer:innen im Rahmen der diLoGi unabhängig von ihrer Lebenslage behandelt werden?		
Lebenswelten- ansatz	Verhaltens- änderung	Beeinflussung vom individuellen Gesundheitszustand oder -verhalten	• Inwieweit wird die Gesundheit bzw. das Gesundheitsverhalten der Mitglieder der Lebenswelt berücksichtigt und adressiert?		
	Verhältnis- änderung	Beeinflussung von Gesundheit durch Änderungen der Umweltbedingungen	• Inwieweit werden strukturelle Rahmenbedingungen und Umwelten in der Lebenswelt berücksichtigt und adressiert?		
	Lebenswelt als Organisation	Die Lebenswelt wird als Organisation verstanden und verändert	• Werden relevante Strukturen, Prozesse, Bereiche, Ziele und Akteur:innen der Organisation/Lebenswelt in der diLoGi einbezogen? • Inwiefern zielt die diLoGi auf Änderungen dieser relevanten Strukturen, Prozesse, Bereiche, Ziele und Akteur:innen der Organisation? • Wird die diLoGi in einen Organisationsentwicklungsprozess eingebettet?		

(Fortsetzung)

Tab. 4.1 (Fortsetzung)

Kategorie	Anforderung	Kurzbeschreibung	Fragestellungen	Einschätzung zur Erfüllung der Anforderung	Anforderung ausreichend erfüllt? (ja/nein)	Verbesserungsmaßnahmen	Einschätzung nicht möglich
	Systemische Perspektive	Die Lebenswelt wird als komplexes soziales System verstanden und systemisch verändert	• Welche relevanten Elemente stehen in der Lebenswelt miteinander in Beziehung und beeinflussen sich wechselseitig? • Inwiefern werden Auswirkungen und Wechselwirkungen der diloGi innerhalb der Lebenswelt und mit ihrer Umwelt betrachtet?				
	Lebensweltbezogener Gesundheitsförderungsprozess	Orientierung an den Phasen des lebensweltbezogenen Gesundheitsförderungsprozesses	• Erfolgt die Planung und Umsetzung der diloGi entlang der Phasen des lebensweltbezogenen Gesundheitsförderungsprozesses? • Wird reflektiert, inwiefern digitale Tools über die Umsetzungsphase hinaus auch in den weiteren Prozessphasen unterstützen können?				
Qualitätskriterien des Leitfadens Prävention	Informationssicherheit und Datenschutz	Schutz der personenbezogenen Daten und Privatsphäre der Nutzer:innen.	• Welche Maßnahmen werden ergriffen, um Datenschutz und Informationssicherheit der diloGi zu gewährleisten? • Werden alle relevanten Gesetze und Vorgaben berücksichtigt?				
	Qualität der Informationen	Richtigkeit und Aktualität der bereitgestellten Gesundheitsinformationen.	• Wie wird die Qualität/Aktualität bereitgestellter Informationen der diloGi sichergestellt? • Sind Informationen wissenschaftlich fundiert? • Werden Leitlinien für qualitätsgesicherte Gesundheitsinformationen berücksichtigt?				

Information der Nutzer:innen	Zielgruppengerechte Information von Nutzer:innen über die diloGi.	• Werden Nutzer:innen über technische Voraussetzungen, Datenverarbeitung, Zielgruppe, Anwendungsbereiche und wissenschaftliche Fundierung der diloGi informiert? • Wie sind die Informationsmöglichkeiten im Rahmen der diloGi gestaltet, um Nutzer:innenfreundlichkeit zu fördern? • Werden alle relevanten Informationen transparent und verständlich vermittelt?	
Webgestützte Befragungen und Messungen	Korrekte Durchführung und technische Umsetzung von Online-Erhebungen und Messungen.	• Wie werden Erhebungen technisch und inhaltlich umgesetzt? • Erfolgt eine Rückmeldung auf Grundlage der Befragungsergebnisse an Nutzer:innen? Ist diese evidenzbasiert, wurden Nutzer:innen/ Verantwortliche einbezogen?	
Barrierefreiheit	Zugänglichkeit der diloGi für alle Nutzer:innen, inklusive jenen mit Behinderungen.	• Inwieweit wird Barrierefreiheit in Gestaltung und Durchführung der diloGi gewährleistet? • Kann diese über Bedienhilfen genutzt werden? • Ist einfache/Leichte Sprache verfügbar? • Ist sie mehrsprachig zugänglich/ nutzbar?	

Die erste Spalte der Checkliste systematisiert die vorgestellten Anforderungen entlang der *Healthy-Setting*-Prinzipien, des konzeptionellen Verständnisses des Lebensweltenansatzes und der Qualitätskriterien aus dem Leitfaden Prävention. In den darauffolgenden Spalten werden die Anforderungen untergliedert und definiert. Es folgen beispielhafte Fragen, die für die ausführliche Einschätzung der jeweiligen Anforderung herangezogen werden können. Es ist zu beachten, dass nicht alle Fragen für jede Intervention gleich relevant sind und in manchen Fällen keine ausreichenden Informationen zur Einschätzung verfügbar sein könnten. Die weiteren Spalten der Checkliste dienen dazu, zu entscheiden, ob die Anforderungen ausreichend berücksichtigt wurden, ob Verbesserungsbedarfe zur Umsetzung der Anforderungen bestehen oder um anzugeben, dass die Einschätzung einzelner Anforderungen (derzeit noch) nicht möglich ist.

Literatur

Albrecht U-V, von Jan U (2022) Apps in der digitalen Prävention und Gesundheitsförderung. In: Haring R (Hrsg) Gesundheitswissenschaften. Springer, Berlin/Heidelberg. https://doi.org/10.1007/978-3-662-54179-1_40-2

Bauer S, Geiger L, Niggemann R, Seidel J (2020) Präventionsbericht 2020. Leistungen der gesetzlichen Krankenversicherung: Primärprävention und Gesundheitsförderung & Leistungen der sozialen Pflegeversicherung: Prävention in stationären Pflegeeinrichtungen. Berichtsjahr 2019. GKV-Spitzenverband, Berlin

Bittlingmayer UH, Dadaczynski K, Sahrai D, van den Broucke S, Okan O (2020) Digitale Gesundheitskompetenz – Konzeptionelle Verortung, Erfassung und Förderung mit Fokus auf Kinder und Jugendliche. Bundesgesundheitsblatt – Gesundheitsforschung – Gesundheitsschutz 63(2):176–184

Bundesministerium für Familie, Senioren, Frauen und Jugend (2016) Sorge und Mitverantwortung in der Kommune- Aufbau und Sicherung zukunftsfähiger Gemeinschaften. Bundesministerium für Familie, Senioren, Frauen und Jugend, Berlin

Bundesinstitut für Öffentliche Gesundheit (2025) Der StadtRaumMonitor. https://stadtraummonitor.bioeg.de/. Zugegriffen: 04. Juni 2025

Cornejo Müller A, Wachtler B, Lampert T (2020) Digital Divide – Soziale Unterschiede in der Nutzung digitaler Gesundheitsangebote. Bundesgesundheitsblatt – Gesundheitsforschung – Gesundheitsschutz 63(2):185–191

Dadaczynski K (2019) Prävention und Gesundheitsförderung in Settings und Lebenswelten. In: Haring R (Hrsg) Gesundheitswissenschaften. Springer, Berlin/Heidelberg. https://doi.org/10.1007/978-3-662-58314-2_37

Dadaczynski K, Krah V, Frank D, Zügel-Hintz E, Pöhlmann F (2021) Promoting navigation health literacy at the intersection of schools and communities. Development of the game-based intervention Nebolus. Front Public Health 9:752183

Dalkılınç M, Kayihan H (2014) Efficacy of web-based [e-learning] office ergonomics training: A test study. J Musculoskel Pain 22(3):275–285

Delaney T, Wyse R, Yoong SL, Sutherland R, Wiggers J, Ball K, Campbell K, Rissel C, Lecathelinais C, Wolfenden L (2017) Cluster randomized controlled trial of a consumer behavior intervention to improve healthy food purchases from online canteens. Am J Clin Nutr 106(5):1311–1320

Deutscher Bundestag (2019) Digitalisierung und Nachhaltigkeit – Positionspapier. Deutscher Bundestag, Berlin

Deutsches Netzwerk Evidenzbasierte Medizin e. V (2015) Gute Praxis Gesundheitsinformation. Deutsches Netzwerk Evidenzbasierte Medizin e. V, Berlin

Dockweiler C, Fischer F (Hrsg) (2019) ePublic Health – Einführung in ein neues Forschungs- und Anwendungsfeld. Hogrefe, Bern

Dockweiler C, Stark AL, Albrecht J (Hrsg) (2023) Settingbezogene Gesundheitsförderung und Prävention in der digitalen Transformation. Transdisziplinäre Perspektiven, Nomos, Baden-Baden

Engelmann F, Halkow A (2008) Der Setting-Ansatz in der Gesundheitsförderung: Genealogie, Konzeption, Praxis, Evidenzbasierung. Wissenschaftszentrum Berlin für Sozialforschung gGmbH, Berlin

Fischer F (2020) Digitale Interventionen in Prävention und Gesundheitsförderung: Welche Form der Evidenz haben wir und welche wird benötigt? Bundesgesundheitsblatt – Gesundheitsforschung – Gesundheitsschutz 63(6):674–680

Fischer F, Endter C (2023) Etablierung gesundheitsfördernder Strukturen in der stationären Langzeitversorgung durch Digitalisierung: Aufruf zu einem Perspektivwechsel. Bundesgesundheitsblatt – Gesundheitsforschung – Gesundheitsschutz 66(5):557–561

Geukes C, Stark AL, Dockweiler C (2022) eHealth Literacy als Grundlage zur Entwicklung digitaler Technologien in der Gesundheitsförderung und Prävention? Eine systematische Übersicht der Literatur. Prävention und Gesundheitsförderung 17(2):163–169

GKV-Spitzenverband (2020) Leitfaden Prävention nach § 20 Abs. 2 SGB V und Leitfaden Prävention nach § 5 SGB XI. Ausgabe 2020. GKV-Spitzenverband, Berlin

GKV-Spitzenverband (2021) Leitfaden Prävention nach § 20 Abs. 2 SGB V und Leitfaden Prävention nach § 5 SGB XI. Ausgabe 2021. GKV-Spitzenverband, Berlin

GKV-Spitzenverband (2023) Leitfaden Prävention – Handlungsfelder und Kriterien nach § 20 Abs. 2 SGB V. GKV-Spitzenverband, Berlin

Gokus S, Ortloff L, Lange T (2019) Bildung in der digitalen Transformation. In: Koch AF, Kruse S, Labudde P (Hrsg) Zur Bedeutung der Technischen Bildung in Fächerverbünden. Springer, Wiesbaden, S 65–75

Hartung S, Rosenbrock R (2022) Settingansatz – Lebensweltansatz. In: Bundeszentrale für gesundheitliche Aufklärung (Hrsg) Leitbegriffe der Gesundheitsförderung und Prävention. Glossar zu Konzepten, Strategien und Methoden. https://doi.org/10.17623/BZGA:Q4-i106-2.0

Hochmuth A, Exner A-K, Dockweiler C (2020) Implementierung und partizipative Gestaltung digitaler Gesundheitsinterventionen. Bundesgesundheitsblatt – Gesundheitsforschung – Gesundheitsschutz 63(2):145–152

Kaiser L, Matusiewicz D (2018) Effekte der Digitalisierung auf das Betriebliche Gesundheitsmanagement. In: Matusiewicz D, Kaiser L (Hrsg) Digitales Betriebliches Gesundheitsmanagement. Springer Gabler, Wiesbaden, S 1–34

Kilian H, Geene R, Philippi T (2004) Die Praxis der Gesundheitsförderung für sozial Benachteiligte im Setting. In: Rosenbrock R, Bellwinkel M, Schröer A (Hrsg) Primärprävention im Kontext sozialer Ungleichheit: Wissenschaftliche Gutachten zum BKK-Programm „Mehr Gesundheit für alle". Wirtschaftsverlag NW, Bremerhaven, S 151–230

Kuruvilla S, Hinton R, Boerma T et al (2018) Business not as usual: how multisectoral collaboration can promote transformative change for health and sustainable development. BMJ 363:k4771

Lupton D (2015) Health promotion in the digital era: a critical commentary. Health Promotion International 30(1):174–183

Majumder S, Deen MJ (2019) Smartphone sensors for health monitoring and diagnosis. Sensors 19(9):2164

Mubayrik HB (2018) The present and future state of blended learning at workplace-learning settings in adult education: a systematic review. J Soc Stud Educ Res 9(4):247–273

Nebolus (2024) Gesundheitskompetenz als Ressource eines gesunden Aufwachsens. https://nebolus.net/uber-nebolus/. Zugegriffen: 20. Mai 2024

Nebolus (2025) Nebolus – spielerisch Gesundheitskompetenz fördern. https://nebolus.net/. Zugegriffen: 04. Juni 2025

Our Place (2023) The place standard tool. https://www.ourplace.scot/tool. Zugegriffen: 20. Mai 2024

Rosenbrock R (2015) Prävention in Lebenswelten – der Setting-Ansatz. Zeitschrift für Allgemeinmedizin 91(5):213–219

Stark AL, Geukes C, Dockweiler C (2022) Digital health promotion and prevention in settings: scoping review. J Med Int Res 24:e21063

Stark AL, Geukes C, Albrecht J, Dockweiler C (2023a) Digitale Anwendungen in der Planung und Umsetzung von verhältnisorientierter Gesundheitsförderung und Prävention in Settings: Ergebnisse eines Scoping Reviews. Gesundheitswesen 85(4):380–387

Stark AL, Albrecht J, Dockweiler C (2023b) Digitale Transformation in Settings – Entwicklung eines neuen Begriffsverständnisses digitalisierter Settings entlang des Settingansatzes. In: Dockweiler C, Stark AL, Albrecht J (Hrsg) Settingbezogene Gesundheitsförderung und Prävention in der digitalen Transformation. Transdisziplinäre Perspektiven. Nomos, Baden-Baden, S 19–52

WHO (1986) Ottawa-Charta zur Gesundheitsförderung. Weltgesundheitsorganisation, Kopenhagen

WHO (1998) Health Promotion Glossary. Weltgesundheitsorganisation, Genf

Wright MT (2020) Partizipation: Mitentscheidung der Bürgerinnen und Bürger. In: Bundeszentrale für gesundheitliche Aufklärung (Hrsg) Leitbegriffe der Gesundheitsförderung und Prävention. Glossar zu Konzepten, Strategien und Methoden. https://doi.org/10.17623/BZGA:Q4-i084-2.0

Digitale sozialraumbezogene Bedarfserhebung

5

Heike Köckler, Janina Kleist, Alina Napetschnig, Clarissa Heiler und Wolfang Deiters

5.1 Einleitung

Die Auseinandersetzung mit Raum führt in verschiedenen wissenschaftlichen Disziplinen zu einem ‚spatial turn', so auch in den Gesundheitswissenschaften (Richardson et al. 2013). Zu einer Auseinandersetzung mit Raum gehört es nicht nur seine Bedeutung im Hinblick auf Gesundheit zu verstehen, sondern auch verschiedene Methoden zu Erfassung der räumlichen Dimension für Gesundheit zu kennen und weiterzuentwickeln. In diesem Kapitel geht es um die Bedeutung des Sozialraums, insbesondere im Hinblick auf Community Health und digitale Lösungen für Gesundheit. Hierzu wird zunächst die Bedeutung von Sozialraum und Gesundheit aus einer Community-Health-Perspektive beschrieben, um dann die Digital Health Factory Ruhr als einen Projektrahmen zur Anwendung verschiedener raumbezogener Methoden der Bedarfserhebung sowie erste Ergebnisse dieser

---

H. Köckler (✉)
Hochschule Bochum, Fachbereich Gesundheitswissenschaften, Professor für Sozialraum und Gesundheit, Bochum, Deutschland
e-mail: heike.koeckler@hs-bochum.de

J. Kleist · A. Napetschnig · C. Heiler
Hochschule Bochum, Fachbereich Gesundheitswissenschaften, Digital Health Factory Ruhr, Bochum, Deutschland
e-mail: janina.kleist@hs-bochum.de; alina.napetschnig@hs-bochum.de; clarissa.heiler@hs-bochum.de

W. Deiters
Hochschule Bochum, Fachbereich Gesundheitswissenschaften, Professor für Gesundheitstechnologien, Bochum, Deutschland
e-mail: wolfgang.deiters@hs-bochum.de

© Der/die Autor(en), exklusiv lizenziert an Springer-Verlag GmbH, DE, ein Teil von Springer Nature 2025
F. Fischer, K. Wrona (Hrsg.), *Technologiegestützte Ansätze in der Community-basierten Prävention und Gesundheitsförderung*,
https://doi.org/10.1007/978-3-662-71115-6_5

Bedarfserhebung darzustellen. In einem Fazit werden u. a. Handlungsempfehlungen für Forschung, Politik und Wissenschaft gezogen.

5.2 Sozialraum und Gesundheit aus einer Community-Health-Perspektive

Gesundheit wird von vielen Determinanten bestimmt. Neben persönlichen Merkmalen beeinflussen unterschiedliche soziale und räumliche Determinanten die Gesundheit eines Menschen. So bestimmt nicht allein die Gesundheitskompetenz ein gesundheitsförderliches Verhalten, sondern die Möglichkeiten, diese Kompetenz in Handeln zu überführen, sind ebenso zentral. Diese Möglichkeiten werden u. a. durch die Lebenswelt, in der eine Person wohnt, arbeitet oder ihre Freizeit verbringt, geboten oder verwehrt. So gibt es, bezogen auf das Angebot an gesundheitlicher Versorgung mit Ärzt:innen, Therapeut:innen und Apotheken, Unterschiede je nach dem Ort, an dem eine Person lebt, aber auch ihren Zugangsmöglichkeiten, z. B. aufgrund ihres Versicherungsstatus, ihrer Sprachkompetenz und der Kenntnis, wo es eine solches Angebot gibt. Letzteres ist wiederum, neben weiteren Faktoren, Teil der Gesundheitskompetenz (Schaeffer et al. 2021; ARL 2016). Zudem können Lärm- und Luftbelastungen im Wohnumfeld weitreichende negative gesundheitliche Folgen haben (World Health Organization 2018a; World Health Organization 2023) und eine bewegungsfreundliche Verkehrsinfrastruktur (World Health Organization 2018b), attraktive Grün- und Wasserflächen (World Health Organization 2016) sowie gute soziale Netzwerke eine positive Wirkung auf die Gesundheit haben. Dieses Gesundheitsverständnis wird in dem Regenbogenmodell, welches ursprünglich Anfang der 1990er-Jahre von Dahlgren und Whitehead (1991) entwickelt wurde, dargestellt. Die aktualisierte Darstellung in Abb. 5.1 enthält im Gegensatz zur ursprünglichen Fassung u. a. auch die Bedeutung digitaler Anwendungen, sowohl im Bereich der Lebens- und Arbeitsbedingungen als auch der sozialen und kommunalen Netzwerke. Hierdurch wird auch die Bedeutung des digitalen Raums als Sozialraum deutlich.

So gibt es eine Vielzahl digitaler sozialer Netzwerke, die eine bedeutende Funktion einnehmen, in der Information sowie dem Kontakt zu anderen Personen. Auch die Digitalisierung der Arbeitswelt wirkt sich in vielen Bereichen des Alltags aus. Bezogen auf die gesundheitliche Versorgung, Prävention und Gesundheitsförderung sind es aus Sicht von Individuen neben digital unterstützten Diagnose- und Behandlungsmethoden insbesondere digitale Terminvereinbarungen, elektronische Rezepte und Patientenakten sowie die Vielfalt an Informationen, die durch Digitalisierung die Lebenswelt deutlich verändern (Köckler et al. 2021).

Das Regenbogenmodell wird auch genutzt, um soziale Ungleichheit bei Gesundheit zu erklären. So gibt es soziale Ungleichheit bei Gesundheit im Hinblick auf Alter und Geschlecht, aber auch in Stadtteilen oder für bestimmte Gruppen mit einer Zuwanderungsgeschichte, die sich nicht allein durch gesundheitsbezogenes Verhalten erklären lassen. Die oben benannten Aspekte der Lebens- und Arbeitsbedingungen sowie der sozialen und kommunalen Netzwerke gestalten sich innerhalb einer Stadt sowie zwischen Stadt und Land unterschiedlich aus. Da sich auch die Bevölkerung aufgrund von Segregations-

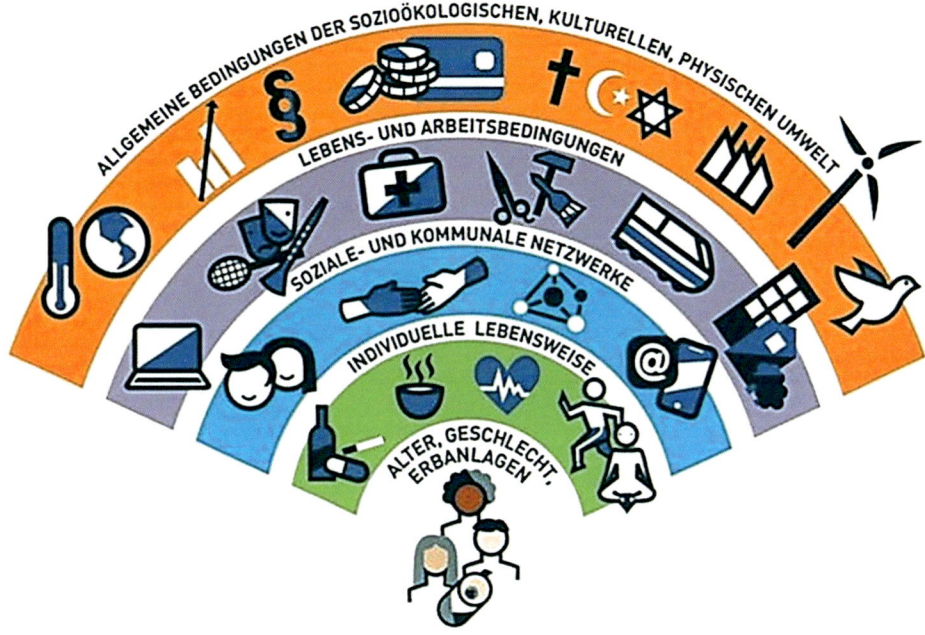

Abb. 5.1 Regenbogenmodell (Eigene Darstellung der HAGE e. V. [2020] nach Dahlgren und Whitehead (1991))

prozessen unterschiedlich im Raum verteilt (Rüttenauer 2022), ist eine sozialräumliche Perspektive zur Erklärung sozialer Ungleichheit bei Gesundheit zentral.

Ein Sozialraum kann hierbei aus verschiedenen räumlichen Logiken heraus definiert werden und stimmt nur selten mit administrativen Stadt(teil)grenzen überein: *„Ein Sozialraum beschreibt einen sozial konstruierten Raum, der als Lebenswelt bedeutend für ein Individuum oder eine Community ist. Ein Sozialraum wird geprägt durch soziales Handeln in einem spezifischen durch die jeweiligen Elemente charakterisierten Raum. Der Sozialraum ist sowohl Lebenswelt als auch Planungs- und Entwicklungsraum"* (Köckler 2019, S. 518).

Die Perspektive von Community Health beinhaltet neben der Betrachtung von Nachbarschaften auch die Betrachtung von Gruppen, die über verschiedene Diversitätsmerkmale wie Alter, Geschlecht, ethnische Zugehörigkeit, sexuelle Orientierung, Behinderung/chronische Erkrankung, religiöse Zugehörigkeit oder die gemeinsame Arbeit bzw. politisches/gesellschaftliches Engagement definiert werden kann. Eine Community-spezifische Betrachtung hilft, soziale Ungleichheit bei Gesundheit zu verstehen. So sind Fragen nach struktureller Diskriminierung von BIPoC (Black, Indigenious, Persons of Colour), Frauengesundheit, Gesundheit im Alter oder das Leben in stark segregierten deprivierten Stadtteilen im Fokus der Betrachtung. Hierdurch wird angestrebt, Community-spezifische Lösungen für spezifische Herausforderungen in Lebenswelten zu generieren. In diesem Zusammenhang ist Empowerment als ein übergreifendes Leitkonzept von Community Health zentral, das ressourcenorientiertes Wirken, Selbstbefähigung und Selbstbemächtigung von Individuen, Communities, Organisationen und Gesellschaft ermöglicht (Mikhof und Walter-Klose 2022). Es geht also nicht darum, Lösungen für Communities, sondern mit Communities zu entwickeln.

Aus dieser Logik wird im Fachbereich Gesundheitswissenschaften der Hochschule Bochum ein Lab für digitale partizipative Sozialraumanalyse (DiPS-Lab) betrieben, in dem verschiedene digitale Methoden entwickelt und angewendet werden, um bestehende Datenbestände zu erweitern und gemeinsam mit diversen Communities Daten für Taten zu schaffen. So gibt es Anwendungen im Bereich der Online-Beteiligung in der Lärmaktionsplanung, Photovoice-Anwendungen zu Bewegung im öffentlichen Raum und Ansätze zu einer digitalen partizipativen Gesundheitsberichterstattung (Köckler, Simon 2020; Köckler und Simon o. J.).

5.3 Die Digital Health Factory Ruhr

Soziodemografische und sozialräumliche Unterschiede in den Kommunen des Ruhrgebiets, die sich bis auf die Quartiersebene herunterbrechen lassen, sowie damit verbundene Unterschiede in Betroffenheit, Ressourcen und Kompetenzen im Zusammenhang mit der Gesundheitsversorgung bilden die Ausgangssituation des Forschungsverbundes Digital Health Factory Ruhr[1], der im Rahmen der Initiative *Wandel durch Innovation in der Region (WIR)* des Bundesministeriums für Bildung und Forschung seit 2022 aufgebaut wird. Ziel des Projekts *Digital Health Factory Ruhr* ist die Stärkung des Digital-Health-Sektors an der Ruhr durch die Entwicklung digitaler Lösungen und Produkte für Gesundheitsförderung, Prävention und Gesundheitsversorgung. Initialpartner:innen sind die MedEcon Ruhr, das Fraunhofer-Institut für Software- und Systemtechnik (ISST) sowie die Hochschule für Gesundheit. Die Umsetzung erfolgt zusammen mit einem wachsenden Bündnis aus Partner:innen der Digital-Health-Industrie, des Gesundheitswesens, der Wissenschaft, von Wohlfahrtsverbänden und Kommunen (Digital Health Factory Ruhr 2024).

Im Ruhrgebiet gibt es viele Communities, die aufgrund ihrer besonderen Lebensumstände im Hinblick auf die gesundheitliche Versorgung, Prävention und Gesundheitsförderung benachteiligt und somit diesbezüglich vulnerabel sind. Da das Ruhrgebiet ein urbaner Agglomerationsraum ist, wird dem Ansatz von Urban Health/StadtGesundheit (Baumgart et al. 2018), der städtische Sozialräume in den Blick von Gesundheitsförderung, Prävention und Versorgung nimmt, ein besonderes Augenmerk gewidmet. Innerhalb der Digital Health Factory Ruhr wird ein besonderer Blick auf solche Communities gerichtet, die aufgrund einer (im Vergleich zu anderen Bevölkerungsgruppen) geringeren Gesundheitskompetenz, eines geringeren Einkommens, (chronischer/seltener) Vorerkrankungen, einer Behinderung, Sprachbarrieren oder Zeitmangel vulnerabel sind.

Teil dieser Perspektive ist, dass diese Communities in den gegenwärtigen Strukturen benachteiligt sind. Durch den Abbau von Barrieren, so eine zentrale Annahme im Projekt,

---
[1] Das Projekt Digital Health Factory Ruhr wird vom Bundesministerium für Bildung und Forschung unter dem Förderkennzeichen 03WIR7403A gefördert.

kann ihre Vulnerabilität ebenso verringert werden, wie durch die Erhöhung ihrer Gesundheitskompetenz. Dafür muss der Blick auf die Bedarfe gerichtet werden. Aufgrund dieser Bedarfsorientierung rücken potenzielle Nutzer:innengruppen im ganzen Ruhrgebiet in den Mittelpunkt, deren Alltagswissen relevant für die Entwicklung digitaler Innovationen ist. Denn nur so können diese bedarfsgerecht entwickelt und nur so kann eine Nutzung durch Menschen diverser Communities sichergestellt werden, damit deren gesundheitliche Situation verbessert wird.

Damit eine bedarfsgerechte Ermittlung erfolgen kann, werden in der sogenannten Lernwerkstatt der Digital Health Factory Ruhr Methoden entwickelt, um Bedarfe diverser Communities zu ermitteln und Wissen zu vermitteln. Die Lernwerkstatt ist im Fachbereich Gesundheitswissenschaften der Hochschule Bochum angesiedelt. In der Lernwerkstatt werden die folgenden Ziele verfolgt:

- Aufbau systematischer Zugänge zu Communities, insbesondere vulnerabler Gruppen
- (mit Schwierigkeiten im Zugang zu gesundheitlichen Angeboten)
- Ermittlung von Informations- und Wissenslücken sowohl bei den Communities als auch bei denjenigen, die im Gesundheitswesen tätig sind – im Hinblick auf Gesundheitskompetenz
- Identifikation von Lücken bei Gesundheitsförderung, Prävention und Versorgung
- Entwicklung realitätstauglicher zielgruppenspezifischer Nutzungsszenarien
- Entwicklung eines Persona-Konzepts
  - systematische Charakterisierung diverser Zielgruppen und ihrer gesundheitsbezogenen Bedarfe an Information, Anwendungen und Angebote
  - Entwicklung eines Instruments zur Identifizierung gesundheitsbezogener Kerndaten
  - Entwicklung eines Instruments, anhand dessen zielgruppenspezifische Bedarfe an Gesundheits(system)kenntnis dokumentiert werden können

Die hier entwickelten Methoden werden der gesamten Digital Health Factory und in Zukunft in Teilen auch Open Source bereitgestellt.

Neben der Lernwerkstatt gibt es in der Digital Health Factory noch eine Datenwerkstatt und eine Innovationswerkstatt. Alle drei Werkstätten liefern Beiträge zu den vier ineinander verzahnten Entwicklungsschwerpunkten, die in Abb. 5.2 dargestellt sind. Digitale Lösungen für Versorgungskonzepte sollen einen Beitrag zu weniger sozialer Ungleichheit bei Gesundheit leisten und adressieren insbesondere Brüche in der gesundheitlichen Versorgung entlang von Patient:innenwegen (*Patient Journeys*). Über eine digitale Gesundheitsplattform werden verschiedene Gesundheitsinformationen und -dienstleistungen zur Stärkung der Gesundheitskompetenz der Bevölkerung bereitgestellt. In einem sozialmedizinischen Datenverbund werden standardisierte Lösungen für eine niedrigschwellige Analyse bestehender Daten verschiedener Datenhalter:innen über einen föderierten Algorithmenansatz entwickelt. Föderiert bedeutet in diesem Fall, dass eigenständige Informationsquellen genutzt und lediglich die benötigten Daten für spezifische Analysen übermittelt werden. Somit werden keine kompletten Datenbestände zwischen Akteur:in-

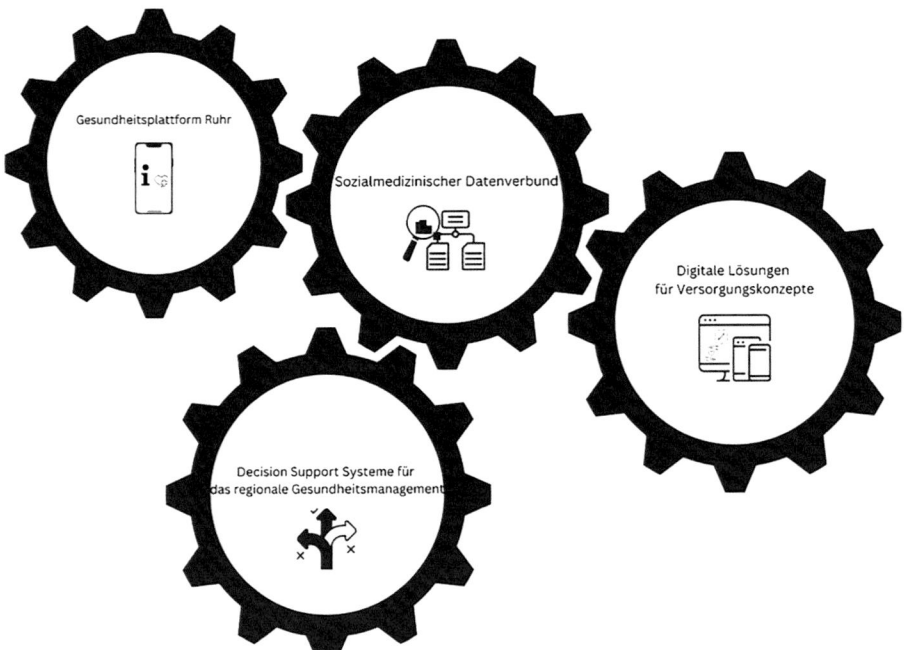

Abb. 5.2 Themenbereiche der Digital Health Factory Ruhr

nen ausgetauscht. Diese Daten sollen in einer zweiten Förderphase u. a. für ein ‚Decision Support System', welches in gleicher Weise räumliche wie gesundheitssystembezogene Entscheidungen unterstützt, in Wert gesetzt werden.

5.4 Workshops zur Erhebung von Bedarfen diverser Communities: Ein Blick in die Methoden

Um neue digitale Lösungen für die Gesundheitsversorgung, Prävention und Gesundheitsförderung an der Ruhr zielführend entwickeln und umsetzen zu können, werden die Lebenswirklichkeiten, Sichtweisen, Bedarfslagen und Bedürfnisse potenzieller Nutzer:innengruppen gesundheitsbezogener Angebote ermittelt und verarbeitet. Die Ermittlung der community-bezogenen Spezifik und Diversität gesundheitsbezogener Aspekte von Urban Health sind leitend für das gewählte Vorgehen. Nur unter einer Ermittlung von Wissen zu der Situation und den Bedarfen der verschiedenen Communities kann es zu einer passgenauen Versorgung kommen. Es wurden und werden deshalb in der Lernwerkstatt Workshops mit Menschen aus unterschiedlichen Communities durchgeführt. Die Ergebnisse flossen im Rahmen eines Co-Design-Ansatzes insbesondere in die Entwicklung der digitalen Gesundheitsplattform Ruhr ein (Abb. 5.2).

In einer explorativ offenen Methode sollten Bedarfe spezifischer Communities erfasst werden, die zum einen als vulnerabel gelten, zu denen aber gleichzeitig ein Zugang über Sozialraumakteur:innen möglich war. Im Rahmen der Konzeptphase des Projekts wurden Workshops mit Sozialraumakteur:innen in drei Ruhrgebietsstadtteilen (Dortmund Nordstadt, Bochum-Wattenscheid, Oberhausen Mitte/Styrum) durchgeführt und verschiedene Gruppen identifiziert, die besonders von gesundheitlicher Benachteiligung betroffen sind. Zu diesen zählten Geflüchtete, Alleinerziehende, Senior:innen sowie Menschen mit Sprachbarrieren.

Es wurde ein Workshop-Konzept entwickelt, das mit verschiedenen Methoden niedrigschwellig Bedarfe explorativ erheben konnte. Die allgemeinen Prinzipien in den Workshops waren die Nutzung einer einfachen Sprache, ein niedrigschwelliger Ansatz innerhalb der gewohnten Umgebung der Teilnehmenden sowie eine möglichst barrierearme Umsetzung. Dies wirkte sich beispielsweise auf den Veranstaltungsort der Workshops aus, der für die Teilnehmenden besonders nah und gewohnt sein sollte. Der Workshop gliederte sich in sieben Schritte (Tab. 5.1).

Zu Beginn der Workshops wurde die jeweilige Gruppe im Plenum *begrüßt*, wichtige Informationen zum Projekt und zum Ablauf wurden niedrigschwellig bzw. zielgruppengerecht dargestellt. Zur *Information zu Beginn* gehörte die informierte mündliche Einwilligung. Den Teilnehmenden wurden alle nötigen Informationen zur Datennutzung bzw. anonymisierten Datenverarbeitung, Freiwilligkeit der Teilnahme sowie zum Projekt, in dessen Rahmen die Workshops stattfanden, und zur Nutzung von Bildern in adressat:innengerechter Sprache bereitgestellt. Die innerhalb der Workshops erhobenen Daten wurden nicht personenbezogen weiterverarbeitet und konnten somit im Nachhinein nicht einzelnen Individuen zugeordnet werden. Durch die Kooperation mit kommunalen Partner:innen wurden auch die Namen der Personen weder schriftlich noch mündlich übermittelt.

In einer *Kennlernrunde* stellten sich alle Anwesenden kurz mit ihrem Namen und weiteren Infos vor. Dabei ging es immer auch schon um eine Einstimmung auf das Thema Gesundheit. Beispielsweise wurde die Lieblingssportart genannt oder welche Rolle Sport im eigenen Leben spielt. Über die Einstiegsfrage der Vorstellungsrunde wurde für jeden Workshop vorab individuell neu entschieden. Die Vorstellungsrunde wurde so inhaltlich gesteuert. In einem Beobachtungsbogen wurden Aussagen (anonym) festgehalten.

Tab. 5.1 Ablaufplan eines Workshops zur Bedarfsermittlung mit diversen Communities

Schritt	Methode	Hard-/Software	Dauer in Minuten
1	Information und Begrüßung	Stuhlkreis	10
2	Kennenlernen	Stuhlkreis	5
3	Wortwolke zu Gesundheit	Tablet, Mentimeter	10
4	Digitaler Kartentisch	Digitaler Kartentisch, Phoenix	30
5	World-Café	Analog Brown Paper	45
6	Sammlung zu digitalen Diensten	Tablet, Mentimeter	10
7	Blitzlicht-Feedback	Stuhlkreis	5

In einer Arbeitsphase zu Community-spezifischen Gesundheitsthemen wurde mit Tablets über eine Mentimeter-Abfrage eine interaktive **Wortwolke** erstellt. Dies geschah anhand der Frage, welche Begriffe die Teilnehmenden mit dem Thema ‚Gesundheit' assoziierten („Woran denkt ihr/denken Sie, wenn ihr/Sie an Gesundheit denkt/denken?"). Die Wortwolke diente v. a. als Eisbrecher und dem gedanklichen Ankommen im Workshop. Darüber hinaus hatte dieser Programmpunkt weitere Funktionen: Dadurch, dass die Begriffe anonym durch die einzelnen Teilnehmenden in die Tablets eingetragen werden konnten, wurden auch tabuisierte Themen beschrieben (z. B. sexuelle Gesundheit oder mentale Gesundheit). Außerdem konnte während des später folgenden World-Cafés immer wieder auf die Wortwolke und die Nennungen verwiesen bzw. überprüft werden, ob sich alle als relevant definierten Gesundheitsthemen auch in den späteren Arbeitsphasen wiederfanden. Durch den Blick auf die gesammelten Begriffe wurde vermieden, dass durch die spätere Gruppendynamik Themen verlorengingen, die am Anfang als relevant eingeschätzt wurden. Das assoziative Brainstorming diente auch dazu, Bedarfe an die Gesundheitsplattform Ruhr zu definieren und Bedarfe für den Aufbau der Gesundheitsplattform zu sammeln. Zusätzlich konnten die genannten Begriffe zur Ableitung der Personas beitragen.

An einem **digitalen Kartentisch** konnten die Teilnehmer:innen in einer Gruppendiskussion gesundheitsrelevante Orte kartieren. Ein digitaler Kartentisch ist ein großer Touchscreen, der horizontal bereitsteht (Abb. 5.3) und mit einem Rechner verbunden ist, der räumliche Daten sowie eine entsprechende Software zur Datenerfassung bereitstellt. In den hier beschriebenen Workshops wurde die Software Phoenix benutzt. Neben der Technik ist das Moderationskonzept wichtig für den Einsatz digitaler Kartentische. In der Regel können sechs Teilnehmende, ein:e Moderator:in und ein:e Chaffeur:in, welche:r die technische Handhabung unterstützt, an einem digitalen Kartentisch gemeinsam arbeiten (Flacke et al. 2020).

Am digitalen Kartentisch wurde, zusammen mit den Teilnehmenden der Workshops, ein Blick auf den Sozialraum und die örtliche und Community-bezogene Gesundheitsver-

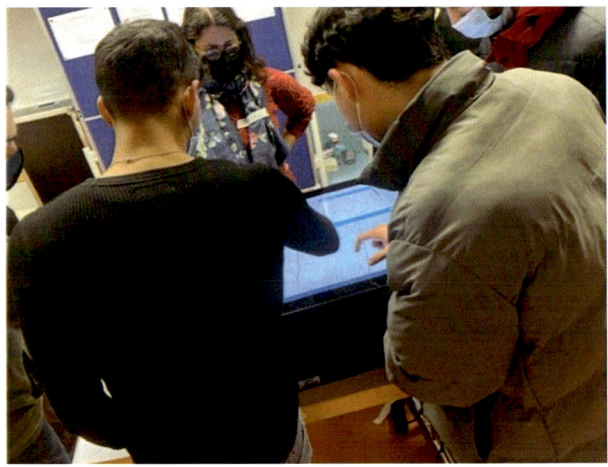

Abb. 5.3 Digitaler Kartentisch in der Nutzung während eines Workshops

sorgung eingenommen. Zu Beginn war der Kartenausschnitt des jeweiligen Quartiers zu sehen, in dem der Workshop stattfand. Die Teilnehmenden wurden dann mit der Frage, was für sie gesunde und gesundheitsbezogene Orte sind, gebeten, Orte in der Karte zu markieren. Hierzu wurden Icons genutzt, die unterschiedliche gesundheitsbezogene Orte symbolisieren. Als Symbole wurden METACOM-Symbole © genutzt, die für eine Barriere-sensible Kommunikation auch mit Menschen mit sogenannter geistiger Behinderung eingesetzt werden (Sappok et al. 2021). Darüber hinaus bestand die Option, Orte frei (ohne Nutzung der vorgegebenen Icons) zu markieren.

Während der Konzeption der Workshops wurde ein Set aus Icons zusammengestellt und mit einer Legende versehen. Nach einzelnen Workshops mussten weitere Symbole aufgenommen werden, da ergänzende örtliche Kategorien in den Gesprächen am digitalen Kartentisch auftauchten. Die gesammelten Icons pro Sozialraum entsprachen dann bestimmten Informationen, die die Gesundheitsplattform für den jeweiligen Sozialraum anbieten sollte. So konnte der örtliche Bezug der Plattform hergestellt werden (z. B. Tischtennisplatten waren in dem einen Sozialraum wichtiger als in einem anderen Sozialraum). Die erhobenen Informationen über das Quartier wurden als besonders wertvoll für die Kommunen eingeschätzt, in denen der Workshop stattfand, da sie ein Bild der Gesundheitsversorgung mit Bezug zum Sozialraum sowie den gesundheitsbezogenen Bewegungsraum einer bestimmten Community in einem bestimmten Sozialraum zeichnen.

Dann folgte ein **World-Café** mit drei Tischen. Die Teilnehmenden wurden in drei Gruppen mit je zwei Personen aufgeteilt. Die Gruppen wurden gebeten, sich an den drei Tischen zu verteilen. Jede Gruppe arbeitete dann pro Tisch zehn Minuten an einer Fragestellung. Jeder Tisch wurde von einer gastgebenden Person betreut, die zu Beginn jeder Runde die Frage erläuterte und ab der zweiten Runde zu Beginn auch kurz die Ergebnisse der vorangegangenen Runde(n) zusammenfasste. Nach zehn Minuten wechselte jede Gruppe an den nächsten Tisch und damit zur nächsten Fragestellung. Jeder Tisch war mit einem großen Plakat mit der jeweiligen Fragestellung sowie mit Stiften ausgestattet.

An den drei Tischen wurden folgende Fragestellungen bearbeitet: An einem Tisch ging es um wichtige Gesundheitseinrichtungen. Dort wurde die Frage behandelt, welche Einrichtungen genutzt werden und welche fehlen. An einem zweiten Tisch ging es um einen gesunden Alltag und was für einen solchen genutzt wird und was fehlt. Am dritten Tisch ging es um Medien und Informationen zu Gesundheitsthemen, welche bereits genutzt werden und welche den Teilnehmenden fehlen. Es wurde darüber gesprochen, wie sich die Teilnehmenden gesundheitsbezogene Informationen beschaffen und welche Medien dabei eine Rolle spielen. Im World-Café konnten insbesondere solche Informationen erfasst werden, die sich im Sozialraum nicht verorten lassen.

Im Plenum ging es in einer weiteren Arbeitsphase dann um die Frage, was die Teilnehmenden auf einer Gesundheitsplattform recherchieren würden. Die Antworten wurden mittels Tablet anonym unter einem Mentimeter-Code eingegeben. So entstand eine Liste möglicher Dienste einer Gesundheitsplattform, die direkte Hinweise für das Co-Design der Gesundheitsplattform Ruhr lieferte.

Abgeschlossen wurden die Workshops mit einer **Feedbackrunde**. In einem kurzen Blitzlicht gaben die Teilnehmenden positives und negatives Feedback zum Workshop.

Die Workshops sind für maximal acht Personen konzipiert. Der Zugang zu den Akteur:innen erfolgte über verschiedene Wohlfahrtsverbände und andere Sozialraumakteur:innen. Die Teilnehmenden erhielten eine Aufwandsentschädigung.

5.5 Erste Ergebnisse

Insgesamt wurden innerhalb eines Jahres zehn Workshops mit unterschiedlichen Communities in Bochum, Dortmund und Oberhausen durchgeführt (Tab. 5.2). Das Ziel der Workshops war neben der Erhebung der Bedarfe diverser Communities auch die Entwicklung der Methoden zur Bedarfserhebung.

An dieser Stelle kann nur ein Ausschnitt der Ergebnisse dargestellt werden. Die Ergebnisse liegen überwiegend auf Deutsch vor. Es gab jedoch auch Nennungen in anderen Sprachen, da die Teilnehmenden ermutigt wurden ihre Gedanken zu notieren, auch wenn dies nicht auf Deutsch möglich war.

Aus der Erhebung mit dem ***digitalen Kartentisch*** sind Karten hervorgegangen, die gesunde Orte im Sozialraum abbilden (Abb. 5.4).

Bei der Abfrage der Assoziationen zum Thema Gesundheit mit dem Tool Mentimeter (www.mentimeter.com) sind Wortwolken entstanden. Beispielhaft sei hier auf die Ergebnisse zu Assoziationen zum Begriff ‚Gesundheit' bei jungen Erwachsenen (Abb. 5.5a) und älteren Männern (Abb. 5.5b) verwiesen.

Die Ergebnisse der World-Cafés wurden durch die Teilnehmenden selbst oder durch die moderierende Person notiert und im Anschluss abfotografiert. Die Bedarfe wurden im Anschluss gesichtet und in eine Tabelle übertragen (Tab. 5.3).

Tab. 5.2 Workshops zur Bedarfsermittlung im Rahmen der Digital Health Factory

Ort	Datum	Community
Dortmund Innenstadt-Nord	09.03.2023	Männliche junge Erwachsene
Oberhausen Mitte/Styrum	05.05.2023	Ältere Frauen (60+ Jahre)
Bochum	30.08.2023	Berufstätige Eltern
Oberhausen Mitte/Styrum	05.10.2023	Aus der Ukraine geflüchtete Frauen
Oberhausen Mitte/Styrum	05.10.2023	Ältere Frauen mit türkischer Migrationsgeschichte (60+ Jahre)
Bochum	10.11.2023	Menschen mit Blindheit (alternatives Format: Gesprächsrunde)
Oberhausen Mitte/Styrum	01.12.2023	Ältere Männer (60+ Jahre)
Bochum Wattenscheid	14.12.2023	Alleinerziehende Mütter
Dinslaken	07.03.2024 10.03.2024 (zwei Workshops)	Junge türkische Frauen mit Migrationsgeschichte (18–27 Jahre)

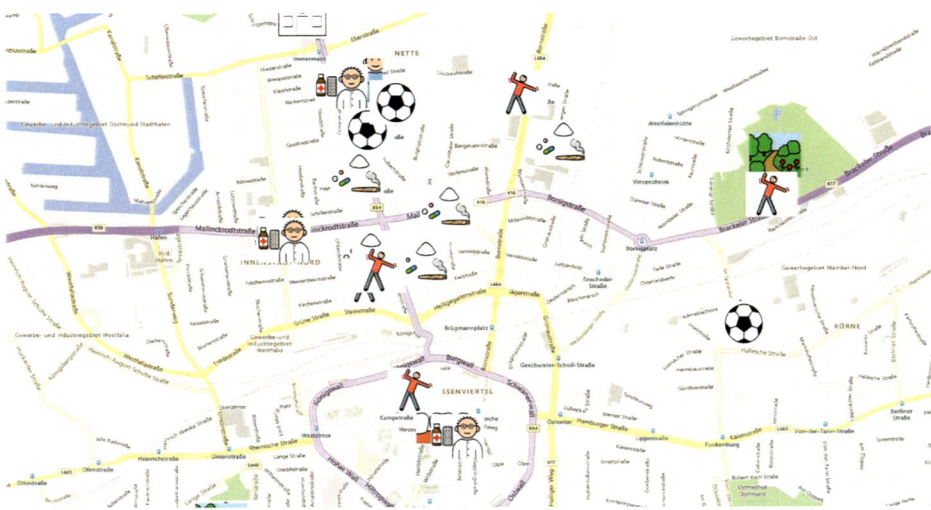

Abb. 5.4 Orte, die junge männliche Erwachsene in der Dortmunder Nordstadt auf dem digitalen Kartentisch in die Umgebungskarte eingetragen haben (Nutzung von METACOM Symbolen © Annette Kitzinger)

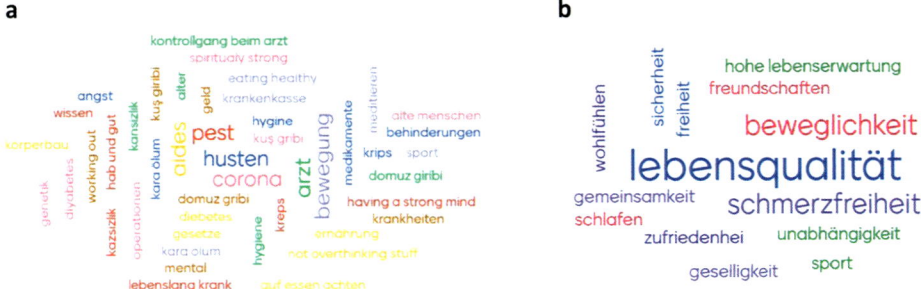

Abb. 5.5 Wortwolken aus Assoziationen zum Begriff ‚Gesundheit' aus Workshops (**a**) mit männlichen jungen Erwachsenen in der Dortmunder Nordstadt und (**b**) mit älteren Männern (60+Jahre) in Oberhausen Mitte/Styrum

Die in den fünf Sozialräumen mit den verschiedenen Methoden erhobenen Bedarfe der Communities wurden in sechs Kategorien geclustert:

- Sport/Bewegung
- Ernährung
- Gesellschaftliche Teilhabe
- Medizinische Versorgung
- Medien/Infos zu Gesundheit
- Gesunder Alltag

Tab. 5.3 Angaben von aus der Ukraine geflüchteten Frauen in Oberhausen Mitte/Styrum

Gesunder Alltag – Was nutzen Sie?	Hanteln, Geräte, Sportschuhe, Sportverein/-club, mehr Bioprodukte im Supermarkt, deutsches Vereinsrecht „GromadaUA" e. V. → Veranstaltungen für ukrainische Frauen zur psychischen Gesundheit, Fahrrad, ukrainische Gruppe über Telegram zu Informationen (Ärzt:innen)
Gesunder Alltag – Was fehlt Ihnen?	Hanteln, Geräte, Geld, Park für Sport in der Nähe, Kenntnisse, verschiedene Informationen, Garten, Büro/Lager für Hilfslieferung, Zeit, neues Fahrrad, schnelle Termine bei Ärzt:innen, ukrainisches Theaterangebot, Wohnen in der Unterkunft, mehr Kontakt & Unterstützung anzukommen, weniger Privatsphäre
Wichtige Gesundheitseinrichtungen – Was nutzen Sie?	Fitnessstudio, Fahrradweg, Supermärkte, Obst-Gemüse Laden, Ärzt:innen, Apotheke, unterschiedliche Vereine, z. B. „GromadaUA" e. V./Kitev, Schwimmbad, Krankenhaus
Wichtige Gesundheitseinrichtungen – Was fehlt Ihnen?	Schwimmbad, Zeit, Fahrradwege die sicher sind, grüne Spielpark (kleine) in der Nähe, frische Fische aus Meer, schneller Termine bei Ärzt:in, Garten, günstige Salzgrotte, günstiger Bioladen, ukrainische Ärzt:in, Psycholog:innen, gesunde Ernährung
Medien/Infos zu Gesundheit – Wie informieren Sie sich?	TG-Gruppe für Ärzt:innensuche, HELSI App, Analyse per E-Mail, Menstruations-Apps, YouTube: Andrew Huberman, Instagram: Bonita, Tabletka.ua
Medien/Infos zu Gesundheit – Was fehlt Ihnen?	Andere Ukrainerinnen, die nicht in der TG-Gruppe sind, Apps für Terminsuche und Information, Language Gap mit Praxis, Analyse per E-Mail, Qualitätseinschätzung, Kinderschutzeinstellungen, Tabletka.de

Gemeinsam mit den Konsortialpartner:innen werden die Communities mit ihren Bedarfen zu Personas weiterentwickelt. Diese enthalten Beschreibungen, etwa des Medientyps, der favorisierten Lesesprache oder des favorisierten Sprachniveaus für das Lesen von Gesundheitsinformationen.

Die umfangreichen Bedarfe liegen in Listen vor und werden für die Weiterverarbeitung als Input für die Gesundheitsplattform Ruhr in Baumdiagrammen aufbereitet, welche der Nutzer:innenführung in der Plattform dienen werden. Im weiteren Verlauf des Gesamtprojektes der Digital Health Factory Ruhr werden zu den Bedarfen exemplarische örtliche oder online vorhandene Angebote entsprechend den spezifischen Bedarfen aufbereitet und möglichst passgenau zugeordnet.

5.6 Fazit und Ausblick

Community-spezifische Gesundheitsangebote sind ein wesentlicher Erfolgsfaktor, um die Gesundheitskompetenz der Bevölkerung in einer Metropolregion wie dem Ruhrgebiet zu stärken. Aufgrund der Vielfalt der verschiedenen Communities in Hinblick auf

- die Orte an denen sie leben,
- ihre unterschiedliche Bildungsstruktur,
- den Sprach- und Herkunftshintergrund, der nicht nur einer Informationsversorgung in geeigneter Sprache, sondern auch eines Gesundheitssystemkompetenzaufbaus bedarf,
- ihre unterschiedliche Altersstruktur, die häufig mit völlig unterschiedlichen Formen des Medienkonsums einhergeht (textbasierte, multimediale Kommunikation, Social Media),
- vielfältige weitere Kriterien wie geistige/körperliche Beeinträchtigungen, sexuelle Orientierungen, etc.,

wird eine auf die jeweiligen Eigenschaften der Communities ausgerichtete Informationsversorgung notwendig. Diese Erkenntnis macht es zunächst notwendig, Wissen zu ermitteln (d. h. die Bedarfe der jeweiligen Communities zu verstehen), bevor Wissen vermittelt werden kann (Gesundheitskompetenz fördernde Informationen). Eine Erhebung der verschiedenen Bedarfe kann nicht ohne die Beteiligung der jeweiligen Personengruppen erfolgen – sie erfordert ein partizipatives Vorgehen mit geeigneten Methoden.

Im Projekt der Digital Health Factory Ruhr soll – mit digitalen Anwendungen gestützt – ein System zur Steigerung der Gesundheitskompetenz und Unterstützung der gesundheitlichen Versorgung aufgebaut werden. Aufbauend auf den obigen Erkenntnissen wurde daher eine Lernwerkstatt aufgebaut, in der zunächst eine Methodik zur Ermittlung der Bedarfe entwickelt wurde. Darüber hinaus ist es eine weitere wesentliche Aufgabe der Lernwerkstatt, Methoden zu entwickeln, um Bedarfe verschiedener Communities zu erheben. Dies kann sowohl den direkten Zugang zu den Personenkreisen wie auch den über Mediator:innen (professionelle Akteur:innen im Sozialraum, Kirchen/Moscheen, soziale/medizinische Anlaufstellen) vermittelten Zugang umfassen.

Mit den entwickelten Methoden und den aufgebauten Netzwerken wurden in zehn Workshops unterschiedliche Communities adressiert. Dabei hat sich gezeigt, dass die Methodik in den verschiedenen Gruppen erfolgreich angewendet werden konnte. Die verschiedenen und zum Teil technisch unterstützten Methodenbausteine (interaktive Kommunikationstools, digitaler Kartentisch, World-Café, Gesamtdiskussionen) wurden sowohl von Menschen unterschiedlichen Alters wie auch von Menschen mit unterschiedlichem Sprachhintergrund positiv aufgenommen. Hier stellten sich die verwendeten Piktogramm-Symbole als nützlich heraus. Es ließen sich auch unterschiedliche Bedarfe verschiedener Communities herausarbeiten (z. B. die Bedeutung der Anbindung von Gesundheitsdienstleistern an den öffentlichen Personennahverkehr bei Menschen mit Sehbeeinträchtigung, altersadäquate Ärzt:innen statt Wohnortnähe bei Jugendlichen). Aus den jeweiligen Bedarfen werden sogenannte Persona-Beschreibungen abgeleitet, die Zielgruppen und deren Bedarfe fokussieren.

In einem nächsten Projektschritt wird das derzeitige Persona-Konzept erweitert werden. Anstelle von stereotypisierten Personas wird mit einem Ansatz von Persona-Mosaiken gearbeitet werden. Dies wird durch das Zusammenstellen von Mosaikbausteinen eine noch individuellere Charakterisierung und Profilierung von Communities und Individuen ermöglichen. Ziel ist es, dass neue Zielgruppen künftig laufend systematisiert aufgenommen werden können – je nach Bedarfslage in den beteiligten Kommunen. Hierzu beinhaltet ein Persona-Mosaik verschiedene Elemente (Mosaiksteine), die sich an Diversity-Merkmalen, wie Alter, Geschlecht, religiöser/weltanschaulicher Zugehörigkeit, aber auch an verschiedener Gesundheitskompetenz und spezifischen gesundheitsbezogenen Ressourcen und weiteren Faktoren orientieren. Aus den einzelnen Mosaiksteinen können dann Personas generiert werden, die der Diversität der Gesellschaft besser gerecht werden.

Mit diesem erweiterten Konzept wird dann die Architektur der Gesundheitsplattform Ruhr entwickelt und umgesetzt. Aus den Persona-Mosaiken ergeben sich Bedarfe; diese werden klassifiziert, den Informationsangeboten der Plattform zugeordnet und über ein Recommender-System erfolgt dann eine personalisierte (bzw. stratifizierte) Informations- bzw. Dienstbereitstellung. Der Grad der Personalisierung ergibt sich dabei durch den Grad des Profilings. Dieses reicht von einem anonymen Zugang (mit folglich nur allgemeinen Informationen), über einen Persona-bezogenen Zugang (mit auf die Community zugeschnittenen Informationen) bis hin zu einem Individualprofil-bezogenen Zugang (der vollständig personalisierte Informationen anbietet). Die Gesundheitsplattform Ruhr wird dabei als selbstlernendes System entwickelt, d. h. das Recommender-System berücksichtigt nicht nur statische Profile, sondern adaptiert das zugrunde liegende Klassifikationssystem dynamisch aufgrund von Benutzer:inneninteraktionen (Nachfragen) mit dem System.

Vor dem Hintergrund unserer Erfahrungen in der Digital Health Factory Ruhr können wir **Handelnden in Forschung, Politik und Praxis empfehlen** partizipative Formate anzuwenden und unmittelbar auf Menschen zuzugehen, die oft als schwer erreichbar bezeichnet werden. Ein Zugang, unterstützt durch Sozialraumakteur:innen ist gut möglich und die Personen liefern wertvolle Informationen, denn nicht die Menschen sind schwer erreichbar, sondern unsere Methoden sind bislang vielfach nicht Diversity-sensibel. Darüber hinaus ist die Neugierde für digitale Anwendungen zu nutzen. Digitale Kartentische konnten von allen Personen gut bedient werden und die Anwendung hat den Teilnehmenden Spaß gemacht.

Die Digital Health Factory Ruhr bietet die Möglichkeit, diese Empfehlungen in der Zusammenarbeit mit Praktiker:innen anzuwenden und neben der Bedarfsermittlung auch in die Wissensvermittlung digitale Versorgungslösungen sowie die Entwicklung von Entscheidungsunterstützungssystemen zu integrieren.

Literatur

ARL (Akademie für Raumforschung und Landesplanung) (Hrsg) (2016) Daseinsvorsorge und gleichwertige Lebensverhältnisse neu denken – Perspektiven und Handlungsfelder. Positionspapier aus der ARL 108. https://www.arl-net.de/system/files/media-shop/pdf/pospaper_108.pdf. letzter Zugriff am 29.05.2025

Baumgart S, Köckler H, Ritzinger A, Rüdiger A (Hrsg) (2018) Planung für gesundheitsfördernde Städte. Forschungsberichte der ARL 8. Akademie für Raumforschung und Landesplanung, Hannover

Dahlgren G, Whitehead M (1991) Policies and strategies to promote social equity in health. Background document to WHO – strategy paper for Europe. Institute for Futures Studies, Stockholm

Digital Health Factory Ruhr (2024) Digital Health Factory Ruhr – Digitale Lösungen für die Gesundheitsversorgung in Ballungsräumen. https://digital-health-factory.ruhr/

Flacke J, Shrestha R & Aguilar R (2020) Strengthening Participation Using Interactive Planning Support Systems: A Systematic Review. ISPRS International Journal of Geo-Information, 9(1), 49. https://doi.org/10.3390/ijgi9010049

Köckler H (2019) Sozialraum und Gesundheit. In: Haring R (Hrsg) Gesundheitswissenschaften. Springer, Berlin/Heidelberg. https://doi.org/10.1007/978-3-662-54179-1_48-1

Köckler H, Antes G, Eichhorn A, Friele M, Glaeske G, Sauerland S, Scholz RW, Völker S, Tretter F, Weller M, Rosenberger LA (2021) Anpassungsbedarfe im deutschen Gesundheitswesen in der digitalen Transformation. In: Scholz RW, Beckedahl M, Noller S, Renn O (Hrsg) DiDaT Weißbuch. Verantwortungsvoller Umgang mit digitalen Daten – Orientierungen eines transdisziplinären Prozesses. Nomos, Baden-Baden, S 97–120

Köckler H, Simon D (o.J.) DiPS_Lab – Digitale Methoden der Partizipativen Sozialraumanalyse. https://www.hs-gesundheit.de/departments/dips-lab. lezter Zugriff 29.09.2025

Köckler H, Simon D (2020) Digitale Methoden der partizipativen Sozialraumanalyse. In: Posenau A, Deiters W, Sommer S (Hrsg) Nutzerorientierte Gesundheitstechnologie – Im Kontext von Therapie und Pflege. Hogrefe, Bern, S 113–124

Mikhof A, Walter-Klose C (2022) Leitkonzepte von Community Health. In: Department of Community Health (Hrsg.) Community Health. Grundlagen, Methoden, Praxis. Beltz. Juventa: Weinheim.Basel. S. 56–67

Richardson DB, Volkow ND, Kwan MP, Kaplan RM, Goodchild MF, Croyle RT (2013) Medicine. Spatial turn in health research. Science 339(6126):1390–1392

Rüttenauer T (2022) Muster ethnischer Segregation in Deutschland – Ein Vergleich anhand räumlicher Segregationsmaße. In: Kruse H, Teltemann J (Hrsg) Differenz im Raum. Springer VS, Wiesbaden, S 71–109

Sappok T, Burtscher R, Grimmer A (Hrsg) (2021) Einfach sprechen über Gesundheit und Krankheit – Medizinische Aufklärungsbögen in leichter Sprache. Hogrefe, Bern

Schaeffer D, Berens EM, Vogt D, Gille S, Griese L, Klinger J, Hurrelmann K (2021) Gesundheitskompetenz in Deutschland – Ergebnisse einer repräsentativen Folgebefragung. Deutsches Ärzteblatt International 118(43):723–728

World Health Organization (2016) Urban green spaces and health. https://iris.who.int/bitstream/handle/10665/345751/WHO-EURO-2016-3352-43111-60341-eng.pdf?sequence=3

World Health Organization (2018a) Environmental noise guidelines for the European Region. https://iris.who.int/bitstream/handle/10665/279952/9789289053563-eng.pdf?sequence=1

World Health Organization (2018b) Global action plan on physical activity 2018–2030: more active people for a healthier world. https://iris.who.int/bitstream/handle/10665/272722/9789241514187-eng.pdf?sequence=1

World Health Organization (2023) Ambient air quality database – metadata. V6.0. https://www.who.int/publications/m/item/who-ambient-air-quality-database-(update-2023)

Teil II

(Inter-)Disziplinäre Perspektiven auf soziotechnische Innovationen in Community-basierter Prävention und Gesundheitsförderung

Innovationen entstehen in Systemen

6

Daniel Buhr

6.1 Einleitung

Insbesondere der demografische Wandel und der damit verbundene wachsende Arbeitskräftemangel – auch in der medizinischen, pflegerischen und therapeutischen Versorgung – stellen das deutsche Gesundheits- und Pflegesystem schon heute vor große Herausforderungen. Diese werden mit dem Eintritt der sogenannten ‚Baby-Boomer' in die Nacherwerbsphase noch erheblich zunehmen. Mit den Konzepten, Modellen und Arbeitsweisen der Vergangenheit werden sich diese Herausforderungen in der Zukunft nur schwer meistern lassen. Es mangelt an Ressourcen, v. a. an Geld und Personal, sowie an Effizienz in den Prozessen. Hohe Bürokratiekosten, aufwändige Redundanzen und unnötige Mehrfachuntersuchungen, aber auch zu wenig intersektorale und transdisziplinäre Zusammenarbeit, zu wenig Prävention, zu viel Verdichtung von Arbeit und vieles mehr: Die To-do-Liste im Gesundheitswesen ist lang und das schon seit Längerem. Daher ist Wandel gefragt und damit wächst der Bedarf an Innovationen: Neue Produkte und Techniken, neue Prozesse und Dienstleistungen, neue Arbeitsweisen und ein anderes – interprofessionelles – Miteinander, z. B. in Communities. Innovationen im Bereich von Gesundheit, Wohlbefinden und Prävention sind heutzutage häufig digital gestützt. Sie entstehen in Systemen, sind eingebettet in Akteur:innennetzwerke und Institutionengefüge, die – folgen wir den naheliegenden Argumenten des historischen Institutionalismus (Schmid und Buhr 2015) – durchaus bestimmte Entwicklungspfade vorgeben können.

D. Buhr (✉)
Eberhard Karls Universität Tübingen, Fakultät für Wirtschafts- und Sozialwissenschaften, Tübingen, Deutschland
E-Mail: daniel.buhr@uni-tuebingen.de

In der vergleichenden Wohlfahrtsstaatenforschung werden verschiedene Typen von Wohlfahrtsstaaten unterschieden. Diese spiegeln die einschlägigen Erfahrungen der jeweiligen nationalen Politik- und Sozialgeschichte sowie die politischen Kräfteverhältnisse wider, die zur Genese des jeweiligen Wohlfahrtsstaats führten (Schmid 2010). Hervorzuheben ist hier der Vorschlag des dänischen Soziologen Gøsta Esping-Andersen (1990), der auf eine breite Resonanz gestoßen und auch heute immer noch von großer Bedeutung ist. Seine drei Welten des Wohlfahrtskapitalismus unterteilen Staaten in liberale, konservative und sozialdemokratische Wohlfahrtsstaaten. Jeder dieser Wohlfahrtsstaatstypen folgt dabei einem historisch angelegten Entwicklungspfad und verfügt somit über seine eigene Logik der Organisation der Sozialpolitik, der Muster sozialer Schichtung und Ungleichheit (v. a. im Beschäftigungssystem) sowie der Formen gesellschaftlicher Integration bzw. Ausgrenzung.

Diese Entwicklungspfade bilden auch die Basis für die unterschiedlichen Ausprägungen der Digitalisierung im Gesundheitswesen, die Buhr und Frankenberger (2022) in zwei Typen unterscheiden: Jene Staaten, die intern modernisieren und jene, die extern modernisieren. Interne Modernisierung drückt sich durch einen (pro-)aktiven Wohlfahrtsstaat aus, der die Digitalisierung von Anfang an auch dafür nutzt, um seine wohlfahrtsstaatlichen Aufgaben effizienter und effektiver zu bewerkstelligen. Insbesondere die skandinavischen („sozialdemokratischen") Wohlfahrtsstaaten (z. B. Dänemark, Schweden, Finnland) folgen diesem Muster und haben sehr früh in die Digitalisierung investiert. Die konservativen Wohlfahrtsstaaten, wie z. B. Deutschland, agierten hier zurückhaltender und folgten dem Modus der externen Modernisierung. Diese ist eher reaktiv und – meist in einer Logik der Kompensation – den Entwicklungen in anderen Wirtschafts- und Gesellschaftsbereichen nachgelagert. Das hat auch Auswirkungen auf das jeweilige Angebot an Innovationen und dessen spezifische Nachfrage.

Innovationen sind in Zeiten großer gesellschaftlicher Herausforderungen und Krisen besonders gefragt (Mensch 1975) – technische wie soziale Innovationen. Aufgrund der Reichweite des Wandels geraten dabei verstärkt die Innovationssysteme in den Blick, denn im sozialen wie im technischen Bereich hängt die Performanz von gesellschaftlichen wie ökonomischen Systemen von der Innovationsfähigkeit von Institutionen, Organisationen und Unternehmen ab. Diese wiederum haben eine eigene Entwicklungsgeschichte und sind in größere Institutionengefüge, etwa eines Produktionsregimes, Kapitalismusmodells oder Innovationssystems, eingebunden und daher zu einem bestimmten Grad ebenfalls pfadabhängig (Blättel-Mink und Menez 2015).

Doch mit der zunehmenden Digitalisierung und Vernetzung von Wirtschaft und Gesellschaft sehen sich auch etablierte Innovationsmodelle verstärktem Druck ausgesetzt (Brynjolfsson und McAfee 2014). Innovationen entstehen vermehrt in Netzwerken bzw. Ökosystemen vieler unterschiedlicher Akteur:innen – und in Koproduktion mit den Anwender:innen und Nutzenden. Sie sind zudem eingebettet in tradierte Institutionengefüge wie das politische Mehrebenensystem und die Wohlfahrtsstaatsarchitektur. Daher orientiert sich der vorliegende Beitrag an folgenden Leitfragen, deren Antworten entsprechend den Inhalt strukturieren:

- Wie entsteht Neues?
- Warum sind dabei Innovationssysteme wichtig?
- Welche Rolle spielen Wohlfahrtsstaaten für (digitalgestützte) Innovationen?
- Was bedeutet das für die Innovations-, Gesundheits- bzw. Präventionspolitik?

6.2 Wie kommt Neues in die Welt?

Innovationen sind der Schlüssel zur Bewältigung der großen gesellschaftlichen Herausforderungen unserer Zeit – auch und gerade im Bereich von Gesundheit und Pflege (Buhr 2015). Sie sind das Ergebnis sozialer Prozesse, die mitunter sehr komplex, durchaus spontan und situativ, mal in festen Hierarchien, mal sehr flexibel innerhalb vernetzter Strukturen ablaufen können. Entsprechend werden verschiedene Modelle zur Analyse von Innovationsprozessen unterschieden, beispielsweise Kaskaden-, Rückkopplungs- und Netzwerkmodelle (Welsch 2005). Während das Kaskadenmodell den Innovationsprozess in Inventions- und Innovationsphase unterteilt, deren einzelne Stufen linear und kausal aufeinander aufbauen, geht das in den 1980er-Jahren entwickelte Rückkopplungsmodell (Kline und Rosenberg 1986) davon aus, dass Innovationsprozesse durch vielfältige Interaktionen, Rekursionsschleifen und Überlappungen zwischen den einzelnen Stufen geprägt sind (Kash und Rycroft 2002). Innovation wird nicht mehr nur als angebotsgetrieben (*technology-push*), sondern auch durch die Nachfrageseite stimuliert gesehen (*demand-pull*). Mit der zunehmenden Digitalisierung und Vernetzung von Wirtschaft und Gesellschaft geraten diese etablierten Innovationsmodelle jedoch unter Druck (Brynjolfsson und McAfee 2014). Innovationen wie z. B. digitale Plattformen im Bereich von Tele-Health oder Tele-Care entstehen in Netzwerken vieler unterschiedlicher Akteur:innen und in Koproduktion mit den Anwender:innen. Aufgrund des technologischen Fortschritts und der Komplexitätszunahme von Produkten und Prozessen sind einzelne Organisationen jedoch kaum mehr in der Lage, Innovationen alleine durchzuführen, sondern zunehmend auf Kooperation mit anderen Organisationen, z. B. Unternehmen, Transferagenturen, und externen Forschungsinstitutionen wie Universitäten, Hochschulen oder Institute der angewandten Forschung, aber auch auf Patient:innen, Pflegekräfte, Wohlfahrtsverbände oder Gewerkschaften angewiesen. Das Entstehen von Innovationen wird in diesem Netzwerkmodell als das Ergebnis eines interaktiven und kumulativen Lernprozesses zwischen Organisationen verstanden, der zudem maßgeblich durch das institutionelle Umfeld geprägt wird, in das diese Organisationen eingebettet sind (Edquist und Johnson 1997). Im Zuge dessen steigt auch die Bedeutung von Netzwerken, Ökosystemen oder anderen Formen innovativer Communities.

Damit geht ein Wandel von geschlossenen zu offenen Innovationsprozessen einher. Während der ‚klassische' Innovationsprozess der „Closed Innovation" (nach Schumpeter 1927) v. a. nach innen gerichtet ist, verlangen gerade die digital gestützten – sozialen wie technischen – Innovationen nach anderen Modellen. Open Innovation ist die Öffnung des Innovationsprozesses von Unternehmen, und damit die aktive strategische Nutzung der

Außenwelt, zur Vergrößerung des eigenen Innovationspotenzials (Chesbrough et al. 2014; von Hippel 1988). Das verlangt von Organisationen die Fähigkeit, externes Wissen zu internalisieren (*Outside-In-Prozess*) aber eben auch internes Wissen zu externalisieren (*Inside-Out-Prozess*). Durch die Kombination dieser beiden Prozesse sollen andere Personengruppen und Organisationen aktiv an der Entwicklung von Innovationen beteiligt werden, und durch deren gleichzeitige Externalisierung soll sich ein Markt um diese Innovationen herum aufbauen (siehe Open-Source-Entwicklung im Softwarebereich). Organisationen müssen dafür Interaktionskompetenz aufbauen, um von den Vorteilen dieses offenen Innovationsprozesses zu profitieren. Und sie müssen Vertrauen entwickeln – auf der interpersonellen Mikro- wie der kollektiven Makroebene.

Die Zusammenarbeit gründet auf dem Vertrauen zwischen den Beteiligten, dass alle verlässlich und dauerhaft ihre Aufgaben und wechselseitigen Verpflichtungen erfüllen und strategische Informationen teilen (Buhr und Frankenberger 2020). So führen z. B. räumliche Nähe und die Verwandtschaft von Branchen zu einem Netzwerk von Abhängigkeiten, die nicht über Austauschprozesse am Markt vermittelt sind, sondern auf persönlichen Kontakten (interpersonales Vertrauen) und auf einer gewachsenen Vertrauensbasis fußen, die letztlich auch durch bestehende Institutionen untermauert wird. So verknüpfen soziale Prozesse zwischen betrieblichen und überbetrieblichen Akteur:innen organisationsinterne Kräfte mit dem externen Institutionengefüge, beispielsweise dem regionalen oder nationalen Innovationssystem (Buhr 2017).

6.3 Die Rolle von Innovationssystemen

Das komplexe Zusammenspiel verschiedener an Innovationen beteiligter Akteur:innen lässt sich am besten mit dem Begriff des Innovationssystems fassen. Innovationssysteme bestehen aus Institutionen, die einzeln oder in Kooperation miteinander zur Entwicklung und Verbreitung neuer Technologien oder neuer sozialer Routinen, also sowohl zur Invention und Diffusion technischer als auch sozialer Innovationen, beitragen. Sie bilden gleichzeitig den Rahmen für die Entwicklung und Umsetzung von Konzepten und Maßnahmen der staatlichen Innovationspolitik. Als offene Systeme stehen sie in Kontakt und in Wechselwirkung zu ihrem Umfeld, aus dem sie ihre Inputs erhalten, die sie durch Kombination mit eigenen, systeminternen Faktoren für das Umfeld wiederum zu Outputs verarbeiten. Innovationssysteme als Treiber in Forschung und Entwicklung (Blättel-Mink und Menez 2015) und deren breitere Einbettung in formelle und informelle Institutionen und Netzwerkstrukturen auf regionaler wie nationaler Ebene werden damit zentral für die Problembewältigungskapazität moderner Gesellschaften. In Innovationssystemen können Inputs und Anreize aus dem Markt kommen oder durch vielfältige institutionelle Strukturen bestimmt werden. Gerade der Untersuchung letztgenannter Anreize nahm sich die Innovationsforschung der 1980er-Jahre an. Dabei wurden Innovationssysteme und die Unterschiede zwischen Staaten, Regionen und Sektoren hinsichtlich ihrer Innovations- und Wettbewerbsfähigkeit analysiert (Cooke 1997; Edquist und Lundvall 1993; Freeman

1987; Lundvall et al. 2002). Übereinstimmend betonen die Autor:innen die Wichtigkeit der Institutionen als Einflussfaktor von Innovationen. Institutionen definieren die Anreizstruktur für Innovationsaktivitäten in einem Land, formen die in sie integrierten Organisationen und regeln die Beziehungen der Organisationen zueinander.

Nicht die isolierte Bedeutung einzelner Faktoren wird in den Vordergrund gestellt, sondern das Zusammenspiel und die interdependente Abhängigkeit der innovationsrelevanten Variablen stehen im Mittelpunkt. Denn diese Strukturen bestimmen ganz wesentlich das Angebot sowie den Bedarf und die Nachfrage nach Innovationen. In Abgrenzung zur neoklassischen Theorie versteht sich das Innovationssysteme-Konzept als empirisch-fallorientiert und mit Fokus auf ‚weiche' Elemente – z. B. die Generierung, Speicherung und Diffusion von Wissen (Lundvall et al. 2002).

Im engeren Sinne umfassen Innovationssysteme die Forschungs- und Entwicklungs-Abteilungen (F&E) von Unternehmen, Hochschulen, Forschungsinstituten, Technologietransferinstitutionen sowie staatlichen Institutionen der Innovationspolitik. Dabei werden nur die Institutionen einbezogen, die unmittelbar an der Suche nach und der Herausbildung von neuem Wissen beteiligt sind. Definiert man Innovationssysteme hingegen im weiteren Sinne, treten zusätzliche Institutionen hinzu, die für die Entwicklung von Innovationen indirekt wichtig sind, indem sie beispielsweise Lernprozesse erleichtern und fördern, Zugang zu externen Informationsbeständen eröffnen, weitere Inputs für Innovationen bereitstellen usw. Beispiele für solche unterstützenden Institutionen sind das Erziehungs- bzw. Schulwesen, Schulungs- und Weiterbildungsinstitutionen, aber auch Förderbanken und Wirtschaftsverbände. Angesichts der Größe der Herausforderungen und der hohen Durchdringung dieses transformativen Wandels des Gesundheits- und Pflegesystems wird im vorliegenden Beitrag eine weitere Definition des Innovationssystem-Begriffs angelegt, geht es doch ganz wesentlich um die Stärkung der Innovationsfähigkeit von Organisationen, aber eben auch um den Kompetenzaufbau bei den Beschäftigten sowie in der Gesellschaft, z. B. als potenzielle Nutzende von Innovationen (Buhr 2019).

Die Rolle von Investitionen in Forschung und Innovation besteht also nicht nur darin, den nächsten Durchbruch zu unterstützen, sondern auch jene Fähigkeiten und Kapazitäten sowie Ressourcen und Wissen bereitzustellen, die erforderlich sind, um aus diesen Durchbrüchen bzw. Forschungsergebnissen oder aus bereits existierenden Innovationen tatsächlich Kapital zu schlagen (Guthrie et al. 2018). Dafür ist aber auch bei den ‚Innovationsnehmenden' eine hohe Absorptionsfähigkeit notwendig. Sie bezeichnet die Fähigkeit einer Organisation externes Wissen aufzunehmen, dieses intern zu verarbeiten und zu transformieren und es dadurch schließlich für die gesamte Organisation gewinnend nutzen zu können (Cohen und Levinthal 1990). Es ist damit ein wesentlicher Bestandteil der Innovationsfähigkeit einer Organisation, Community oder Region.

Gerade die räumliche Dimension spielt für Innovationsprozesse eine besondere Rolle (Cooke 1997). Cooke (2004) identifiziert organisationale und institutionelle Kerndimensionen, welche die Entwicklung von regionalen Innovationssystemen bedingen bzw. verhindern können. Dabei definiert er einerseits eine Infrastruktur-Ebene, die neben ‚harten' Standortfaktoren auch politisch-administrative Bedingungen beinhaltet, wie etwa die Autonomie der Region bei Besteuerung und Ausgaben. Andererseits hängt die Entwicklung eines regionalen Innovationssystems von einer Überbauebene ab, die neben einer institutionellen Dimension (kooperative Kultur, interaktives Lernen etc.) auch eine organisationale Dimension (Unternehmenskultur, Arbeitsbeziehungen) sowie eine Governance-Dimension (nachprüfende und beratende Policy sowie Bereitstellung von Netzwerken) beinhaltet (Cooke 2004).

Bei aller Betonung räumlicher Nähe und regionaler Netzwerke stellt der Nationalstaat bis heute den zentralen analytischen Rahmen für Innovationsprozesse dar, weil er über die Gesetzgebung, die Exekutive, das Rechtswesen sowie über eine Vielzahl von politischen Handlungsfeldern entscheidet, gerade im stark regulierten Bereich von Gesundheitsversorgung, Sozialpolitik und Pflege. So bestehen Innovationssysteme aus Organisationen (politische, administrative, regulative und wirtschaftliche Akteur:innen) und Institutionen (Gesetze, Verordnungen, Traditionen, Praktiken oder Normen), die meist historisch gewachsen sind, eine hohe Persistenz und Legacy aufweisen und dementsprechend schwer zu verändern sind.

6.4 Digitalisierung der Gesundheitsversorgung und ein Blick auf die Wohlfahrtsstaatsarchitektur

Die Gesundheitsversorgung ist in hohem Maße und an vielen Stellen von der digitalen Transformation betroffen. Es ist umstritten, ob die Auswirkungen dieser Entwicklungen vornehmlich positiv oder negativ zu werten sind. Während einige Autor:innen die Herausforderungen hervorheben und v. a. die sozialen Risiken der Digitalisierung fürchten (siehe z. B. Jensen und van Kersbergen 2022), argumentieren andere (z. B. Buhr und Frankenberger 2022), dass die Digitalisierung durchaus ihr positives Potenzial entfalten könne, wenn der Wohlfahrtsstaat eine aktive Rolle bei der Digitalisierung der Gesundheitssysteme spielt (Buhr et al. 2016).

Wie Ricciardi et al. (2019) argumentieren, werde die Digitalisierung die verschiedenen Phasen und Bereiche der Gesundheitsversorgung, einschließlich der Gesundheitsförderung und Prävention, dramatisch verändern (Ricciardi et al. 2019). Die Covid-19-Pandemie hat der Digitalisierung einen zusätzlichen Schub verliehen (Glaser et al. 2020), nicht nur in Ostasien und den USA, sondern auch in Australien, Afrika und Europa. Mit Home-Schooling und Home-Office haben digitale Technologien viele Aspekte des beruflichen und sozialen Lebens in einem Tempo und Ausmaß durchdrungen, das vor dem Ausbruch der Pandemie nicht für möglich gehalten wurde (Ho et al. 2020).

Gleichzeitig ermöglichen Big Data und Datenanalyse eine zunehmend personalisierte Medizin und Pflege. Mobile digitale Technologien tragen dazu bei, den Gesundheitszustand eines Patienten, seinen Krankheitsverlauf sowie seine motorischen und kognitiven Funktionen besser zu kennen. Insbesondere im Bereich der Diagnostik, Früherkennung und Prävention hat sich bereits ein großes Potenzial gezeigt, das durch die Weiterentwicklung der künstlichen Intelligenz noch weiter wachsen könnte (Goodman et al. 2020).

> **Beispiel**
>
> So ließen sich Prävention und Gesundheitsförderung auch durch die Kombination mit Sensorik und eher unsensiblen Daten aus der Häuslichkeit (z. B. Strom- und Wasserverbräuche) so triangulieren, dass durch maschinelles Lernen schon heute Muster und etwaige Musterabweichungen erkannt werden können, die beispielsweise darauf schließen lassen, ob sich jemand (tendenziell) weniger oder langsamer bewegt, weniger oder unregelmäßig schläft oder immer seltener die Wohnung verlässt. Hier ließe sich dann konkret mit sozialraumorientierten Unterstützungsmaßnahmen reagieren – z. B. der Besuch einer Community Health Nurse, der gezielte Anruf von Verwandten oder die digital gestützte Motivation zu mehr Bewegung oder gesünderer Ernährung durch eine digitale Gesundheits-App (DiGA; Serious Gaming). ◄

Die Grundlage dafür sind Daten, idealerweise möglichst viele unterschiedliche oder smarte Daten. Diese Daten könnten in Zukunft genutzt werden, um einerseits die Ursachen und Risiken von Krankheiten besser zu erkennen und andererseits Prävention, Früherkennung und Monitoring einzuleiten. Darüber hinaus könnten viele Prozesse vereinfacht, Mehrfachuntersuchungen vermieden und Bürokratie abgebaut werden (z. B. durch die digitale Pflegedokumentation). Voraussetzung für diese technologiegestützten Ansätze sind jedoch die Interoperabilität der Daten und Systeme sowie die Etablierung einer gemeinsamen und zuverlässigen Vernetzungs(Telematik)Infrastruktur (TI), an die alle Akteur:innen im Gesundheits- und Pflegesystem angebunden sind.

Die Digitalisierung wird aber auch von verschiedenen Bedenken begleitet (Iversen und Rehm 2022). Fragen nach Datenschutz und Datensicherheit, Diskriminierung und Digital Divide, aber auch Haftungsfragen bei Fehldiagnosen, falschen Eingriffen oder unzuverlässigem Monitoring sind zum Teil noch ungeklärt.

Angesichts des übergeordneten Ziels, Qualität, Zugänglichkeit, Effizienz, Gleichheit und Erschwinglichkeit der Gesundheitsversorgung zu gewährleisten (Ricciardi et al. 2019), müssen die Gesundheitssysteme Lösungen für die oben genannten und andere damit zusammenhängende Fragen bei der Einführung digitaler Technologien und Dienstleistungen finden. Dazu gehören rechtliche Rahmenbedingungen ebenso wie technische Infrastrukturen, entsprechende Investitionen, auch in die Aus- und Weiterbildung, Forschung und Evaluation. Für politische Akteur:innen ist dies in zweifacher Hinsicht riskant. Einerseits müssen sie die Digitalisierung schon allein deshalb unterstützen, um das Gesundheits- und Pflegesystem zumindest langfristig effizienter machen und finanzierbar halten zu können. Andererseits gilt es, den Prozess in die gewünschte Richtung zu lenken und schließlich auch zu bewerten, ob die Digitalisierung die Qualität der Gesundheitsversorgung und die Leistung des Gesundheitssystems insgesamt tatsächlich verbessert. Doch hierzu mangelt es nach wie vor an zuverlässigen Daten, Evaluationen und Analysen – v. a. im Längsschnitt und mit größeren Fallzahlen.

Wohlfahrtsstaaten können auf zwei verschiedene Arten mit den Herausforderungen der Digitalisierung umgehen: durch interne oder externe Modernisierung (Buhr und Frankenberger 2022; Buhr et al. 2016).

▶ **Definition** Interne Modernisierung bedeutet mit Blick auf Prävention und Gesundheitsförderung, dass die Digitalisierung von den politisch Handelnden aktiv und strategisch zur Verbesserung der Gesundheitsversorgung genutzt wird, während die externe Modernisierung als Reaktion auf primär ökonomische Regulierungsanforderungen verstanden werden kann und somit nachgelagert ist.

Interne Modernisierung bedeutet, dass Wohlfahrtsstaaten aktiv ihre Fähigkeit nutzen, öffentliche Gesundheitsdienste strategisch zu regulieren, um ihre Effizienz und Effektivität zu verbessern, d. h. um den Zugang zu und die Qualität von bestimmten Gesundheits-, Bildungs- oder anderen sozialpolitischen Maßnahmen zu verbessern oder um die Kosten bestehender öffentlicher Dienste aufgrund von Haushaltszwängen zu senken. Hier agiert der Staat als ‚Modernisierungsmotor', der auch die Gesellschaft als Ganzes im Blick hat: Er investiert in die soziale und digitale Infrastruktur, schult die Mitarbeitenden des öffentlichen Dienstes, bietet ein breites Spektrum an öffentlichen Dienstleistungen (E-Government) an und erleichtert den Bürger:innen den Zugang zu diesen – was allerdings auch bedeutet, dass die Bürger:innen gezwungen sind, diese digitalen Dienstleistungen immer mehr zu nutzen.

Im Gegensatz dazu bedeutet *externe Modernisierung,* dass die öffentliche Verwaltung und deren verantwortliche Akteure (Regierungen auf Bundes-, Landes- und kommunaler Ebene) nicht die Treibenden des Wandels sind, sondern vielmehr von ihm angetrieben werden. Hier wird die Digitalisierung in erster Linie von wirtschaftlichen Akteur:innen forciert, die sich erfolgreich für bestimmte wirtschafts- und innovationspolitische sowie bildungs- und arbeitsmarktpolitische Maßnahmen einsetzen. Die Bereitstellung von und der Zugang zu digitalen öffentlichen Dienstleistungen (E-Government) für die Bürger:innen sind – insbesondere im Vergleich zur Digitalisierung von Unternehmen und der allgemeinen Integration digitaler Technologie innerhalb der Wirtschaft – zunächst eher schwach ausgeprägt, und auch das Niveau und die Nutzung der digitalen Gesundheitsversorgung sind eher gering (siehe auch Digital Economy and Society Index (DESI) bzw. Digital Decade Dashboard der Europäischen Kommission (2024)).

Wenn der Staat eine aktive Rolle bei der Steuerung, Finanzierung und Bereitstellung der Gesundheitsversorgung spielt, ist die Digitalisierung zumeist weiter fortgeschritten, diese Länder nehmen den Weg der internen Modernisierung. Schweden, Dänemark, Finnland, aber auch das Vereinigte Königreich – und bis zu einem gewissen Grad auch Spanien – sind allesamt Länder mit Gesundheitssystemen, die sehr stark vom Staat reguliert, finanziert und deren Leistungen zu großen Teilen auch von staatlichen Organisationen bereitgestellt werden, was zu Gesundheitssystemen führt, die nicht nur hochgradig integrierte und effiziente Gesundheitsdienste bieten, sondern auch ein hohes Maß an Gleichheit und Zugänglichkeit in der digital gestützten Gesundheitsversorgung, selbst in dünn besiedelten Gebieten (z. B. in Schweden, Dänemark oder Schottland). Aber auch Estland mit seiner etatistischen Version eines sozialen Krankenversicherungsmodells passt in diese Gruppe und modernisiert sich intern, da der Staat immer noch eine Schlüsselrolle in der Gesundheitsversorgung einnimmt. Diese Systeme tun sich von ihrer Struktur her vermutlich auch leichter, technologiegestützte Ansätze in der Community-basierten Prävention und Gesundheitsförderung zu implementieren.

Systeme mit einer gesetzlichen Krankenversicherung wie in Deutschland oder PHI/Private Health Systeme wie in den USA, mit einem hohem Grad an Selbstverwaltung, ihrer – zumindest im deutschen Fall – hohen Dichte an Vetospieler:innen und vielen privatwirtschaftlich agierenden Gesundheitsdienstleistenden, folgen dagegen einem Weg der externen Modernisierung. Hier reagiert der Staat in erster Linie auf private und gesellschaftliche ‚Bedürfnisse' und kommt zu suboptimalen Lösungen, insbesondere im Hinblick auf Gleichheit, Effizienz und Zugänglichkeit von digitalen Gesundheitslösungen.

Insgesamt lassen sich die Muster der internen und externen Modernisierung weder durch eine einzelne Typologie der Gesundheitssysteme noch durch Wohlfahrtssysteme vollständig erklären (Arts und Gelissen 2002; Esping-Andersen 1990; Buhr und Frankenberger 2022). Es gibt jedoch einige auffällige Kovariationen. Wohlfahrtsstaaten, die nach dem Beveridge-System über Steuern finanziert und organisiert sind, scheinen starke Anreize zur internen Modernisierung zu haben, da sie möglicherweise versuchen, langfristig Kosten zu senken (Jensen und van Kersbergen 2022). Weil der Staat in diesen Systemen eine große Steuerungstiefe besitzt, kann er daher auch im Gesundheitswesen entsprechend aktiv sein. In Ländern mit einer Bismarck'schen Tradition, die auf einer Sozialversicherungslogik basieren, und insbesondere in solchen mit einem konservativen Wohlfahrtsstaat, können die nationalen Regierungen den Weg der internen Modernisierung nur begrenzt wählen, da sie auf die Unterstützung (vieler) mächtiger gesellschaftlicher Akteur:innen und politischer Vetospieler:innen angewiesen sind, darunter Krankenkassen, Wirtschaftsverbände und Gewerkschaften, aber auch Selbstverwaltungsorgane wie Ärzteverbände oder Krankenhausgesellschaften. Daher neigt der konservative Wohlfahrtsstaat eher zum Reagieren als zum Agieren.

6.5 Was bedeutet das für die Innovations- und Gesundheitspolitik?

Die Einführung innovativer Ansätze in der Community-basierten Prävention und Gesundheitsförderung ist eine Querschnittsaufgabe. Schon allein mit dem Fokus auf der Innovationspolitik tangiert sie vertikal verschiedene Ebenen der Politik – europäische, nationale, regionale bzw. Landes- und Kommunalpolitik – und horizontal eine Vielzahl an Politikfeldern: Von der Arbeitsmarkt-, über die Bildungs-, Digital- und Familienpolitik, Sozial- und Gesundheitspolitik bis hin zur Technologie-, Wirtschafts- und Wohnungsbaupolitik. Das macht orchestriertes bzw. koordiniertes Handeln schwierig (Buhr 2010). Daher wurden in der Vergangenheit horizontale Innovationsthemen eher selten miteinander vernetzt.

Innovationspolitik könnte aber gerade dann viel mehr leisten, wenn wir sie als Summe aller staatlichen Eingriffe verstehen, die direkte oder indirekte Auswirkungen auf die Entstehung von Innovationen haben. Denn vielerlei Politikbereiche bestimmen entweder Randbedingungen von Forschung und Innovation auf der Angebots- oder der Nachfrageseite. Dazu gehört die Schaffung innovationsfördernder Rahmenbedingungen (z. B. durch Entbürokratisierung), aber auch die Schaffung innovationsfordernder Rahmenbedingungen (z. B. durch konsequente Regulation in der Gesundheits- oder Sozialpolitik, wie die verpflichtende Anbindung an die TI oder die Einführung der elektronischen Patientenakte [ePA]). In diesem Kontext kann Innovationspolitik also klassisches Marktversagen (z. B. Effizienzmängel und Fehlallokationen, Instabilitäten und Ungerechtigkeiten) bekämpfen, indem sie beispielsweise öffentliche Güter (v. a. Aus- und Weiterbildungs-, aber auch generell Bildungsangebote) bereitstellt, die Grundlagenforschung finanziert oder die Diffusion positiv begleitet – sowohl durch Aufklärung und Weiterbildung als auch durch direkte wie indirekte Nachfrage. Die politischen Akteur:innen von der regionalen bis zur europäischen Ebene können dabei in verschiedenen Funktionen auftreten, etwa als Lead User, durch innovative Beschaffung oder vorkommerzielle Auftragsvergabe. Innovationspolitik kann aber auch indirekt mit weicher Steuerung mittels Geboten, Empfehlungen und finanziellen Anreizen die Nachfrage beeinflussen sowie durch einen fortlaufenden gesellschaftlichen Diskurs, der auch soziale Innovationen in den Blick nimmt.

Ein probates Mittel, einen solchen Weg einzuschlagen, stellen Missionen dar. Sie haben das Potenzial, die Forschungs-, Technologie- und Innovationspolitik mit anderen sektoralen Politikmaßnahmen zur Bewältigung drängender gesellschaftlicher Herausforderungen zu verzahnen. Wenn Missionen einen systemischen Wandel anstreben, müssen sie das gesamte soziotechnische System berücksichtigen, welches sie verändern wollen (Roth et al. 2021). Das beginnt bei der Identifizierung aller relevanten Schlüsselakteure und reicht über die Analyse existierender Politikmaßnahmen (*Policies*) bis zur Beschreibung der zentralen Herausforderungen und systemischen Abhängigkeiten. Denn zunächst gilt es, aus Mehrdeutigkeit und mitunter ambivalenten Perspektiven auf die spezifischen Herausforderungen innerhalb des Ökosystems der (regionalen) Akteur:innen Eindeutigkeit, Klarheit bzw. Konsens über das anzustrebende Ziel – die Mission also – zu erlangen (Bader und Buhr 2020). Erst dann lässt sich im nächsten Schritt nach geeigneten Wirkungspfaden und erfolgversprechenden Politikinstrumenten fahnden.

Mit Blick auf die vorliegenden technologiegestützten Ansätze zur besseren Prävention und Gesundheitsförderung könnte – in Anbetracht eines konservativen Wohlfahrtsstaats der eher extern modernisiert – eine Orientierung der Mission an (den Erfahrungen aus) dem Konzept von „Health in All Policies" (HiAP) (WHO 2014) hilfreich sein. Diese geht davon aus, dass Gesundheit eine gesamtgesellschaftliche Aufgabe ist, die in allen Bereichen des öffentlichen Handelns gefördert werden soll. Der Ansatz betont die Auswirkungen politischer Entscheidungen auf gesundheitsrelevante Faktoren und zielt darauf ab, die Politikgestaltung auf allen Ebenen zu verbessern: Mehr intersektorale Vernetzung und mehr Nutzendenorientierung, mehr Chancengleichheit und v. a. ein salutogenetisches Verständnis, das die Förderung von Wohlbefinden in den Mittelpunkt stellt, sich an der

Schaffung gesundheitsfördernder Lebenswelten orientiert (Greene et al. 2019) und dabei auch die sozialen Lagen, Sorgen und Stress, Bewegungsmangel, Schadstoffe und Fehlernährung in den Blick nimmt – wie es ja auch bereits die Vereinten Nationen (2015) in ihren Nachhaltigkeitszielen (Sustainable Development Goals [SDGs]) formuliert haben.

Dieser Fokus auf eine konkrete Mission könnte zudem dabei helfen, die fragmentierte Institutionenlandschaft innerhalb der Gesundheits- und Präventionspolitik geeignet zu orchestrieren. Schließlich bewegt sich auch die Präventionspolitik in einem Mehrebenensystem, in dem sich die Gestaltungskompetenzen auf Bund und Länder und in einigen Bereichen auch auf die Europäische Union (EU) verteilen (Gerlinger 2024). Dabei sind beide Ebenen sowohl bei der Rechtsetzung als auch bei der Implementierung von Vorschriften, die sich zudem über viele Ressorts verteilen, eng miteinander verflochten. Allgemein lässt sich seit den 1980er-Jahren eine Aufwertung der Präventionspolitik feststellen, die zu einer weiteren Zunahme von Aufgabenbereichen mit Schnittstellen zu anderen Politikfeldern, aber eben auch zu mehr Akteur:innen und Institutionen (z. B. Nationale Präventionskonferenz, Bundesrahmenempfehlungen, Landesrahmenvereinbarungen etc.) geführt hat. Die damit deutlich erhöhte institutionelle Komplexität und Fragmentierung der Prävention hat die Gesetzgebung dazu veranlasst, die Beteiligten auf zahlreichen Feldern zu einer intensiveren Koordination zu verpflichten. Diese Bemühungen um mehr und bessere Koordination dürften auch durch die zunehmende Digitalisierung und die geplante Gründung eines Bundesinstituts für öffentliche Gesundheit (BIÖG) zusätzlichen Auftrieb erfahren.

6.6 Fazit und Ausblick

Technische und soziale Innovationen im Bereich von Prävention und Gesundheitsförderung sind das Ergebnis komplexer sozialer Interaktionen vieler unterschiedlicher Akteur:innen, die eingebettet sind in die Institutionengefüge des jeweiligen Wohlfahrtsstaats und seines politischen (Mehrebenen-)Systems. Diese Institutionengefüge haben enormen Einfluss auf die Nachfrage und das Angebot, weisen den Handlungskorridor für die Entwicklung und Diffusion von Neuerungen und besitzen eine hohe Persistenz und Pfadabhängigkeit. Denn nicht zuletzt bestimmt die Architektur des Wohlfahrtsstaats darüber, wer von der Einführung einer neuen Technik oder Dienstleistung genau wie profitiert, wer dafür verantwortlich ist bzw. dafür bezahlen muss. Mit Blick auf die Finanzierung von Präventionsmaßnahmen im Bereich der Gesundheit und Pflege zeigt sich das heute ganz konkret zum Beispiel im Binnenverhältnis der Sozialgesetzbücher V und XI bzw. der jeweiligen Finanzierung durch die Gesundheits- oder Pflegekassen. Allgemein lässt sich in den vergangenen Jahren in Deutschland für die Präventionspolitik ein Aufgaben- und Bedeutungszuwachs der Krankenkassen feststellen, der die zentrale Grundlogik eines (Bismarck'schen) konservativen Wohlfahrtsstaats unterstreicht.

Die Entwicklung der Wohlfahrtsstaaten war zum einen eine notwendige Reaktion auf die zerstörerischen Effekte vorangegangener Industrialisierungswellen und

Transformationsprozesse, ist zum anderen aber auch eine der wesentlichsten Errungenschaften der europäischen Geschichte. Sie zeigt, dass Innovationsprozesse zu sozialem Fortschritt führen können, wenn es uns gelingt, technische Innovationen (z. B. Elektrizität, Fließbänder, Robotik) mit sozialen Innovationen (z. B. gesetzliche Krankenversicherung, Mitbestimmung, duale Ausbildung) zu verzahnen. Doch so, wie sich Technik, Wirtschaft und Gesellschaft ständig weiterentwickeln, gilt es auch den Wohlfahrtsstaat zu modernisieren, also ganz konkret in das Angebot der öffentlichen Verwaltung, in soziale und digitale Infrastruktur bzw. in die öffentliche Daseinsvorsorge zu investieren (Buhr et al. 2016). Ein Blick auf verschiedene Rankings (z. B. DESI der Europäischen Kommission) zeigt am Beispiel vieler skandinavischer Länder (z. B. Dänemark, Schweden, Finnland, Norwegen), dass hohe soziale Standards kein Nachteil für das Wirtschaftswachstum sein müssen, sondern vielmehr das Fundament innovativer Gesellschaften bilden, in denen sowohl die Produzent:innen als auch die Nutzer:innen von schnelleren, erfolgreicheren und passgenaueren Innovationen profitieren.

So verfolgen beispielsweise die nordischen Länder Finnland, Dänemark und Schweden einen universalistischen Ansatz und verwenden die Digitalisierung aktiv für die interne Modernisierung ihres Gesundheitswesens. Hier werden technologiegestützte Ansätze genutzt, um – dem Gleichheitsprinzip folgend – einen universellen Zugang zum Gesundheitssystem auch in sehr abgelegenen Gebieten zu ermöglichen. Schweden modernisiert seinen Wohlfahrtsstaat auch proaktiv intern, indem es die digitale Infrastruktur, die digitale Verwaltung und die digitalen Kompetenzen fördert und so den Universalismus und die Befähigung der Bürger:innen unterstützt. Auch Estland mit seiner relativ guten Netzabdeckung und den großen Fortschritten bei den digitalen öffentlichen Dienstleistungen geht den Weg der internen Modernisierung. Konservative Wohlfahrtsstaaten wie Deutschland sind eher reaktiv und setzen auf eine externe Modernisierung. Diese Länder haben mit den Auswirkungen der Digitalisierung auf die Wirtschaft und den damit verbundenen Veränderungen auf den Arbeitsmärkten zu kämpfen und fallen in Bezug auf digitale öffentliche Dienstleistungen und die Einführung von Lösungen für elektronische Gesundheitsdienste im internationalen Vergleich zurück.

Die Covid-19-Pandemie hat schmerzlich gezeigt, wie wichtig ein gut ausgestatteter und digitalisierter Wohlfahrtsstaat ist, um den Bürger:innen wirksame und effiziente Gesundheitsdienste zu bieten. Die skandinavischen Wohlfahrtsstaaten scheinen in einer vorteilhaften Position zu sein, da die interne Modernisierung dieser Wohlfahrtsstaaten bereits ein höheres Niveau erreicht hat, als in den meisten liberalen, mediterranen, postsozialistischen und konservativen Wohlfahrtsstaaten. Diese haben noch einen langen Weg vor sich, wenn es darum geht, ihre digitale Zukunft aktiv zu gestalten.

Während die Wachstumsschübe der Vergangenheit auf Technologien beruhten, die große Sachinvestitionen auslösten, spielen bei heutigen Innovationen verstärkt komplexe Kommunikationsbezüge sowie das Lernen und Denken in vernetzten Zusammenhängen eine zentrale Rolle. Für die Innovationspolitik heißt das, dass sowohl in Innovationen investiert als auch die Fähigkeiten ihrer Nutzung in der Gesellschaft gefördert werden muss. Dazu gehört aber auch, die Folgen von Innovationen bereits im Vorfeld und unter

Beteiligung der potenziellen Nutzer:innen (in den jeweiligen Communities) zu analysieren. Die Idee dahinter ist, Innovation durch Partizipation zu ermöglichen und dabei auch auf offene und soziale Innovationen zu setzen – gerade auch im so wichtigen Bereich von Prävention und Gesundheitsförderung.

> Daraus leiten sich verschiedene Aufgaben für die Innovations- und Gesundheitspolitik ab, z. B.
>
> - die Entwicklung einer gemeinsamen Mission (z. B. Orientierung an Health in All Policies) zur besseren Orchestrierung und Koordination der Maßnahmen,
> - die Weiterentwicklung der Innovationspolitik hin zur sozialen Innovationspolitik, die sich an den Bedürfnissen obiger Mission ausrichtet (Buhr 2015),
> - die stärkere Einbindung aller an einem (offenen) Innovationsprozess beteiligten Akteur:innen (z. B. auch Nutzer:innen und Kund:innen, Patientenvertreter:innen, Senior:innenräte),
> - mehr Investitionen in Prävention, (Aus-, Fort- und Weiter)Bildung sowie (öffentliche) Forschung und die digitale Infrastruktur,
> - mehr Förderung sozialer Dienstleistungsinnovationen, Anwendung und Demonstrationsforschung sowie des internationalen Wissensaustausch, aber auch von longitudinalen Evaluations- und Akzeptanzstudien,
> - ein öffentliches Beschaffungswesen, das sich nicht nur am Preis, sondern auch am Innovationsgrad orientiert und von weiteren Instrumenten orchestriert wird, die aktiv auch die Nachfrage nach Innovationen fördern.

Literatur

Arts W, Gelissen J (2002) Drei Welten des Wohlfahrtskapitalismus oder mehr? A State-of-the-Art Report. Zeitschrift für Europäische Sozialpolitik 12(2):137–158

Bader V, Buhr D (2020) Die Ambivalenz des Neuen. Sozialer Fortschritt durch Plattformen, Blockchain und KI? WISO Diskurs, Bonn

Blättel-Mink B, Menez R (2015) Kompendium der Innovationsforschung. VS Verlag für Sozialwissenschaften, Wiesbaden

Brynjolfsson E, McAfee A (2014) The second machine age. Work, progress, and prosperity in a time of brilliant technologies. Norton & Company, New York

Buhr D (2010) Chaos oder Kosmos. Die Koordination der Innovationspolitik des Bundes – Probleme und Lösungsansätze. Nomos, Baden-Baden

Buhr D (2015) Soziale Innovationspolitik für die Industrie 4.0. Friedrich-Ebert-Stiftung, Bonn

Buhr D (2017) The LebensPhasenHaus. Innovation by participation in practice. In: Frankenberger R, Chernenkova E (Hrsg) Local politics in a comparative perspective. Baden-Baden, Nomos, S 139–152

Buhr D (2019) Gemeinsam statt einsam – Digitalisierung braucht Innovation durch Partizipation. In: Kohlrausch B, Schildmann C, Voss D (Hrsg) Neue Arbeit – neue Ungleichheiten? Folgen der Digitalisierung. Beltz Juventa, Weinheim, S 195–214

Buhr D, Frankenberger R (2020) Vertrauen und Innovation in der digitalen Welt. In: Schroeder W, Bitzegeio U, Fischer S (Hrsg) Digitale Industrie, Algorithmische Arbeit, Gesellschaftliche Transformation. Dietz-Verlag, Bonn, S 233–248

Buhr D, Frankenberger R (2022) Digitalization and the effects of internal and external modernization in health care systems. In: Busemeyer M, Kemmerling A, Marx P, van Kersbergen K (Hrsg) Digitalization and the welfare state. Oxford University Press, Oxford, S 336–354

Buhr D, Christ C, Frankenberger R, Fregin M-C, Trämer M (2016) Auf dem Weg zur Wohlfahrt 4.0? Die Digitalisierung des Wohlfahrtsstaates in der Arbeitsmarkt-, Gesundheits- und Innovationspolitik: Ein europäischer Vergleich. Friedrich-Ebert-Stiftung, Berlin

Chesbrough H, Vanhaverbeke W, West J (2014) Exploring the next wave of open innovation research. Edward Elgar, Cheltenham

Cohen W, Levinthal D (1990) Absorptive capacity: a new perspective on learning and innovation. Admin Sci Quart 35(1):128–152

Cooke P (1997) Regions in a global market. Review of International Political Economy 4(2):348–379

Cooke P (2004) Regional innovation systems. Routledge, London

Edquist C, Johnson B (1997) Institutions and organizations in systems of innovation. In: Edquist C (Hrsg) Systems of innovation. Technologies, institutions and organizations. Routledge, London, S 41–63

Edquist C, Lundvall B-Å (1993) Comparing the Danish and Swedish systems of innovation. In: Nelson R (Hrsg) National innovation systems: a comparative analysis. Oxford University Press, Oxford, S 265–298

Esping-Andersen G (1990) The three worlds of welfare capitalism. Princeton University Press, Princeton

Europäische Kommission (2024) Digital Decade DESI visualistaion tool. https://digital-decade-desi.digital-strategy.ec.europa.eu/. Zugegriffen am 30.05.2025

Freeman C (1987) Technology policy and economic performance: lessons from Japan. Pinter, London

Gerlinger T (2024) Institutionenwandel in der Präventionspolitik. GGW 24(2):7–14

Glaser J, Overhage M, Guptill J, Appleby C, Trigg D (2020) What the pandemic means for health care's digital transformation. https://hbr.org/2020/12/what-the-pandemic-means-for-health-cares-digital-transformation

Goodman K, Zandi D, Reis A, Vayena E (2020) Balancing risks and benefits of artificial intelligence in the health sector. Bull World Health Organ 98(4):230–230A

Greene R, Gerhardus A, Grossmann B, Kuhn J, Kurth B, Moebus S, von Philipsborn P, Pospiech S, Matusall S (2019) Health in All Policies – Entwicklungen, Schwerpunkte und Umsetzungsstrategien für Deutschland. Zukunftsforum Public Health, Berlin

Guthrie S, d'Angelo C, Ioppolo B, Shenderovich Y, McInroy G (2018) Evidence synthesis on measuring the distribution of benefits of research and innovation. The Royal Society/RAND Corporation, Cambridge

von Hippel E (1988) The sources of innovation. Oxford University Press, New York

Ho C, Caals K, Zhang H (2020) Heralding the digitalization of life in post-pandemic East-Asian societies. J Bioet Inq 17:657–661

Iversen T, Rehm P (2022) The data revolution and the transformation of social protection. In: Busemeyer M, Kemmerling A, Marx P, van Kersbergen K (Hrsg) Digitalization and the welfare state. Oxford University Press, Oxford, S 99–117

Jensen C, van Kersbergen K (2022) Digitalization and the politics of health risks in advanced democracies. In: Busemeyer M, Kemmerling A, Marx P, van Kersbergen K (Hrsg) Digitalization and the welfare state. Oxford University Press, Oxford, S 319–335

Kash D, Rycroft R (2002) Emerging patterns of complex technological innovation. Technol Forecast Soc Change 69(6):581–606

Kline S, Rosenberg N (1986) An overview of innovation. In: Landau R, Rosenberg N (Hrsg) The positive sum strategy. Harnessing technology for economic growth. The National Academies Press, Washington, D.C., S 275–305

Lundvall B-Å, Johnson B, Sloth Andersen E, Dalum B (2002) National systems of production, innovation and competence building. Res Policy 31(2):213–231

Mensch G (1975) Das technologische Patt. Innovationen überwinden die Depression. Umschau Verlag Breidenstein, Frankfurt am Main

Ricciardi W, Barros P, Bourek A, Brouwer W, Kelsey T, Lehtonen L (2019) How to govern the digital transformation of health services. Eur J Public Health 29(Suppl. 3):7–12

Roth F, Lindner R, Hufnagl M, Wittmann F, Yorulmaz M (2021) Lehren für künftige missionsorientierte Innovationspolitiken. Abschlussbericht der wissenschaftlichen Begleitforschung zur deutschen Hightech-Strategie – Band 1. Fraunhofer-Institut für System- und Innovationsforschung ISI, Karlsruhe

Schmid J (2010) Wohlfahrtstaaten im Vergleich. Soziale Sicherung in Europa: Organisation, Finanzierung, Leistungen und Probleme. VS Verlag für Sozialwissenschaften, Wiesbaden

Schmid J, Buhr D (2015) Wirtschaftspolitik. Ferdinand Schöningh utb, Paderborn

Schumpeter JA (1927) The explanation of the business cycle. Economica 21:286–311

Vereinte Nationen (2015) Sustainable Development Goals. Goal 3: Ensure healthy lives and promote well-being for all at all ages. https://www.un.org/sustainabledevelopment/health/

Welsch J (2005) Innovationspolitik. Eine problemorientierte Einführung, Gabler, Wiesbaden

WHO (2014) The Helsinki statement on health in all policies. World Health Organization, Geneva

Wann sind digitale Technologien förderlich für unsere Gesundheit? Eine kommunikationswissenschaftliche Perspektive

7

Elena Link

7.1 Einleitung

Wir befinden uns im Zeitalter der digitalen Gesundheit. Dieses ist u. a. dadurch gekennzeichnet, dass jede:r Einzelne auf eine Vielzahl an digitalen Angeboten zugreifen kann. Die von diesen Angeboten geleistete Unterstützung reicht von einem erleichterten Zugang zu Informationen, einer Bewertung des eigenen Gesundheitszustandes, einer Förderung der Selbstwirksamkeit und Anleitung für die individuelle Änderung des Gesundheitsverhaltens bis zur Organisation von präventiven Maßnahmen (Smahel et al. 2019; Thranberend et al. 2016). Entsprechende Fortschritte der Informations- und Kommunikationstechnologie (Akdur et al. 2020; Mesko und Győrffy 2019) liefern dabei potenzielle neue Lösungen für die gesundheitsbezogenen Herausforderungen, denen sich sowohl interessierte Bürger:innen und Patient:innen als auch die Gesellschaft und das Gesundheitssystem stellen müssen. Auf der individuellen Ebene ist darauf zu verweisen, dass von Bürger:innen und Patient:innen zunehmend gefordert wird, eine aktive Rolle in der Prävention und Gesundheitsversorgung zu übernehmen und informierte gesundheitsbezogene Entscheidungen zu treffen (Chewning et al. 2012; Rummer und Scheibler 2016; Smith et al. 2013). Auf gesellschaftlicher Ebene wird diskutiert, inwiefern digitale Angebote kommunikative, informationelle und gesundheitsbezogene Ungleichheiten reduzieren (Cornejo Müller et al. 2020; Viswanath und Kreuter 2007). Ihre Potenziale liegen darin, dass sie den Zugang der einzelnen Personen zu gesundheitsrelevanten Informationen für Prävention, Gesundheitsförderung und Gesundheitsversorgung verbessern,

E. Link (✉)
Johannes Gutenberg-Universität Mainz, Institut für Publizistik, Mainz, Deutschland
E-Mail: elena.link@uni-mainz.de

© Der/die Autor(en), exklusiv lizenziert an Springer-Verlag GmbH, DE, ein Teil von Springer Nature 2025
F. Fischer, K. Wrona (Hrsg.), *Technologiegestützte Ansätze in der Community-basierten Prävention und Gesundheitsförderung*,
https://doi.org/10.1007/978-3-662-71115-6_7

einen erschwinglichen, niederschwelligen Zugang zur Gesundheitsversorgung für Menschen mit niedrigem sozioökonomischem Status ermöglichen und Ungleichheiten in der Gesundheitsversorgung zwischen städtischer und ländlicher Bevölkerung ausgleichen (Mesko und Győrffy 2019; Rollin et al. 2018). Andererseits deuten eine narrative Übersichtsarbeit (Cornejo Müller et al. 2020) und eine Studie auf der Grundlage des US Health Information National Trends Survey (HINTS) (Ratcliff et al. 2021) darauf hin, dass bestehende gesundheitliche Ungleichheiten im digitalen Bereich fortbestehen, weil es zunächst eine generelle Nutzungsabsicht braucht, die beispielsweise von soziodemografischen und sozioökonomischen Faktoren sowie Fähigkeiten wie der digitalen Gesundheitskompetenz abhängig sein kann. Findet eine Zuwendung zu entsprechenden Angeboten statt, ist ebenso die Aneignung und Wirkung entsprechender Technologien eine Voraussetzung. Damit geht einher, dass die Verfügbarkeit von digitalen Gesundheitsangeboten nur eine Komponente für digitale Lösungen zur Unterstützung der aktiven Beteiligung des Einzelnen an der Prävention ist.

Vor diesem Hintergrund liefert der vorliegende Beitrag eine kommunikationswissenschaftliche Perspektive auf den Markt der digitalen Informations- und Kommunikationstechnologien und beschreibt ihre Funktionen; ebenso werden die Nutzer:innen in den Fokus gestellt. Es wird ein Überblick geboten, welche Faktoren die Nutzungsabsicht bedingen und welche Faktoren für die Wirkung bedacht werden sollten. Der Beitrag fokussiert damit zwei zentrale Bestandteile des Rezeptionsprozesses, die entscheidend prägen, inwiefern digitale Technologien für den oder die Einzelne:n förderlich sind.

7.2 Die Angebotsperspektive: Die Bandbreite digitaler Technologien

Die Forschung, die sich mit Funktionen digitaler Technologien befasst, nutzt entweder eine Marktperspektive, indem sie die Arten der verfügbaren Angebote zusammenfasst (Thranberend et al. 2016), oder sie untersucht die Funktionen einzelner Angebote, die für bestimmte Patient:innengruppen entwickelt und von diesen genutzt werden (Baxter et al. 2020; McCann et al. 2019; Ruhi und Chugh 2021). Gerade diese zweite Perspektive, die statt der Funktionalität die zugeschriebenen Funktionen betrachtet, spielt in der Kommunikationswissenschaft bisher eine untergeordnete Rolle (Smahel et al. 2019; Bhuyan et al. 2016). Es gibt bislang nur wenige Studien, die beschreiben, wie häufig digitale Gesundheitsangebote für bestimmte Zwecke in der Breite genutzt werden. Aktuelle Einblicke in die Funktionen von digitalen Kommunikationstechnologien liefert der HINTS („Health Information National Trend Survey") Germany (Grimm et al. 2023). Die Ergebnisse zeigen, dass digitale Kommunikationstechnologien derzeit in Deutschland am häufigsten genutzt werden, um Zugang zu Informationen und Unterstützung zu erhalten (Thranberend et al. 2016; Link und Baumann 2020; Link et al. 2021b). Im Gegensatz dazu wurden Funktionen, die mehr Aktivität, Beteiligung oder Interaktion von Einzelpersonen erfordern, wie der Austausch von Gesundheitsinformationen mit Gleichgesinnten oder die

Überwachung von Gesundheitsmerkmalen (Smahel et al. 2019), von den Befragten am wenigsten genutzt. Dies könnte damit zusammenhängen, dass entsprechende Funktionen nicht für die Prävention, sondern speziell für Patient:innen in ihrer Bewältigung von akuten und chronischen Krankheiten an Bedeutung gewinnen (Link et al. 2021a). Darüber hinaus sind Monitoring- und Tracking-Funktionen neueren Datums und befinden sich daher in früheren Phasen der Adaption. Grimm und Kolleg:innen (Grimm et al. 2023) unterscheiden zwei Funktionen: die informationsbezogene Befähigung und die gesundheitsbezogene Organisation und Kommunikation. Die Funktion der informationsbezogenen Befähigung zielt auf die Befähigung des oder der Einzelnen zur Prävention, Gesundheitsförderung und -versorgung ab. Hierbei geht es beispielsweise um den Erwerb von Wissen über ein Gesundheits- oder Krankheitsproblem, die Befähigung des oder der Einzelnen zu selbstbestimmtem Handeln und das Ergreifen von Maßnahmen zum Erhalt der Gesundheit innerhalb und außerhalb des Gesundheitssystems (Cornejo Müller et al. 2020). Diese Funktion können digitale Gesundheitsangebote wie Gesundheitsinformationsportale erfüllen, die sich sowohl an die breite Öffentlichkeit als auch an bestimmte Patient:innengruppen richten. Vergleicht man diesen Fokus mit marktbasierten Klassifizierungen (Thranberend et al. 2016), so könnte diese Komponente das Nutzer:innengegenstück für den Typ ‚Verbesserung der Gesundheitskompetenz' darstellen. Dies umfasst digitale Gesundheitsangebote, die Informationen zu gesundheits- oder krankheitsbezogenen Themen bereitstellen.

Die Funktion der gesundheitsbezogenen Organisation und Kommunikation umfasst Zwecke im Zusammenhang mit der instrumentellen Unterstützung bei Terminen mit Ärzt:innen, Hilfe bei der Navigation im Gesundheitssystem sowie die Befähigung von Patient:innen, sich auf die Kommunikation mit Angehörigen der Gesundheitsberufe vorzubereiten. Darüber hinaus umfasst die Komponente die Überwachung, Verfolgung und gemeinsame Nutzung von Gesundheits- und Krankheitsdaten über Apps. Im Vergleich zur marktbasierten Klassifizierung bezieht sich diese Funktion auf Aspekte, die das Prozessmanagement im Gesundheitswesen und die Dokumentation der Gesundheits- und Krankheitsgeschichte beschreiben (Thranberend et al. 2016). Nimmt man eine Community-zentrierte Sichtweise ein, finden sich Community-basierte Ansätze in diesen Klassifizierungen weder auf der Angebots- noch auf der Nutzer:innenseite. Sie werden im Aggregat nicht sichtbar und überschneiden sich zudem funktional mit den oben vorgestellten Zwecken.

7.3 Die Nutzer:innenperspektive: Nutzung und Wirkung von digitalen Technologien

Neben dem technologischen Fortschritt, der zu einer Vervielfältigung des Funktionsumfangs und der Angebote an digitalen Unterstützungsformen beigetragen hat, wird aus Nutzer:innenperspektive in den Fokus gestellt, welche Faktoren dafür bedeutsam sind, dass Individuen von digitalen Gesundheitsangeboten profitieren (Cornejo Müller et al. 2020). Für die Nutzer:innenperspektive erscheint es essenziell, zu ermitteln, welche Faktoren die Akzeptanz und Nutzung sowie Wirkung von digitalen gesundheitsbezogenen Technologien beeinflussen. Die Charakterisierung der Nutzer:innen digitaler Gesundheitsangebote dient dabei als Grundlage, um informationsbezogene Ungleichheiten zu identifizieren, die u. a. aus individuellen Unterschieden in der Bereitschaft und Fähigkeit zur Inanspruchnahme und Nutzung unterstützender Angebote entstehen können (Garavand et al. 2016; Scott Kruse et al. 2018). Entsprechende individuelle Faktoren scheinen dabei im digitalen Zeitalter noch bedeutsamer geworden zu sein, da der Zugang meist barriereärmer ist, allerdings die tatsächliche Zuwendung und adäquate Nutzung bestehender Angebote ein höheres Maß an Engagement und Eigenverantwortung der Nutzer:innen erfordern.

Im Folgenden sollen analog zum Rezeptionsprozess zunächst die Determinanten der Nutzungsabsicht und darauf aufbauend Rahmenbedingungen der Wirkung und Aneignung beschrieben werden.

7.3.1 Die Nutzungsabsicht und ihre Determinanten

Es besteht eine Vielzahl an Modellen, welche die Nutzungsabsicht fokussieren und diese erklären sollen (siehe beispielsweise Given et al. 2023; Johnson und Case 2012; Ou und Ho 2022; Wang et al. 2021; Zimmerman und Shaw 2020). Dabei lassen sich für digitale Technologien zwei Ansätze als relevant identifizieren: Modelle der Technologieakzeptanz und Modelle des Informationshandelns. Für beide Ansätze sollen beispielhaft zwei Modelle vorgestellt werden, deren Anwendung kontextübergreifend weit verbreitet ist und die eine besonders hohe Erklärungsleistung zeigen.

Der prominenteste Vertreter der Modelle der Technologieakzeptanz ist die Unified Theory of Acceptance and Use of Technology und ihre Weiterentwicklungen (UTAUT 2) (Venkatesh et al. 2003; Venkatesh et al. 2012). Sie gilt als eines der umfassendsten Modelle zur Vorhersage der Nutzungsabsicht von innovativen Technologien wie Telekommunikationstechnologien (Baudier et al. 2020; Baudier et al. 2021), elektronische Patient:innenportalen (Ravangard et al. 2017; Silver et al. 2020; Tavares et al. 2018) oder mobile Apps (Chang et al. 2021; Huang und Yang 2020). Die UTAUT 2 integriert Grundannahmen aus den Bereichen der Psychologie (z. B. der Theory of Planned Behavior [TPB]; Ajzen 1991), der Soziologie (z. B. der Innovation Diffusion Theory; Rogers 2003), und der Informationssystemforschung (Given et al. 2023). Neben Faktoren wie dem Geschlecht, Alter, der Erfahrung und Freiwilligkeit der Nutzung, beschreibt die UTAUT 2 (Venkatesh et al. 2003, 2012), dass die Nutzung und Nutzungsintention durch sieben Einflussfaktoren bedingt wird. Der erste Einflussfaktor, namens Leistungserwartung (*Performance Expectancy*), bezieht sich im Gesundheitskontext auf den wahrgenommenen Nutzen von Technologien, um beispielsweise die Qualität der Gesundheitsversorgung und die Umsetzung eines gesundheitsförderlichen Lebensstils zu unterstützen oder ein bestimmtes gesundheitsbezogenes Ergebnis zu erzielen. Die Leistungserwartung zählt als einer der stärksten Einflussfaktoren der Verhaltensabsichten (Baudier et al. 2020, 2021; Silver et al.

2020; Chang et al. 2021; Prasetyo et al. 2021). Der zweite berücksichtigte Einflussfaktor ist die Aufwandserwartung (*Effort Expectancy*). Sie steht im Zusammenhang mit der wahrgenommenen Benutzer:innenfreundlichkeit (*Usability*) einer Technologie (Venkatesh et al. 2012). Bisherige Studien weisen einen geringen bis mäßigen Einfluss dieser Erwartungen auf die Nutzungsintention nach (Beh et al. 2021; Koivumäki et al. 2017; Silver et al. 2020; Tavares et al. 2018). Als dritter Faktor gelten soziale Einflüsse oder Normen, die im Gesundheitskontext generell sehr einflussreich sind (McEachan et al. 2011; Yang et al. 2014). Sie beschreiben Verhaltenskodizes innerhalb bestimmter Gruppen (Cialdini et al. 1990; Lapinski und Rimal 2005; Smith et al. 2012) und umfassen die Wahrnehmung der Nutzer:innen, inwiefern das Umsetzen eines bestimmten Verhaltens innerhalb des sozialen Umfeldes akzeptiert wird sowie wie weit verbreitet das Verhalten im eigenen sozialen Umfeld ist (Geber et al. 2019; Rimal und Lapinski 2015; Rimal und Real 2005). Im Gesundheitskontext kann es dabei auch relevant sein, dass nicht nur das Umfeld der eigenen Familie und Freund:innen beachtet wird, sondern auch der Einfluss des medizinischen Fachpersonals als wichtiger Impuls- und Ratgeber einbezogen wird (Memenga und Link 2024). Der vierte Faktor umfasst die förderlichen Rahmenbedingungen (*Facilitating Conditions*), die aufseiten der Nutzer:innen verfügbare Ressourcen zur Unterstützung der Nutzung einer bestimmten Technologie beschreiben (Venkatesh et al. 2012). Sie haben im Gesundheitskontext eine eher untergeordnete Bedeutung und zeigen oft geringe (Beh et al. 2021; Silver et al. 2020) oder keine Effekte (Baudier et al. 2020; Huang und Yang 2020; Salgado et al. 2020).

Neu in der UTAUT 2 werden zudem die hedonistische Motivation (*Hedonic Motivation*), der Preis (*Price Value*) und die Gewohnheit (*Habit*) als Einflussfaktoren auf Verhaltensabsichten betrachtet (Venkatesh et al. 2012). Die hedonistische Motivation bezieht sich häufig auf Genuss oder Vergnügen (Venkatesh et al. 2012) und trägt mit kleinen bis moderaten Effekten zu gesundheitsbezogenen Nutzungsabsichten bei (Beh et al. 2021; Tavares und Oliveira 2017; Tomczyk et al. 2021; Yang Meier et al. 2020). Im deutschen Gesundheitssystem fallen zudem für viele Kommunikationstechnologien keine oder nur geringe Kosten an; daher schlagen erste Studien vor, dass neben dem finanziellen Aspekt auch die Ressource Zeit beachtet werden sollte (Memenga und Link 2024). Hierbei wird der zeitliche Aufwand für die Nutzung mit dem wahrgenommenen Wert der Nutzung abgewogen. Die Gewohnheit als letzter Faktor beschreibt die wahrgenommene Habitualisierung der Nutzung. Diese entsteht auf der Grundlage früherer Erfahrungen (Venkatesh et al. 2012). Sie hat in der Regel geringe bis mäßige Auswirkungen in Gesundheitskontexten (Chang et al. 2021; Huang und Yang 2020; Salgado et al. 2020; Tavares et al. 2018).

Weiterentwicklungen berücksichtigen auch die eHealth Literacy, um aufgrund der zunehmenden Menge an digitalen Gesundheitsinformationen und -angeboten notwendiger gewordene Fähigkeiten für den Zugang und die Nutzung von Gesundheitsinformation umfassender zu berücksichtigen (Memenga und Link 2024; Gerlach et al. 2021; Smith und Magnani 2019). Allerdings zeigen bisherige Studienergebnisse, dass eHealth Literacy vielmehr als Hintergrundfaktor für die bereits vorgestellten Prädiktoren, aber nicht als direkter Einflussfaktor von Nutzungsintentionen wirkt (Memenga und Link 2024).

Um besser zu verstehen, wer durch digitale, gesundheitsbezogene Kommunikationstechnologien erreicht wird oder unerreicht bleibt, kann aus der Tradition der Modelle des Gesundheitsinformationshandelns auch auf das Planned Risk Information Seeking Model (PRISM) (Kahlor 2010) zurückgegriffen werden. Analog zur UTAUT 2 zielt dieses Modell darauf ab, die Nutzungsintention abzubilden. In diesem Fall geht es konkret um die Intention zur zielgerichteten Suche nach Gesundheitsinformationen mittels ausgewählter Informationskanäle und -quellen (Kahlor 2010; Link et al. 2021a; Zimmerman und Shaw 2020). Das PRISM zeichnet sich dadurch aus, dass es ein integratives sowie gut bestätigtes Modell ist. Es kombiniert Annahmen aus verschiedenen Modellen wie der Theory of Planned Behavior (TPB; Ajzen 1991), dem Risk Information Seeking and Processing Model (RISP; Yang et al. 2014; Griffin et al. 1999) und dem Comprehensive Model of Information Seeking (CMIS; Basnyat et al. 2018; Johnson und Meischke 1993). Auf der Basis dieser Modelle werden sieben kognitive und sozialpsychologische Einflussfaktoren postuliert, die eine Informationssuche motivieren. Analog zur UTAUT 2 umfasst das PRISM ebenfalls soziale Normen (Cialdini et al. 1990; Smith et al. 2012). In diesem Fall handelt es sich um suchbezogene Normen, welche die wahrgenommene Akzeptanz der Informationssuche innerhalb des sozialen Umfeldes sowie die Wahrnehmung, wie verbreitet die Informationssuche im eigenen sozialen Umfeld ist, abbilden (Link 2022). Weitere aus der TPB abgeleitete Einflussfaktoren sind die Einstellung zur Informationssuche und die Verhaltenskontrolle. Die Einstellung bezieht sich auf eine instrumentelle oder affektive Bewertung von Informationen sowie des Aneignungsprozesses, die sich darin niederschlägt, inwiefern Informationen als nützlich, wertvoll oder hilfreich wahrgenommen werden (Kahlor 2007, 2010). Die Verhaltenskontrolle umfasst die Fähigkeiten einer Person, verlässliche Informationen aufzufinden, zu bewerten und sich anzueignen (Kahlor 2010). Sie hat somit viele Überschneidungen mit der Health Literacy und ihren verwandten Konzepten. Entsprechende Fähigkeiten werden als Grundlage verstanden, um eine stärkere Intention zur Informationssuche zu entwickeln.

Zudem postuliert das PRISM, dass die persönliche Relevanz und Betroffenheit relevante Treiber der eigenen Auseinandersetzung mit Gesundheitsinformationen sind. Im PRISM findet sich diese Dimension in Form der kognitiven Risikowahrnehmung und der affektiven Risikoreaktion wieder (Kahlor 2010; Griffin et al. 1999). Die Risikowahrnehmung beschreibt die individuelle Relevanz eines Risikos für eine Person. Somit ist eine Zuwendung zu Informationen wahrscheinlicher, wenn eine höhere Relevanz eines Risikos vorliegt. Die Risikowahrnehmung fußt auf zwei Dimensionen: Der Wahrscheinlichkeit von einer Bedrohung betroffen zu sein und dem wahrgenommenen Schweregrad dieser Bedrohung (Kahlor 2010; So 2013). Neben diesem kognitiven Urteil wird auch eine negative Valenz von Emotionen wie Ängsten und Sorgen als Treiber der Informationssuche berücksichtigt (Kahlor 2010; Yang und Kahlor 2013).

Zudem ist die Informationssuche auch das Resultat eines Informationsbedürfnisses. Dieses beschreibt die wahrgenommene Diskrepanz zwischen dem vorherrschenden

Wissensstand und dem Wissensstand, der benötigt wird, um sich sicher zu fühlen und zu einer akkuraten Bewertung der Situation zu gelangen (Brinker et al. 2020; Chen und Chaiken 1999; Griffin et al. 1999; Yang et al. 2014). Besteht eine größere Diskrepanz zu dem gewünschten Maß an Wissen und Sicherheit, ist die Suche nach Informationen wahrscheinlicher.

Beide Modelle liefern Anhaltspunkte, wie die Implementierung von gesundheitsbezogenen Kommunikationstechnologien erfolgreich unterstützt werden kann. Jeder einzelne Einflussfaktor kann hier bewusst adressiert werden. Dabei handelt es sich sowohl um Bewertungen der Technologien, aber auch generelle Einstellungen hinsichtlich Verhaltensnormen und Kompetenzen. Dabei muss allerdings darauf hingewiesen werden, dass die kommunikationswissenschaftliche Perspektive vorwiegend das Individuum, dessen Einstellungen, Wahrnehmungen und Kompetenzen in den Fokus stellt und als soziale Dimension lediglich die sozialen Normen einbezieht.

7.3.2 Die Aneignung und Wirkung sowie ihre Determinanten

Entscheidet sich ein Individuum für die Nutzung einer digitalen Kommunikationstechnologie, entscheiden sowohl Merkmale des Angebotes, des Individuums als auch der Rezeptionssituation über die Aneignung und Wirkung. Zu den Wirkungen zählen vielfältige emotionale, kognitive, oder konative Konsequenzen (Lambert und Loiselle 2007). Emotionale Konsequenzen beschreiben beispielsweise ein reduziertes Maß an Unsicherheit und damit einhergehend weniger negative Emotionen wie Ängste oder Besorgnis (Brashers et al. 2000; Kuang und Wilson 2017). Während kognitive Konsequenzen Wissenszuwachs, Einstellungs- und Meinungsbildung umfassen, beziehen sich die konativen Konsequenzen auf die gefällte Entscheidung über das eigene Gesundheitsverhalten oder die Umsetzung von Verhaltensänderungen (Dugas et al. 2020).

Merkmale des Angebots, die auf die Aneignung Einfluss nehmen, sind grundlegend die Evidenzbasierung und Qualität der angebotenen Inhalte. Hier scheinen v. a. im Online-Kontext Qualitätsunterschiede vorzuliegen (Denniss et al. 2023). Ebenso beeinflusst aber auch die Aufbereitung der Inhalte die Wirkung – hier bieten digitale Kommunikationstechnologien sowohl einen hohen Grad an Passgenauigkeit, Interaktivität, Multimedialität, einen niederschwelligen Zugang und eine hohe Aktualität (Stehr und Rossmann o.J.). Die Passung zu den Kompetenzen, Bedürfnissen, Eigenschaften und Vorlieben der individuellen Person (Stehr et al. 2022), ebenso wie direkte Interaktionsmöglichkeiten beispielsweise über Live-Chats mit Gesundheitsdienstleitenden oder Chat-Bots (Memenga et al. 2023; Morita et al. 2024) können dabei bedeutsam für die Effektivität von Kommunikationsmaßnahmen sein. Solche Prozesse des Einbezugs zentraler Merkmale für das Erstellen adäquater Botschaften und das Ausspielen an entsprechende Personen können zunehmend auch erfolgreich automatisiert werden (Lustria et al. 2013; Misir et al. 2024). Als weitere Merkmale des Angebots können beispielsweise zur Förderung von Verhaltensänderungen bestimmte Funktionen integriert werden. Zu diesen zählt beispielsweise das Monitoring von Verhalten, die Personalisierung der Kommunikation, Möglichkeiten der Zielsetzung und des Feedbacks sowie Push-Mitteilungen. Allerdings ist generell bei der Aneignungs- und Wirkungsperspektive verschiedener digitaler Gesundheitsanwendungen darauf hinzuweisen, dass der Forschungsstand hier noch begrenzt oder in Teilen uneindeutig zu sein scheint (Dugas et al. 2020). Zukünftige Forschung sollte genauer berücksichtigen, wie Menschen die Nutzung in ihren Alltag integrieren (Stehr et al. 2020) und welche Rolle dabei auch der gemeinsamen Nutzung von digitalen Gesundheitsanwendungen zukommt. Vor allem Community-basierte Ansätze finden bisher zu wenig Berücksichtigung.

Nicht nur für die Akzeptanz und Nutzungsintention entsprechender Technologien sind die Kompetenzen und Bewertungen der Nutzer:innen wichtig, sondern auch für deren Aneignung. So ist zu problematisieren, dass viele gesundheitsbezogenen Inhalte als zu komplex und mit Voraussetzungen behaftet mit Blick auf die Passung zu den Kompetenzen und dem Verständnis der allgemeinen Bevölkerung gelten (Daraz et al. 2018). Neben der Verständlichkeit sind für die Nutzer:innen auch die Navigierbarkeit und Ästhetik sowie die Glaubwürdigkeit und Neutralität wichtig (Agrawal et al. 2021; Zhang und Kim 2022). Darüber hinaus gilt es, die Annahmen zur kognitiven Verarbeitung von Gesundheitsinformationen zu beachten (für einen Überblick siehe Link und Klimmt 2019). Hier sei beispielsweise auf einen möglichen Confirmation Bias verwiesen (Fischer et al. 2005), weil sich Personen im Einklang mit konsistenztheoretischen Ansätzen eher für Informationen interessieren, die konsistent mit ihren Gedanken, Einstellungen und Verhaltensweisen sind (Festinger 1957). Die selektive Wahrnehmung führt dazu, dass jegliche Gesundheitsbotschaft in Richtung der eigenen Voreinstellung verzerrt interpretiert wird und inkonsistente Inhalte deutlich kritischer geprüft werden als konsistente Inhalte. Zudem sind Verarbeitungs- und Aneignungsprozesse von Gesundheitsinformationen immer als ein individueller und sozialer Interpretationsprozess zu verstehen. In diesem Sinne sind Informationen mit einem subjektiven Sinn versehen und werden auf ihre Brauchbarkeit in der konkreten Situation geprüft (Link und Klimmt 2019). Ebenso ist die Einstellungs- und Verhaltensbeeinflussung stark personen- und situationsabhängig. Das Elaboration-Likelihood-Modell (ELM; Petty und Cacioppo 1986; auch Klimmt und Rosset, 2020; Link und Klimmt 2019) bietet einen Überblick, welche Faktoren und Prozesse für die Einstellungsbildung im Zuge von Prävention und Gesundheitserhalt bedeutsam sind. Grundlegend wird dabei zwischen zwei Pfaden der Informationsverarbeitung unterschieden, die sich anhand der Elaborationsstärke unterscheiden. Darunter versteht man die Intensität der gedanklichen Befassung eines Individuums mit den Gesundheitsinformationen (Link und Klimmt 2019). Aufgrund der stetig vorherrschenden Ressourcenknappheit wird eine Information gewöhnlich mit nur geringer Elaborationsstärke verarbeitet. In diesem Fall konzentriert sich die Urteilsbildung auf leicht erfassbare Eigenschaften der Gesundheitsinformation. Werden die Informationen allerdings als persönlich relevant eingeschätzt, besteht bei einer Thematik ein hohes Involvement sowie großes Vorwissen und eine hohe eigene Verantwortung, so werden die Informationen mit einer höhere Elaborationsstärke verarbeitet. Damit geht einher, dass die Güte der Argumente und die Nützlichkeit der Informationen ausführlich geprüft werden und wahrscheinlicher und stabiler die eigene Einstellungsbildung prägen.

Analog zu den Modellen der Technologie-Akzeptanz und des Gesundheitsinformationshandelns können auch aus dieser Perspektive Annahmen abgeleitet werden, was den Erfolg von digitalen Kommunikationstechnologien für die Gesundheitsförderung bedingt. Hierbei bietet die Qualität der Angebote und ihre Aufbereitung die Grundlage, allerdings wird die Art der Interaktion von Nutzer:inneneigenschaften beeinflusst. Zu diesen zählt v. a. das Involvement, Vorwissen, Voreinstellungen und Relevanzzuschreibungen. Diese können erneut in den Fokus von Bildungsangeboten und Kommunikationsmaßnahmen gestellt und bei der Entwicklung von digitalen Kommunikationstechnologien mitgedacht werden.

7.4 Fazit und Ausblick

Der vorliegende Beitrag liefert eine kommunikationswissenschaftliche Perspektive auf die Frage, unter welchen Bedingungen digitale Kommunikationstechnologien förderlich für die Gesundheit der Nutzer:innen sind. Vor dem Hintergrund der Vielfalt verfügbarer Angebote wird konkret auf zwei Herausforderungen aufseiten der Nutzer:innen eingegangen. Hier trifft der Beitrag die Kernaussage, dass die Verfügbarkeit neuer Angebote nicht gleichbedeutend mit deren Nutzung sowie einer intendierten Wirkung ist. Es stellen sich somit die Fragen: (1) Wie können Nutzer:innen erreicht und zur Nutzung motiviert werden und (2) wie kann eine adäquate Aneignung unterstützt werden? Theoriebasiert können hier eine Vielzahl von Anhaltspunkten für Interventionen und Kommunikationsmaßnahmen abgeleitet werden, die jeweils in Abhängigkeit von der konkreten Zielsetzung betrachtet werden sollten. Dabei gilt es auch, die Aufmerksamkeit darauf zu richten, welche Personengruppen durch Angebote und Technologien nicht erreicht werden und welche Gründe dahinterstehen. Um Potenziale digitaler Technologien weitgehend auszuschöpfen und einzulösen, dass gesundheitliche Ungleichheiten verringert werden, ist es entscheidend, entsprechende Gruppen zu unterstützen. So sollten im Sinne von Community-basierter Gesundheitsförderung und Prävention im jeweiligen Kontext passgenaue, wirksame Maßnahmen ergriffen werden, um das Potenzial digitaler Gesundheitsangebote für alle relevanten Gruppen nutzbar zu machen und bestehende Ungleichheiten abzubauen.

Politische Maßnahmen können entsprechende Rahmenbedingungen für die Nutzungsintention und Aneignung schaffen. So können durch Bildungsangebote sowohl die individuellen Kompetenzen als auch die Relevanzzuschreibung und letztlich auch der Verhaltenskodex in Gesundheitsfragen adressiert werden. Ebenso kann die Entwicklung entsprechender Angebote, die Inhalts- und Vermittlungsevidenzen berücksichtigen, weiter vorangetrieben werden. Zudem können über weitere Ausschreibungen im Themenfeld auch Impulse für wissenschaftliche Studien entstehen. Hier gilt es v. a. die Forschungslücke zur Aneignung von digitalen Kommunikationstechnologien zu betrachten. Allerdings braucht es dabei Studien, die sich nicht konkrete Einzelfälle anschauen und damit lediglich die Wirksamkeit dieser Angebote nachweisen. Stattdessen gilt es, allgemeine Handlungsempfehlungen abzuleiten und zu einem grundlegenden Verständnis der Wirkungsweise beizutragen.

Literatur

Agrawal S, Irwin C, Dhillon-Smith RK (2021) An evaluation of the quality of online information on emergency contraception. Eur J Contracep Reprod Health Care 26(4):343–348

Ajzen I (1991) The theory of planned behavior. Organ Behav Human Decis Proc 50(2):179–211

Akdur G, Aydin MN, Akdur G (2020) Adoption of mobile health apps in dietetic practice: case study of Diyetkolik. JMIR mHealth uHealth 8(10):e16911

Basnyat I, Nekmat E, Jiang S, Lin J (2018) Applying the modified comprehensive model of information seeking to online health information seeking in the context of India. J Health Comm 23(6):563–572

Baudier P, Kondrateva G, Ammi C (2020) The future of Telemedicine Cabin? The case of the French students' acceptability. Futures 122:102595

Baudier P, Kondrateva G, Ammi C, Chang V, Schiavone F (2021) Patients' perceptions of teleconsultation during COVID-19: a cross-national study. Technol Forecast Soc Change 163:120510

Baxter C, Carroll J-A, Keogh B, Vandelanotte C (2020) Assessment of mobile health apps using built-in smartphone sensors for diagnosis and treatment: systematic survey of apps listed in international curated health app libraries. JMIR mHealth uHealth 8(2):e16741

Beh PK, Ganesan Y, Iranmanesh M, Foroughi B (2021) Using smartwatches for fitness and health monitoring: the UTAUT2 combined with threat appraisal as moderators. Behav Infor Technol 40(3):282–299

Bhuyan SS, Lu N, Chandak A, Kim H, Wyant D, Bhatt J, Kedia S, Chang CF (2016) Use of mobile health applications for health-seeking behavior among US adults. J Med Syst 40(6):153

Brashers DE, Neidig JL, Haas SM, Dobbs LK, Cardillo LW, Russell JA (2000) Communication in the management of uncertainty: the case of persons living with HIV or AIDS. Comm Monograp 67(1):63–84

Brinker DL, Zhou Y, Acevedo Callejas ML, MacGeorge EL (2020) Increasing information seeking about antibiotic risks: testing a clinical intervention message using the risk information seeking and processing model. Sci Comm 42(2):218–243

Chang Y-T, Chao C-M, Yu C-W, Lin F-C (2021) Extending the utility of UTAUT2 for hospital patients' adoption of medical apps: moderating effects of e-health literacy. Mobile Infor Syst 2021(1):8882317

Chen S, Chaiken S (1999) The heuristic-systematic model in its broader context. In: Chaiken S, Trope Y (Hrsg) Dual-process theories in social psychology. The Guilford Press, New York/London, S 73–96

Chewning B, Bylund CL, Shah B, Arora NK, Gueguen JA, Makoul G (2012) Patient preferences for shared decisions: a systematic review. Pat Educ Counsel 86(1):9–18

Cialdini RB, Reno RR, Kallgren CA (1990) A focus theory of normative conduct: recycling the concept of norms to reduce littering in public places. J Personal Soc Psychol 58(6):1015–1026

Cornejo Müller A, Wachtler B, Lampert T (2020) Digital Divide – Soziale Unterschiede in der Nutzung digitaler Gesundheitsangebote. Bundesgesundheitsblatt – Gesundheitsforschung – Gesundheitschutz 63(2):185–191

Daraz L, Morrow AS, Ponce OJ, Farah W, Katabi A, Majzoub A, Seisa MO, Benkhadra R, Alsawas M, Larry P (2018) Readability of online health information: a meta-narrative systematic review. Am J Med Quart 33(5):487–492

Denniss E, Lindberg R, McNaughton SA (2023) Quality and accuracy of online nutrition-related information: a systematic review of content analysis studies. Public Health Nutr 26(7):1345–1357

Dugas M, Gao GG, Agarwal R (2020) Unpacking mHealth interventions: a systematic review of behavior change techniques used in randomized controlled trials assessing mHealth effectiveness. Digital Health 6:205520762090541

Festinger L (1957) A theory of cognitive dissonance. Stanford University Press, Stanford

Fischer P, Jonas E, Frey D, Schulz-Hardt S (2005) Selective exposure to information: the impact of information limits. Eur J Soc Psychol 35(4):469–492

Garavand A, Mohseni M, Asadi H, Etemadi M, Moradi-Joo M, Moosavi A (2016) Factors influencing the adoption of health information technologies: a systematic review. Electron Physician 8(8):2713–2718

Geber S, Baumann E, Klimmt C (2019) Where do norms come from? Peer communication as a factor in normative social influences on risk behavior. Comm Res 46(5):708–730

Gerlach F, Greiner W, Jochimsen B, von Kalle C, Meyer G, Schreyögg J, Thürmann P (2021) Digitalisierung für Gesundheit: Ziele und Rahmenbedingungen eines dynamisch lernenden Gesundheitssystems. Gutachten 2021. Sachverständigenrat zur Begutachtung der Entwicklung im Gesundheitswesen, Berlin

Given LM, Case DO, Willson R (2023) Looking for information: examining research on how people engage with information. Emerald Group Publishing, Bingley

Griffin RJ, Dunwoody S, Neuwirth K (1999) Proposed model of the relationship of risk information seeking and processing to the development of preventive behaviors. Environ Res 80(2):S230–S245

Grimm M, Link E, Albrecht M, Czerwinski F, Baumann E, Suhr R (2023) Exploring functions and predictors of digital health engagement among German internet users: survey study. J Med Internet Res 25:e44024

Huang C-Y, Yang M-C (2020) Empirical investigation of factors influencing consumer intention to use an artificial intelligence-powered mobile application for weight loss and health management. Telemed e-Health 26(10):1240–1251

Johnson JD, Case DO (2012) Health information seeking. Peter Lang, New York

Johnson JD, Meischke H (1993) A comprehensive model of cancer-related information seeking applied to magazines. Human Commun Res 19(3):343–367

Kahlor L (2007) An augmented risk information seeking model: the case of global warming. Media Psychol 10(3):414–435

Kahlor L (2010) PRISM: a planned risk information seeking model. Health Commun 25(4):345–356

Klimmt C, Rosset M (2020) Elaboration-Likelihood-Modell. Nomos, Baden-Baden

Koivumäki T, Pekkarinen S, Lappi M, Väisänen J, Juntunen J, Pikkarainen M (2017) Consumer adoption of future MyData-based preventive eHealth services: an acceptance model and survey study. J Med Internet Res 19(12):e429

Kuang K, Wilson SR (2017) A meta-analysis of uncertainty and information management in illness contexts. J Commun 67(3):378–401

Lambert SD, Loiselle CG (2007) Health information seeking behavior. Qual Health Res 17(8):1006–1019

Lapinski MK, Rimal RN (2005) An explication of social norms. Commun Theory 15(2):127–147

Link E (2022) Auf der Suche nach Informationen über COVID-19: Eine Charakterisierung und Identifikation der Prädiktoren der Informationssuche. In: Schmidt F, Jaki S, Mandl T (Hrsg) Wissen um Corona: Wissenschaftskommunikation, Informationsverhalten, Diskurs. Universitätsverlag Hildesheim, Hildesheim, S 10–18

Link E, Baumann E (2020) Nutzung von Gesundheitsinformationen im Internet: Personenbezogene und motivationale Einflussfaktoren. Bundesgesundheitsblatt – Gesundheitsforschung – Gesundheitsschutz 63(6):681–689

Link E, Klimmt C (2019) Kognitive Verarbeitung von Gesundheitsinformationen. In: Rossmann C, Hastall M (Hrsg) Handbuch der Gesundheitskommunikation – Kommunikationswissenschaftliche Perspektiven. Springer, Berlin, S 233–243

Link E, Baumann E, Klimmt C (2021a) Explaining online information seeking behaviors in people with different health statuses: German representative cross-sectional survey. J Med Internet Res 23(12):e25963

Link E, Baumann E, Linn A, Fahr A, Schulz P, Abuzahra ME (2021b) Influencing factors of online health information seeking in selected European countries. Eur J Health Commun 2(1):29–55

Lustria MLA, Noar SM, Cortese J, Van Stee SK, Glueckauf RL, Lee J (2013) A meta-analysis of web-delivered tailored health behavior change interventions. J Health Commun 18(9):1039–1069

McCann L, McMillan KA, Pugh G (2019) Digital interventions to support adolescents and young adults with cancer: systematic review. JMIR Cancer 5(2):e12071

McEachan RRC, Conner M, Taylor NJ, Lawton RJ (2011) Prospective prediction of health-related behaviours with the theory of planned behaviour: a meta-analysis. Health Psychol Rev 5(2):97–144

Memenga P, Link E (2024) Patients' intentions to use a physician-provided digital health information service. Eur J Health Commun 5(2):1–22

Memenga P, Baumann E, Luetke Lanfer H, Reifegerste D, Geulen J, Weber W, Hahne A, Müller A, Weg-Remers S (2023) Intentions of patients with cancer and their relatives to use a live chat on familial cancer risk: results from a cross-sectional web-based survey. J Med Internet Res 25:e45198

Mesko B, Győrffy Z (2019) The rise of the empowered physician in the digital health era: Viewpoint. J Med Internet Res 21(3):e12490

Misir A, Viechtbauer W, de Vries H, Mesters I (2024) Twelve month efficacy of computer-tailored communication in boosting fruit and vegetable consumption among adults aged forty and over: a three-level meta-analysis and systematic review of randomized controlled trials. Advances Nutr 15(1):100150

Morita PP, Lotto M, Kaur J, Chumachenko D, Oetomo A, Espiritu KD, Hussain IZ (2024) What is the impact of artificial intelligence-based chatbots on infodemic management? Front Public Health 12:1310437

Ou M, Ho SS (2022) A meta-analysis of factors related to health information seeking: an integration from six theoretical frameworks. Commun Res 49(4):567–593

Petty RE, Cacioppo JT (1986) The elaboration likelihood model of persuasion. In: Berkowitz L (Hrsg) Advances in experimental social psychology. Academics, New York, S 123–205

Prasetyo YT, Roque RAC, Chuenyindee T, Young MN, Diaz JFT, Persada SF, Miraja BA, Perwira Redi AAN (2021) Determining factors affecting the acceptance of medical education eLearning platforms during the COVID-19 pandemic in the Philippines: UTAUT2 approach. Healthcare 9(7):780

Ratcliff CL, Krakow M, Greenberg-Worisek A, Hesse BW (2021) Digital health engagement in the US population: insights from the 2018 Health Information National Trends Survey. Am J Public Health 111(7):1348–1351

Ravangard R, Kazemi Z, Zaker Abbasali S, Sharifian R, Monem H (2017) Development of the UTAUT2 model to measure the acceptance of medical laboratory portals by patients in Shiraz. Electron Physician 9(2):3862–3869

Rimal RN, Lapinski MK (2015) A re-explication of social norms, ten years later. Commun Theory 25(4):393–409

Rimal RN, Real K (2005) How behaviors are influenced by perceived norms. Commun Res 32(3):389–414

Rogers EM (2003) Diffusion of innovations. Free Press, New York

Rollin A, Ridout B, Campbell A (2018) Digital health in melanoma posttreatment care in rural and remote Australia: systematic review. J Med Internet Res 20(9):e11547

Ruhi U, Chugh R (2021) Utility, value, and benefits of contemporary personal health records: Integrative review and conceptual synthesis. J Med Internet Res 23(4):e26877

Rummer A, Scheibler F (2016) Patientenrechte: Informierte Entscheidung Als Patientenrelevanter Endpunkt. Deutsches Ärzteblatt International 113(8):322–324

Salgado T, Tavares J, Oliveira T (2020) Drivers of mobile health acceptance and use from the patient perspective: survey study and quantitative model development. JMIR mHealth uHealth 8(7):e17588

Scott Kruse C, Karem P, Shifflett K, Vegi L, Ravi K, Brooks M (2018) Evaluating barriers to adopting telemedicine worldwide: a systematic review. J Telemed Telecare 24(1):4–12

Silver RA, Subramaniam C, Stylianou A (2020) The impact of portal satisfaction on portal use and health-seeking behavior: structural equation analysis. J Med Internet Res 22(3):e16260

Smahel D, Elavsky S, Machackova H (2019) Functions of mHealth applications: a user's perspective. Health Inform Journal 25(3):1065–1075

Smith B, Magnani JW (2019) New technologies, new disparities: the intersection of electronic health and digital health literacy. Int J Cardiol 292:280–282

Smith JR, Louis WR, Terry DJ, Greenaway KH, Clarke MR, Cheng X (2012) Congruent or conflicted? The impact of injunctive and descriptive norms on environmental intentions. J Environ Psychol 32(4):353–361

Smith SK, Nutbeam D, McCaffery KJ (2013) Insights into the concept and measurement of health literacy from a study of shared decision-making in a low literacy population. J Health Psychol 18(8):1011–1022

So J (2013) A further extension of the Extended Parallel Process Model (E-EPPM): implications of cognitive appraisal theory of emotion and dispositional coping style. Health Commun 28(1):72–83

Stehr P, Rossmann C (o.J.) Online-Gesundheitskommunikation. Von Gesundheitsportalen über Soziale Medien bis hin zu mobile Health. In W Schweiger, K Beck, V Karnowski (Hrsg) Handbuch Online-Kommunikation (3. Aufl.). Springer VS, Wiesbaden

Stehr P, Karnowski V, Rossmann C (2020) The multi-faceted usage patterns of nutrition apps: a survey on the appropriation of nutrition apps among German-speaking users of MyFitnessPal. BMC Med Informat Decis Mak 20:279

Stehr P, Reifegerste D, Rossmann C, Caspar K, Schulze A, Lindemann A-K (2022) Effective communication with caregivers to prevent unintentional injuries in children under seven years. A systematic review. Patient Educ Counsel 105(8):2721–2730

Tavares J, Oliveira T (2017) Electronic health record portal adoption: a cross country analysis. BMC Med Informat Decis Mak 17:97

Tavares J, Goulão A, Oliveira T (2018) Electronic health record portals adoption: empirical model based on UTAUT2. Informat Health Soc Care 43(2):109–125

Thranberend T, Knöppler K, Neisecke T (2016) Health apps: A powerful – but underutilized – patient empowerment tool. BertelsmannStiftung, Gütersloh

Tomczyk S, Barth S, Schmidt S, Muehlan H (2021) Utilizing health behavior change and technology acceptance models to predict the adoption of COVID-19 contact tracing apps: cross-sectional survey study. J Med Internet Res 23(5):e25447

Venkatesh V, Morris MG, Davis GB, Davis FD (2003) User acceptance of information technology: toward a unified view. MIS Quart 27(3):425–478

Venkatesh V, Thong JYL, Xu X (2012) Consumer acceptance and use of information technology: extending the unified theory of acceptance and use of technology. MIS Quart 36(1):157–178

Viswanath K, Kreuter MW (2007) Health disparities, communication inequalities, and eHealth. Am J Prevent Med 32(Suppl. 5):S131–S133

Wang X, Shi J, Kong H (2021) Online health information seeking: a review and meta-analysis. Health Commun 36(10):1163–1175

Yang Meier D, Barthelmess P, Sun W, Liberatore F (2020) Wearable technology acceptance in health care based on national culture differences: cross-country analysis between Chinese and Swiss consumers. J Med Internet Res 22(10):e18801

Yang ZJ, Kahlor L (2013) What, me worry? The role of affect in information seeking and avoidance. Sci Commun 35(2):189–212

Yang ZJ, Aloe AM, Feeley TH (2014) Risk information seeking and processing model: a meta-analysis. J Commun 64(1):20–41

Zhang Y, Kim Y (2022) Consumers' evaluation of web-based health information quality: meta-analysis. J Med Internet Res 24(4):e36463

Zimmerman MS, Shaw G (2020) Health information seeking behaviour: a concept analysis. Health Infor Librar J 37(3):173–191

(Klinisch-)psychologische Lebensspannenperspektiven auf soziale Verbundenheit und die Rolle digitaler Medien: Risiken und Chancen für Prävention und Gesundheitsförderung durch neue Technologien

Mareike Ernst

8.1 Einleitung

Durch die Verfügbarkeit neuer Technologien erfahren wir im privaten und beruflichen Alltag große Veränderungen; und auch das Aufwachsen mit diesen Technologien ist ein grundsätzlich anderes als noch vor Generationen. In der Konsequenz stellt sich die Frage möglicher Implikationen für die soziale Interaktion. Hier bestehen wichtige Ansatzpunkte für Prävention und Intervention, da soziale Beziehungen eng mit psychischer Gesundheit verwoben sind und Einsamkeit und soziale Isolation diverse negative Gesundheitsfolgen nach sich ziehen können. Dieser Beitrag beleuchtet aus einer klinisch-psychologischen Lebensspannenperspektive, inwiefern die Nutzung digitaler Medien mit Risiken für die psychische Gesundheit in Beziehung steht, gleichzeitig aber auch nie dagewesene Chancen für niedrigschwellige, skalierbare gesundheitsfördernde Interventionen bietet. Letztere können je nach Lebensphase unterschiedliche Schwerpunkte und Ziele haben – im jüngeren Lebensalter steht beispielsweise die Primärprävention im Vordergrund, während im höheren Lebensalter die Verhinderung der Chronifizierung und Zuspitzung bestehender Schwierigkeiten wichtiger wird.

M. Ernst (✉)
Alpen-Adria-Universität Klagenfurt, Institut für Psychologie, Abteilung für Klinische Psychologie, Psychotherapie und Psychoanalyse, Klagenfurt am Wörthersee, Österreich
E-Mail: mareike.ernst@aau.at

8.2 Krise psychischer Gesundheit bei jungen Menschen und die Diskussion um die Rolle sozialer Medien darin

Hinsichtlich der Rolle, die digitale Medien für die psychische Gesundheit spielen, liegt in der aktuellen internationalen Forschung ein Schwerpunkt auf dem Teenageralter bzw. jungen Erwachsenenalter. Dies liegt einerseits daran, dass junge Menschen digitale Technologien schon früh und begeistert angenommen haben. In einer 2018 durchgeführten Studie hatten nahezu alle Jugendlichen (95 %) in den Vereinigten Staaten mindestens ein eigenes Mobilgerät und 89 % besaßen ein Smartphone (Rideout und Robb 2018) – Raten, die inzwischen weiter gestiegen sein dürften. Weltweit unterscheiden sich die Raten des Internet- und Mobiltelefonzugangs deutlich zwischen Ländern mit hohem und niedrigem Einkommen; insgesamt ist jedoch eine:r von drei Internetnutzer:innen weltweit jünger als 18 Jahre (Keeley und Little 2017).

Das Nutzungsverhalten ist dabei nun selbstverständlich anders als noch zu Zeiten, in denen ein einzelner, feststehender PC im Haushalt ein immobiler, physischer Ort war, *von dem aus* man ins Internet ging – heute haben wir es in Form von Smartphones und -watches ständig dabei, und für viele Personen gibt es keine Trennung zwischen ‚online' oder ‚offline' mehr. Dadurch verschwimmen diese Sphären und auch die jeweiligen sozialen Kontexte. Die in der menschlichen Entwicklungsgeschichte sehr neue ständige Verfügbarkeit hat insbesondere zu Bedenken geführt, inwiefern digitale Technologien verschiedene Aspekte des Lebens von Jugendlichen beeinflussen können. Die Bedenken beziehen sich z. B. auf das Ausmaß körperlicher Aktivität, auf die Fähigkeit, mit anderen Menschen in Face-to-Face-Settings zu interagieren und letztlich auf psychische Beschwerden (Livingstone und Brake 2009).

Andererseits hat sich der tiefgreifende digitale Wandel parallel zu Anstiegen vielfältiger psychischer Belastungen bei jungen Menschen vollzogen. Beispielsweise erfüllten im Zeitraum 2017 bis 2020 mehr als doppelt so viele junge Erwachsene die Kriterien für eine mittelschwere bis schwere Depression als noch während einer zehn Jahre früheren Erhebungsphase (Udupa et al. 2023). Besonders Mädchen und junge Frauen zeigten sich hier vulnerabel, beispielsweise auf die Anstiege der Prävalenz depressiver Episoden (Mojtabai et al. 2016), Suizidalität und selbstverletzenden Verhaltens (Kreski et al. 2021) bezogen. Gleichzeitig sind Mädchen und junge Frauen mehreren internationalen Studien zufolge auch diejenigen, die v. a. *soziale* Medien am intensivsten nutzen, sowohl öffentlich (z. B. Posten von Fotos und Videos auf Instagram) als auch privat/bilateral (z. B. Versenden von Sprach- oder Textnachrichten über Messenger-Dienste) (Luijten et al. 2022; Wong et al. 2022).

Das Zusammenfallen dieser empirischen Beobachtungen hat einige Forscher:innen zur Formulierung kausaler Hypothesen veranlasst (z. B. Twenge et al. 2017) und entsprechende Publikationen – sowohl wissenschaftlicher als auch populärwissenschaftlicher Art – haben viel Aufmerksamkeit auf sich gezogen, vergleichsweise mehr als die Kritik an ihnen. Letztere stellte z. B. die geringen Effektstärken korrelativer Zusammenhänge heraus (Daly 2018). Darüber hinaus erlaubt die aktuelle Datenlage, die überwiegend aus kleineren, nicht repräsentativen, querschnittlich erhobenen Stichproben besteht, die wenig Aufschluss über das tatsächliche Nutzungsverhalten junger Menschen geben (und stattdessen mit sehr breiten, unklaren Konstrukten wie ‚Screentime', also Bildschirmzeit, arbeiten), kaum Schlussfolgerungen bezogen auf Ursache-Wirkungs-Zusammenhänge (Orben und Przybylski 2019).

Nicht in jedem Fall muss das Online-Verhalten junger Menschen ihrer psychischen Belastung vorausgegangen sein (Berryman et al. 2018). Stattdessen mehrt sich die Evidenz dafür, dass sich Jugendliche genau dann dem Internet zuwenden, wenn es ihnen schlecht geht – z. B. um sich von Traurigkeit oder Langeweile abzulenken (Stockdale und Coyne 2020). Dabei besteht auch die Möglichkeit, durch soziale Medien Entlastung zu erfahren. Schließlich ist heutzutage die Mehrheit der Jugendlichen online, wobei sie das Internet in der Regel nutzen, um bestehende, auch offline vorhandene Freundschaften in ihren Communities zu pflegen, z. B. indem sie Treffen verabreden und einander auch in der Zeit, die sie nicht physisch zusammen verbringen, Unterstützung und Zuneigung kommunizieren (Yau und Reich 2018; Toma und Hancock 2013).

Letztlich müssen weitere plausible alternative Erklärungen für den Anstieg psychischer Belastungen unter jungen Menschen berücksichtigt werden, die mögliche Ansatzpunkte für Interventionen bieten: So standen in aktuellen Studien aus Großbritannien Zunahmen von Angstsymptomen bei jungen Menschen mit einer (ökonomisch) unsicheren Zukunft, Sparmaßnahmen im öffentlichen Sektor und damit wegfallenden strukturellen Unterstützungen, Bildungsdisparitäten, steigenden Mietpreisen und Raten von Arbeitslosigkeit im Zusammenhang (Bell et al. 2019; Lakasing und Mirza 2020). Grundsätzlich ist die Digitalisierung auch nur einer mehrerer Megatrends (wie Globalisierung, wirtschaftliche Umbrüche und Machtverschiebungen sowie die Klimakrise), die das Aufwachsen in der heutigen Welt mitgestalten (Naughtin et al. 2024).

8.3 Gegenläufige Hypothesen zum Zusammenhang von Mediennutzung und Einsamkeit: Verdrängungs- und Stimulationshypothese

Konkret bezogen auf den Zusammenhang von Einsamkeit mit der Nutzung sozialer Medien haben zwei Hypothesen empirische Unterstützung erfahren: Der Verdrängungshypothese (‚displacement') zufolge ist Einsamkeit mit intensiverer Nutzung des Internets (nicht direkt sozialer Medien) verbunden, weil diese als Ersatz für Offline-Beziehungen und -Aktivitäten dienen – auch, weil letztere als anstrengender erlebt werden könnten (z. B. durch den Zwang zu synchroner Kommunikation und die Unmöglichkeit, sich ihr nur durch einen einfachen Klick zu entziehen). Forscher:innen postulieren hier einerseits, dass die Nutzung des Internets zu Unterhaltungszwecken – als einsame, sozial ungebundene Aktivität, im Sinne eines passiven Konsums von Inhalten ohne aktives Engagement oder Interaktion – die Zeit verdrängt, die mit anderen offline verbracht wird, was wiederum soziale Verbundenheit untergräbt.

Andererseits wird die Annahme kommuniziert, dass *selbst wenn* online eine soziale Interaktion stattfindet, diese auf Dauer stärkere bestehende Bindungen (d. h. zu engen Familienangehörigen und Freund:innen) durch schwächere, oberflächlichere ersetzen wird, welche für das allgemeine Wohlbefinden und das Gefühl sozialer Einbindung von vergleichsweise geringerem Nutzen seien (Ryan et al. 2017). Längsschnittstudien, in denen jugendliche Internetnutzer:innen mehrfach am Tag befragt wurden, lieferten allerdings nur wenige Hinweise darauf, dass die mit der Nutzung digitaler Technologien verbrachte Zeit diejenige Zeit einschränken oder ersetzen würde, die offline mit der Familie verbracht wird (Jensen et al. 2021).

Die Stimulationshypothese hingegen besagt, dass soziale Technologien nützlich sein können, um Einsamkeit zu verringern, indem sie sowohl bestehende Beziehungen verbessern als auch Möglichkeiten zum Aufbau neuer Beziehungen bieten, was sich beides positiv auf den subjektiven Eindruck sozialer Verbundenheit und die Erwartung sozialer und emotionaler Unterstützung auswirkt (Nowland et al. 2018). In einer weiteren längsschnittlichen Untersuchung wurden die konkurrierenden Hypothesen direkt miteinander verglichen und es zeigte sich, dass spezifisch die Nutzung mittlerweile weit verbreiteter Instant-Messenger-Dienste nicht die offline mit Freunden verbrachte Zeit verdrängte, sondern vielmehr in einem positiven Zusammenhang mit persönlichen Kontakten stand, was wiederum eine bessere Qualität der Freundschaft und des Wohlbefindens prädizierte (Valkenburg und Peter 2007). Dieser Effekt war spezifisch für die Nutzung von Instant-Messenger-Dienste zur Kommunikation mit Freund:innen und übertrug sich nicht auf die Nutzung von Chatrooms (in denen hauptsächlich mit Fremden interagiert wurde). Die Autor:innen interpretierten diese unterschiedlichen Muster als Hinweis auf die Relevanz der besonderen Merkmale der Online-Kommunikation, z. B. die asynchrone Art, miteinander in Kontakt zu treten und das Fehlen nonverbaler Reaktionen. Beides senke Hemmschwellen, sich mitzuteilen.

Neuere Perspektiven sehen beide Hypothesen als grundsätzlich zutreffend und nicht unbedingt als widersprüchlich an, denn das tatsächliche Nutzungsverhalten ist komplex – in dem Sinne, dass beide Hypothesen zu unterschiedlichen Zeitpunkten und in unterschiedlichen Kontexten auf dieselbe Person zutreffen können oder auch auf verschiedenen Ebenen wirksam sein könnten, d. h. einerseits auf der *between-person*-Ebene (also als Unterschiede zwischen Personen) und andererseits auf der *within-Person*-Ebene (innerhalb einer Person, also bezogen auf Veränderungen im Nutzungsverhalten und Befinden einzelner Nutzer:innen über die Zeit hinweg).

Diese Perspektiven können durch moderne Methoden des Experience Sampling unterschieden werden, die mehrfache Befragungen pro Tag, direkt in den relevanten Lebenskontexten der Personen, und häufig über mehrere Wochen hinweg durchführen. Eine solche Studie untersuchte die Auswirkungen der Nutzung sozialer Medien (Snapchat, Instagram und WhatsApp) in Echtzeit (Pouwels et al. 2021). Proband:innen, die in der letzten Stunde Instagram oder WhatsApp genutzt hatten, gaben an, sich ihren engen Freund:innen etwas weniger nah zu fühlen (within-Person-Effekt), jedoch fühlten sich diejenigen mit einer höheren durchschnittlichen Nutzungshäufigkeit über einen Zeitraum von drei Wochen ihren Freund:innen näher als diejenigen mit einer weniger häufigen Nutzung (between-Person-Effekt). Diese Ergebnisse spiegeln sich auch in einer Untersuchung wider, die Belege für die Verdrängungshypothese auf der within-Person-Ebene lieferte – wobei die Zunahme der Smartphone-Kommunikation an einem bestimmten Tag die Face-to-Face-Interaktion für eine bestimmte Person reduzierte –, nicht aber auf der Ebene zwischen den Personen. Das heißt, dass kein erkennbarer Unterschied im Niveau der Face-to-Face-Interaktion zwischen mehr oder weniger aktiven Online-Kommunikator:innen bestand (Verduyn et al. 2021).

Schlussendlich gibt es auch Hinweise darauf, dass der Zusammenhang psychischer Gesundheit und Mediennutzung kurvilinear sein könnte, also nur ein exzessives Nutzungsverhalten mit vergleichsweise schlechterem subjektivem Wohlbefinden assoziiert ist. So war in einer belgischen Längsschnittstudie eine geringe bis mäßige aktive Nutzung von Facebook im Laufe der Zeit mit geringerer Einsamkeit verbunden, was die Stimulationshypothese unterstützt. Eine stärkere Nutzung ging jedoch mit einer Zunahme der Einsamkeit im Laufe der Zeit einher, was eher der Verdrängungshypothese entspricht (Nowland et al. 2018).

8.4 Veränderliche soziale Bedürfnisse über die Lebensspanne

Die Heterogenität der Empirie ist auch der Tatsache geschuldet, dass Technologien bei jüngeren Menschen oft im Rahmen von Forschungsdesigns betrachtet werden, die ihre (intensivere) Nutzung als Vulnerabilitätsfaktor bzw. Treiber negativer psychischer Gesundheitsfolgen konzeptualisieren. Bei älteren Menschen hingegen (v. a. Senior:innen) finden sich mehr Überprüfungen förderlicher technologiegestützter Interventionen, beispielsweise gegen Einsamkeit und zur Linderung sozialer Isolation (wenngleich diese Ansätze nur selten im Sinne randomisiert-kontrollierter Studien evaluiert wurden und ihre Effekte sowie ihre Gültigkeit und Übertragbarkeit auf die reale Lebenssituation Älterer noch nicht geklärt sind). Älteren Menschen hier Zugänge zu schaffen, wird nichtsdestoweniger mehr als *Erfordernis* für Teilhabe und Beziehung beforscht denn als Hürde, so wie es bei jüngeren Menschen der Fall ist.

Generell erscheint eine Kontextualisierung hinsichtlich der aktuellen Verortung in der Lebensspanne geboten. Aus entwicklungspsychologischer Perspektive ist hier der Wandel sozialer Bedürfnisse im Laufe des Lebens relevant. Soziale Beziehungen und Integration sind in diesem Sinne eher hochrelevante Ansatzpunkte für Prävention und Intervention, als dass sie wesentliche Einflussfaktoren sind, ohne die psychische Gesundheit nicht denkbar ist, in keiner Lebensphase (Baumeister und Leary 1995). Gleichzeitig steht Einsamkeit häufig am Beginn einer Kaskade negativer (psychischer und körperlicher) Gesundheitsfolgen, sodass frühes Eingreifen eine entsprechende Chronifizierung und Kumulation von Beschwerden verhindern kann (Holt-Lunstad 2021).

8.4.1 Kindheit bis Pubertät

In der frühen Kindheit basieren der Aufbau und die Aufrechterhaltung von Freundschaften hauptsächlich auf Merkmalen wie Nähe und gemeinsamen Aktivitäten (auch durch Erwachsene angeleitet, in Kontexten wie im Kindergarten), aber im Laufe der Kindheit wird die *Qualität* der Freundschaften immer wichtiger. Kinder möchten nicht mehr einfach nur körperlich nah bei anderen sein, sondern wünschen sich enge Freundschaften zu bestimmten, nicht ständig wechselnden Personen, die durch gegenseitige Bestätigung und Wohlwollen, Verständnis, Selbstoffenbarung und Einfühlungsvermögen gekennzeichnet sind.

Vor dem Schulalter scheint die Zugehörigkeit zu einer Peergroup oder allgemeiner die Position in einer Gruppe noch keine große Rolle zu spielen, obwohl Zurückweisung bereits wahrgenommen und als schmerzhaft erlebt wird. Mit fortschreitender Entwicklung werden sich Kinder immer mehr dessen bewusst, ob sie von der Gleichaltrigengruppe akzeptiert werden, und Ausgrenzung wird mit Gefühlen der Einsamkeit in Verbindung gebracht (Qualter und Munn 2002). In der Pubertät nimmt die Sorge um die eigene Stellung innerhalb der sozialen Gruppe zu. Jugendliche möchten von ihren engen Freund:innen gemocht werden, aber sie haben auch den Wunsch, im gesamten sozialen Umfeld akzeptiert und beliebt zu sein. Tatsächlich sind fehlende Freund:innen, eine geringe Freundschaftsqualität (d. h. fehlende Tiefe und viele Konflikte), Ablehnung und Viktimisierung allesamt Prädiktoren für Einsamkeit und psychisches Leiden im Jugendalter (Vanhalst et al. 2014).

8.4.2 Adoleszenz und junges Erwachsenenalter als vulnerable Phase

Die Erwartungen an die Qualität von Freundschaften entwickeln sich während des Jugend- und jungen Erwachsenenalters weiter, wobei der Schwerpunkt zunehmend auf Intimität liegt (Collins und Madsen 2006). Gleichzeitig sind Heranwachsende besonders vulnerabel gegenüber Zurückweisung und Erfahrungen sozialen Ausschlusses durch Peers, inklusive Mobbing. Durch die zunehmende Nutzung digitaler Medien auch unter Schüler:innen, zumal in einer Form, in der sie nicht der Überwachung und Anleitung durch Eltern, Lehrkräfte oder andere Fürsorgepersonen unterliegen, können negative Gruppenprozesse außerhalb des Klassenzimmers in Form von Cyberbullying amplifiziert werden: Sowohl durch private, nur an das ‚Target' des Mobbings gerichtete Nachrichten, aber auch durch öffentlichen Spott und Häme (Kowalski 2018; Popat und Tarrant 2023). Gleichzeitig kommt mit der Pubertät die Herausbildung und Abgrenzung einer eigenen Identität als Entwicklungsaufgabe hinzu. Nehmen Jugendliche nun wahr, dass sie sich in manchen Aspekten von ihren Peers unterscheiden bzw. von ihnen nicht im ganzen Facettenreichtum ihrer Persönlichkeit akzeptiert werden könnten, so können Online-Räume auch als existenziell bedeutsame Zufluchtsorte erlebt werden. Dies berichten beispielsweise LGBTQIA+ (lesbische, schwule, bisexuelle, trans, queere, intersexuelle und asexuelle Personen) sowie andere gesellschaftlich marginalisierte Gruppen (Lucero 2017;

Popat und Tarrant 2023). Auf diese Art können Online-Räume die Bildung einer Community unterstützen und Menschen zusammenbringen, die einander sonst nicht begegnet wären. Die Relevanz und positiven Effekte eines solchen Austauschs müssen den im Face-to-Face-Setting erlebten in nichts nachstehen (Hillier et al. 2012).

Um die Pubertät herum wurde in vielen Studien ein erster Einsamkeitsgipfel beobachtet (z. B. Luhmann und Hawkley 2016). Auch neurowissenschaftliche Untersuchungen haben die sich spezifisch in der Pubertät herausbildende Empfindlichkeit gegenüber sozialer Kommunikation belegt: Foulkes und Blakemore (2016) zeigten, dass soziale Reize in diesem Alter einen erhöhten Belohnungswert haben, also in fronto-striatalen Regionen als besonders salient verarbeitet werden. Soziale Medien werden also wohl auch deshalb besonders attraktiv, da sie genau die Art von Inhalten transportieren, die jungen Menschen wichtig ist.

Die Phase des Heranwachsens ist aus Sicht von Prävention und gesundheitsbezogener Intervention auch deshalb hochrelevant, da die häufigsten psychischen Beschwerden in der Bevölkerung wie z. B. Depressionen und Angststörungen hier in der Regel zum ersten Mal auftreten (Solmi et al. 2022). Zielgerichtete, effektive Hilfen können also potenziell Jahrzehnten des Leidens (und assoziierten hohen Gesundheitskosten) entgegenwirken.

An dieser Stelle muss aus entwicklungspsychologischer Sicht darauf hingewiesen werden, dass die sogenannte ‚Emerging Adulthood' (Arnett 2014), also der heutzutage länger dauernde Übergang von der Jugend zum Erwachsenenalter, eine potenziell vulnerable Phase ist, in der folgenreichen psychosozialen Meilensteinen durch das Aufwachsen mit neuen Technologien eine andere Bedeutung zukommt bzw. diese anders ausgelegt werden – diese qualitative Besonderheit ist in der gegenwärtigen Forschung noch unzureichend abgebildet.

▶ **Definition** Emerging Adulthood (18–30 Jahre) wird als eine bestimmte Phase im Lebensverlauf in entwickelten, industrialisierten Gesellschaften angesehen. Sie ist eine Zeit der Erkundung, in der junge Menschen mögliche Lebenswege untersuchen und allmählich zu stabileren Rollen gelangen. Emerging Adulthood ist charakterisiert durch Identitätsentwicklung, Unsicherheit/Instabilität, Selbstbezogenheit, ein Gefühl des ‚Dazwischen-seins' (‚in-between') und vielfältige Optionen.

Der Emerging Adulthood sollte angesichts der zentralen Weichenstellungen für die weitere Entwicklung mehr Aufmerksamkeit zuteilwerden. Die bereits oben genannte Beobachtung, dass junge Menschen v. a. im Kontext niedergeschlagener Stimmung bzw. länger andauernder und schwerwiegenderer psychischer Belastungen auf digitale Medien zurückgreifen, sollte vor diesem Hintergrund Gesundheitsdienstleister:innen dazu anregen, ihr Potenzial, bezogen auf Interventionen, mehr auszuschöpfen. Tatsächlich deuten Forschungsergebnisse darauf hin, dass Online-Unterstützung und -Informationen wertvolle Hilfen darstellen können. Junge Menschen berichten, häufig online nach Gesundheitsinformationen zu suchen. Gerade die belasteteren unter ihnen, die ein geringeres soziales und emotionales Wohlbefinden haben, geben an, dass ihnen der digitale Zugang zu

Informationen bzw. Hilfen vergleichsweise leichter fällt (Rideout und Robb 2018). Dabei scheinen soziale Medien besonders für Jugendliche mit eher schweren Symptomen (im Vergleich zu ihren Altersgenoss:innen) eine emotionale Stütze darzustellen (Rideout und Fox 2018). Digitale Medien könnten somit die vulnerabelsten jungen Menschen erreichen, die nicht von sich aus eine Klinik oder Psychotherapiepraxis aufsuchen würden. In Studien berichteten junge Menschen, sich beispielsweise für Einsamkeitsgefühle zu schämen und diese vor anderen geheim zu halten, was den Leidensdruck erhöhen kann (Batsleer und Duggan 2020). Auch (Selbst-)Stigmatisierung muss demnach als mögliche Barriere gegenüber der Nutzung bestehender Ressourcen mitgedacht werden.

Digitale Tools bieten nun nie dagewesene Möglichkeiten, solche Hemmschwellen abzubauen, geprüfte Hilfsangebote zu streuen und Disparitäten (z. B. im Zusammenhang mit der finanziellen Situation, Bildungsniveau oder Sprachkenntnissen) beim Zugang zu wirksamen Behandlungen zu verringern. Peer-to-Peer-Kontakte und (begleitete) Selbsthilfeangebote, Überweisungssysteme und die Translation evidenzbasierter Psychotherapieansätze in digitale Formate geben Grund zur Hoffnung, dass die neuen Technologien dazu beitragen können, die psychische Gesundheit junger Menschen zu verbessern (Hollis et al. 2017). Um jedoch klinisch relevante Fortschritte bei der Entwicklung von Maßnahmen zur Unterstützung von Jugendlichen in Online-Räumen zu erzielen, ist ein weiterer Ausbau interdisziplinärer und partizipativer Forschungsansätze erforderlich, bevor überprüfte Programme schließlich ein Teil der Regelversorgung werden bzw. deren Lücken füllen können.

8.4.3 Mittleres und hohes Erwachsenenalter

Ins Erwachsenenalter hinein nimmt der Fokus auf den sozialen Status ab und die Qualität der sozialen Beziehungen wird relevanter als die Quantität, d. h. die reine Größe des Freundeskreises verliert zunehmend an Bedeutung, aber das Bedürfnis nach bedeutsamen Freundschaften bleibt bestehen. Darüber hinaus werden Paarbeziehungen zunehmend wichtig. Diese werden zwar bereits im Laufe der Adoleszenz immer normativer, aber danach vollzieht sich zunehmend ein Übergang vom einfachen Wunsch nach einer Partnerschaft hin zur Sehnsucht nach einer tiefen romantischen Beziehung. Deren Qualität wird im Erwachsenenalter zu einem wichtigen Risiko- bzw. Schutzfaktor für die psychische Gesundheit (Kiecolt-Glaser und Wilson 2017).

Generell haben diejenigen Erwachsenen, die einer Arbeit und/oder anderen sinnvollen Tätigkeiten (z. B. Hobbys, Ehrenämter) nachgehen und in einer festen Beziehung leben, ein geringeres Einsamkeitsrisiko. Risikofaktoren umfassen demnach die Abwesenheit bzw. den Verlust dieser Aspekte: Trennungen, Tod von Partner:innen oder Freund:innen, aber auch der Eintritt in den Ruhestand, der einen drastischen Wechsel sozialer Rollen bedeutet, sowie (chronische) körperliche Gesundheitsprobleme, psychische Beschwerden und Erkrankungen, oder finanzielle Nöte können die soziale Teilhabe einschränken, Isolation befördern und zu Einsamkeitsgefühlen beitragen (Solmi et al. 2020). Tatsächlich ist das mittlere Erwachsenenalter bisher seltener ein Fokus der Einsamkeitsforschung gewesen als das höhere (Mund et al. 2020; Qualter et al. 2022). In letzterem können schließlich abnehmende Mobilität und Gesundheit soziale Kontaktmöglichkeiten begrenzen und auch andere Lebensereignisse bzw. -veränderungen, die mit Verlusten assoziiert sind, nehmen zu. Oberhalb eines Alters von 90 Jahren fühlten sich in einer kürzlich durchgeführten Befragung in Deutschland mehr als doppelt so viele Menschen einsam (22,1 %) wie noch unter den 80–84-Jährigen (8,7 %) (Kaspar et al. 2023).

Besonders den ältesten Mitgliedern der Gesellschaft Zugänge zu digitalen Medien zu schaffen, birgt deshalb das Potenzial, mit dem Alter einhergehende Verluste zu kompensieren. Personen, die aufgrund körperlicher Einschränkungen nicht mehr mobil sind, sind durch Optionen wie Telehealth und Online-Shopping zumindest ein Stück weit in der Lage, ihre täglichen Bedürfnisse zu erfüllen, ohne auf externe Unterstützung angewiesen zu sein, was Gefühle von Autarkie und Unabhängigkeit stärken kann. Nutzer:innenfreundliche Tablet- und Smartphone-Anwendungen können darüber hinaus auch entlastende, wohltuende soziale Kontakte bahnen: Neben niedrigschwelligen psychosozialen Hilfen (vergleichbar mit etablierten Telefonseelsorge-Angeboten) gibt es auch Evidenz für die positiven Effekte digital durchgeführter Gruppeninterventionen für ältere Menschen mit psychischen und körperlichen Erkrankungen oder spezifischere Ansätze, die z. B. förderliches Gesundheitsverhalten unterstützen (Baker et al. 2018; Deng et al. 2023). Digitale Medien können auch dazu dienen, lokal bereits bestehende Angebote zugänglicher zu machen, z. B. indem ältere Menschen, für die sie relevant sind, gezielt informiert werden und Zugangshemmnisse abgebaut werden können. Gleichermaßen können sie bestehende Angebote erweitern und ergänzen, z. B. indem eine Gruppe, die sich im Face-to-Face-Setting bereits gefunden hat – beispielsweise Teilnehmer:innen eines Sportangebots –, sich zusätzlich online austauschen kann. Auf diese Art können bestehende, unverbindliche Beziehungen zeit- und ortsunabhängig vertieft werden.

Es ist anzunehmen, dass entsprechende Angebote in der Zukunft noch stärker nachgefragt und im Einklang mit den Präferenzen und Bedürfnissen der Nutzer:innen weiterentwickelt werden – v. a. wenn die Kohorten, die in den letzten Jahrzehnten mit digitalen Medien aufgewachsen sind, selbst älter werden.

> **Handlungsempfehlungen**
> - Digitale Medien inkl. sozialer Plattformen durchdringen alle Lebensbereiche. Kinder und Jugendliche an einen sicheren Umgang mit ihnen heranzuführen, sodass sie einen Nutzen aus ihnen ziehen können und bestehende Risiken minimiert werden, ist damit nicht nur Aufgabe ihrer Eltern, sondern der Gesellschaft als Ganzes inkl. der Politik, welche die Rahmenbedingungen schafft. Kindern und Jugendlichen die Nutzung sozialer Medien grundsätzlich zu verbieten, dürfte heutzutage nicht nur kaum umsetzbar sein, sondern erscheint auch nicht mehr zeitgemäß und eher nachteilig.

- In der Pubertät und Adoleszenz bestehen besondere Vulnerabilitäten bezogen auf soziale Stressoren – nicht nur im Netz, sondern auch offline; wobei erstere noch schwerer beobachtbar und kontrollierbar erscheinen. Es ist wichtig, junge Menschen darüber aufzuklären und ihnen niedrigschwellige Hilfsangebote zu machen.
- Community-basierte Ansätze können hierbei auf mehrere Arten unterstützend wirken: Einerseits können digitale Plattformen genutzt werden, um rein virtuell existierende Gemeinschaften zu stärken, die soziale Isolation und Einsamkeit zu reduzieren; andererseits könnten sie auch Face-to-Face stattfindende Angebote zugänglicher machen und ergänzen.
- Über die gesamte Lebensspanne hinweg können aus digitalen Medien sowohl Be- als auch Entlastungen erwachsen, weshalb Nutzer:innen in verschiedenen Lebensphasen in unterschiedlicher Art und Weise unterstützt werden sollten (ältere Menschen z. B. hinsichtlich grundlegender Fertigkeiten und des technischen Zugangs; jüngere Menschen eher hinsichtlich Medienkompetenz, Safe Use und Privatsphäre).

8.5 Fazit und Ausblick

Die Omnipräsenz digitaler Technologien hat nicht nur den privaten und beruflichen Alltag revolutioniert, sondern beeinflusst maßgeblich auch die psychosoziale Entwicklung heranwachsender Generationen. In diesem Zusammenhang stellen sich drängende, kontrovers diskutierte Fragen bezüglich ihrer potenziellen Auswirkungen auf die soziale Interaktion und psychische Gesundheit. Beide Aspekte stellen über die gesamte Lebensspanne hinweg Ansatzpunkte für Prävention und Gesundheitsförderung dar. Wenngleich die Nutzung digitaler, v. a. sozialer Medien bezogen auf jüngere Menschen überwiegend als Risikofaktor diskutiert wurden, stimmt die internationale Datenlage mit simplistischen und unidirektionalen Hypothesen nicht überein. Schließlich bietet die Digitalisierung auch ein immenses Potenzial, informelle, Peer-getragene Unterstützung sowie niedrigschwellige, psychologisch fundierte Interventionen breiter verfügbar zu machen. Insbesondere marginalisierte junge Menschen können durch Online-Communities Unterstützung und Zugehörigkeit erfahren. Gerade bei jüngeren Menschen können frühe, digitale Interventionen deshalb wichtige Weichen für die weitere Entwicklung stellen und z. B. Gefühlen fehlender Zugehörigkeit entgegenwirken, die sich sonst als anhaltende Einsamkeit zuspitzen und in vielfältigen negativen Gesundheitsfolgen münden könnten. Im Rahmen von Studien ist die Wirksamkeit digitaler Hilfen bisher eher mit einem Fokus auf ältere Personen untersucht worden, beispielsweise mit dem Ziel des Ausgleichs altersbedingter Verluste. Hier bestehen besonders große Chancen, neue Technologien gewinnbringend einzusetzen, um älteren Menschen einen niedrigschwelligen Austausch und gesellschaftliche Teilhabe zu ermöglichen und auch bereits bestehende Beziehungen leichter aufrechterhalten und vertiefen zu können. Vor allem für ältere Menschen mit gesundheitlichen Einschränkungen und Mobilitätshemmnissen könnten digitale Tools dazu beitragen, Risiken sozialer Isolation und psychischer Belastung zu reduzieren.

Es zeigt sich, dass entlang der Veränderung sozialer Bedürfnisse im Laufe des Lebens auch die Vulnerabilitäten, Anforderungen und Chancen hinsichtlich der Nutzung digitaler Medien changieren. Aktuelle Herausforderungen der Forschung bestehen in der besseren Evidenzbasierung digitaler Gesundheitsangebote sowie der bedarfsgerechten Translation bestehender Ressourcen in die digitale Sphäre bzw. ihrer Supplementierung durch diese – und zwar mit Blick auf die gesamte Lebensspanne.

Literatur

Arnett JJ (2014) Emerging adulthood: the winding road from the late teens through the twenties. Oxford University Press, Oxford

Baker S, Warburton J, Waycott J, Batchelor F, Hoang T, Dow B, Ozanne E, Vetere F (2018) Combatting social isolation and increasing social participation of older adults through the use of technology: A systematic review of existing evidence. Australas J Ageing 37(3):184–193

Batsleer J, Duggan J (2020) Young and lonely: the social conditions of loneliness. Policy Press, Bristol

Baumeister RF, Leary MR (1995) The need to belong: desire for interpersonal attachments as a fundamental human motive. Psychol Bull 117(3):497–529

Bell J, Reid M, Dyson J, Schlosser A, Alexander T (2019) There's just huge anxiety: ontological security, moral panic, and the decline in young people's mental health and well-being in the UK. Qual Res Med Healthcare 3(2):8200

Berryman C, Ferguson CJ, Negy C (2018) Social media use and mental health among young adults. Psychiatry Q 89(2):307–314

Collins WA, Madsen SD (2006) Personal relationships in adolescence and early adulthood. In: Vangelisti AL, Perlman D (Hrsg) The Cambridge handbook of personal relationships. Cambridge University Press, Cambridge, S 191–209

Daly M (2018) Social-media use may explain little of the recent rise in depressive symptoms among adolescent girls. Clin Psychol Sci 6(3):295–295

Deng H, Vu KQ, Franco JR, Shepler LJ, Abouzeid CA, Hamner JW, Mercier HW, Taylor JA, Kazis LE, Slavin MD, Ryan CM, Schneider JC (2023) Digital interventions for social participation in adults with long-term physical conditions: a systematic review. J Med Syst 47(1):26

Foulkes L, Blakemore SJ (2016) Is there heightened sensitivity to social reward in adolescence? Curr Opin Neurobiol 40:81–85

Hillier L, Mitchell KJ, Ybarra ML (2012) The internet as a safety net: findings from a series of online focus groups with LGB and non-LGB young people in the United States. J LGBT Youth 9(3):225–246

Hollis C, Falconer CJ, Martin JL, Whittington C, Stockton S, Glazebrook C, Davies EB (2017) Annual research review: digital health interventions for children and young people with mental health problems – a systematic and meta-review. J Child Psychol Psychiatry 58(4):474–503

Holt-Lunstad J (2021) The major health implications of social connection. Curr Dir Psychol Sci 30(3):251–259

Jensen M, George MJ, Russell MA, Lippold MA, Odgers CL (2021) Does adolescent digital technology use detract from the parent–adolescent relationship? J Res Adolesc 31(2):469–481

Kaspar R, Wenner J, Tesch-Römer C (2023) Einsamkeit in der Hochaltrigkeit. In: Kaspar R, Simonson J, Tesch-Römer C, Wagner M, Zank S (Hrsg) Hohes Alter in Deutschland. Springer, Berlin/Heidelberg, S 89–118

Keeley B, Little C (2017) The state of the world's children 2017: children in a digital world. United Nations Children's Fund (INICEF), New York

Kiecolt-Glaser JK, Wilson SJ (2017) Lovesick: how couples' relationships influence health. Annu Rev Clin Psychol 13:421–443

Kowalski R (2018) Cyberbullying. In: Ireland J, Birch P, Ireland C (Hrsg) The Routledge international handbook of human aggression. Routledge, London, S 131–142

Kreski NT, Chen Q, Olfson M, Cerda M, Hasin D, Martins SS, Mauro PM, Keyes KM (2021) Trends in adolescent online and offline victimization and suicide risk factors. Pediatrics 148(3):e2020049585

Lakasing E, Mirza Z (2020) Anxiety and depression in young adults and adolescents. Br J Gen Pract 70(691):56–57

Livingstone S, Brake DR (2009) On the rapid rise of social networking sites: new findings and policy implications. Child Soc 24(1):75–83

Lucero L (2017) Safe spaces in online places: social media and LGBTQ youth. Multicult Educ Rev 9(2):117–128

Luhmann M, Hawkley LC (2016) Age differences in loneliness from late adolescence to oldest old age. Dev Psychol 52(6):943–959

Luijten CC, van de Bongardt D, Nieboer AP (2022) The roles of social media use and friendship quality in adolescents' internalizing problems and well-being. J Happiness Stud 23(7):3161–3178

Mojtabai R, Olfson M, Han B (2016) National trends in the prevalence and treatment of depression in adolescents and young adults. Pediatrics 138(6):e20161878

Mund M, Freuding MM, Mobius K, Horn N, Neyer FJ (2020) The stability and change of loneliness across the life span: a meta-analysis of longitudinal studies. Personal Soc Psychol Rev 24(1):24–52

Naughtin CK, Schleiger E, Bratanova A, Terhorst A, Hajkowicz S (2024) Forty years in the making: a systematic review of the megatrends literature. Futures 157:103329

Nowland R, Necka EA, Cacioppo JT (2018) Loneliness and social internet use: pathways to reconnection in a digital world? Perspect Psychol Sci 13(1):70–87

Orben A, Przybylski AK (2019) The association between adolescent well-being and digital technology use. Nat Hum Behav 3(2):173–182

Popat A, Tarrant C (2023) Exploring adolescents' perspectives on social media and mental health and well-being – a qualitative literature review. Clin Child Psychol Psychiatry 28(1):323–337

Pouwels JL, Valkenburg PM, Beyens I, van Driel II, Keijsers L (2021) Social media use and friendship closeness in adolescents' daily lives: an experience sampling study. Dev Psychol 57(2):309–323

Qualter P, Munn P (2002) The separateness of social and emotional loneliness in childhood. J Child Psychol Psychiatry 43(2):233–244

Qualter P, Arseneault L, Barreto M, Fett A, Hey N, Johnson S, Kharicha K, Matthews T, McDaid D, Pearce E (2022) Tackling loneliness evidence review: main report. Department for Digital, Culture Media & Sport, London

Rideout V, Fox S (2018) Digital health practices, social media use, and mental well-being among teens and young adults in the US. Hopelab, San Francisco

Rideout V, Robb MB (2018) Social media, social life: teens reveal their experiences. Common Sense Media, San Francisco

Ryan T, Allen KA, Gray DL, McInerney DM (2017) How social are social media? A review of online social behaviour and connectedness. J Relatsh Res 8:e8

Solmi M, Veronese N, Galvano D, Favaro A, Ostinelli EG, Noventa V, Favaretto E, Tudor F, Finessi M, Shin JI, Smith L, Koyanagi A, Cester A, Bolzetta F, Cotroneo A, Maggi S, Demurtas J, De Leo D, Trabucchi M (2020) Factors associated with loneliness: an umbrella review of observational studies. J Affect Disord 271:131–138

Solmi M, Radua J, Olivola M, Croce E, Soardo L, Salazar de Pablo G, Il Shin J, Kirkbride JB, Jones P, Kim JH (2022) Age at onset of mental disorders worldwide: large-scale meta-analysis of 192 epidemiological studies. Mol Psychiatry 27(1):281–295

Stockdale LA, Coyne SM (2020) Bored and online: reasons for using social media, problematic social networking site use, and behavioral outcomes across the transition from adolescence to emerging adulthood. J Adolesc 79:173–183

Toma CL, Hancock JT (2013) Self-affirmation underlies Facebook use. Personal Soc Psychol Bull 39(3):321–331

Twenge JM, Joiner TE, Rogers ML, Martin GN (2017) Increases in depressive symptoms, suicide-related outcomes, and suicide rates among U.S. adolescents after 2010 and links to increased new media screen time. Clin Psychol Sci 6(1):3–17

Udupa NS, Twenge JM, McAllister C, Joiner TE (2023) Increases in poor mental health, mental distress, and depression symptoms among U.S. adults, 1993–2020. J Mood Anxiety Disord 2:100013

Valkenburg PM, Peter J (2007) Online communication and adolescent well-being: testing the stimulation versus the displacement hypothesis. J Comput-Mediat Commun 12(4):1169–1182

Vanhalst J, Luyckx K, Goossens L (2014) Experiencing loneliness in adolescence: a matter of individual characteristics, negative peer experiences, or both? Soc Dev 23(1):100–118

Verduyn P, Schulte-Strathaus JCC, Kross E, Hülsheger UR (2021) When do smartphones displace face-to-face interactions and what to do about it? Comput Hum Behav 114:106550

Wong SL, King N, Gariepy G, Michaelson V, Canie O, King M, Craig W, Pickett W (2022) Adolescent social media use and its association with relationships and connections: Canadian Health Behaviour in School-aged Children, 2017/2018. Health Rep 33(12):14–23

Yau JC, Reich SM (2018) Are the qualities of adolescents' offline friendships present in digital interactions? Adolesc Res Rev 3:339–355

9 Ethische Implikationen digitaler Technologien in Community-basierter Prävention und Gesundheitsförderung

Georg Marckmann

9.1 Einleitung[1]

Digitale Technologien dringen unaufhaltsam in nahezu alle Bereiche des gesellschaftlichen Lebens vor. Auch im Bereich von Gesundheit und Krankheit werden zunehmend Informations- und Kommunikationstechnologien eingesetzt. Diese Entwicklung ist nicht neu, gewinnt aber in den letzten Jahren weiter an Dynamik. Dies liegt zum einen an der zunehmenden Verfügbarkeit digitaler Informationen und v. a. auch mobiler Endgeräte, verbunden mit weiter steigender Rechenleistung und Speicherkapazitäten. Zum anderen ist die Verfügbarkeit von Daten durch bessere Möglichkeiten digitaler Datenerfassung erheblich gestiegen. Gleichzeitig sind die Möglichkeiten gewachsen, die massenhaft verfügbaren Daten auszuwerten und für eine digitale Entscheidungsunterstützung zu nutzen. Großes Potenzial wird hier insbesondere den selbstlernenden Computersystemen zugeschrieben (‚machine learning'), die selbstständig und fortlaufend große Datenmengen auswerten und Algorithmen zur Entscheidungsunterstützung entwickeln (Mooney und Pejaver 2018).

---

[1] Bei dem vorliegenden Beitrag handelt es sich um eine aktualisierte Version des Beitrags von Marckmann (2020).

G. Marckmann (✉)
Ludwig-Maximilians-Universität München, Institut für Ethik, Geschichte und Theorie der Medizin, München, Deutschland
E-Mail: marckmann@lmu.de

© Der/die Autor(en), exklusiv lizenziert an Springer-Verlag GmbH, DE, ein Teil von Springer Nature 2025
F. Fischer, K. Wrona (Hrsg.), *Technologiegestützte Ansätze in der Community-basierten Prävention und Gesundheitsförderung*,
https://doi.org/10.1007/978-3-662-71115-6_9

Auch die ethischen Implikationen der Digitalisierung im Bereich von Gesundheit und Krankheit werden zunehmend diskutiert. Neben den traditionellen Fragen des Datenschutzes werden insbesondere auch Auswirkungen auf die Patient:innenautonomie sowie die Beziehung zwischen Ärzt:innen und Patient:innen diskutiert. Bei Algorithmenbasierter Entscheidungsunterstützung und der Nutzung von Anwendungen sog. künstlicher Intelligenz (KI) werden zudem Fragen der Verantwortungszuschreibung, Auswirkungen auf das ärztliche Selbstverständnis und der Validität der Wissensbasis diskutiert (Zentrale Kommission zur Wahrung ethischer Grundsätze in der Medizin 2021). Die ethischen Implikationen digitaler Interventionen im Bereich von Public Health ('Digital Public Health') sind bislang nur ansatzweise diskutiert worden (Marckmann 2020; Gomez-Ramirez et al. 2021), obgleich sich auch im Public-Health-Bereich erhebliche Veränderungen durch digitale Technologien abzeichnen (zur Übersicht vgl. Zeeb et al. 2020; Zeeb et al. 2024).

Beispielhaft erwähnt seien digitale Anwendungen zur Surveillance von Erkrankungen und der Gesundheit der Bevölkerung (Brockmann 2020), internetbasierte Maßnahmen zur Verbesserung gesundheitsbezogenen Verhaltens, v. a. hinsichtlich körperlicher Aktivität und Ernährung (Kohl et al. 2013), digitale Interventionen zur Prävention kardiovaskulärer Erkrankungen (Widmer et al. 2015), digitale Technologien zur Erhöhung von Impfraten (Atkinson et al. 2019), digitale Interventionen zur Förderung der Gesundheit am Arbeitsplatz (Howarth et al. 2018) oder der Einsatz von Big Data sowie Informations- und Kommunikationstechnologien im Katastrophenmanagement (Freeman et al. 2019). Während der COVID-19-Pandemie hat sich die Anwendung digitaler Gesundheitstechnologien dynamisch weiterentwickelt (Zeeb et al. 2024). Durch die Nutzung der Corona-Warn-App kamen beispielsweise große Anteile der Bevölkerung mit digitalen Public-Health-Anwendungen in Kontakt (Grill et al. 2021). Mittels Machine-Learning-Technologien wurden prädiktive Modelle für die Infektionsausbreitung aus Abwasseranalysen entwickelt (Ai et al. 2022). Zugleich zeigten sich während der COVID-19-Pandemie auch Herausforderungen für Public-Health-Maßnahmen durch Falsch- und Desinformation in den sozialen Medien (Schüz und Jones 2024). Auch die Nutzung von Gesundheits-Apps in der Bevölkerung ist in den vergangenen Jahren deutlich angestiegen (Zeeb et al. 2024). Dennoch gibt es weiterhin viele Herausforderungen bei der Nutzung digitaler Technologien für Prävention und Gesundheitsförderung. Insbesondere ist dabei zu berücksichtigen – und hier liegt der Schwerpunkt des vorliegenden Bandes – wie die Anwendungen in die sozialen Lebenswelten der Menschen integriert werden können. Zu berücksichtigen sind beispielsweise individuell unterschiedliche Bedarfe und Voraussetzungen der jeweiligen Communities.

Der vorliegende Beitrag möchte aufzeigen, welche ethischen Fragen durch die Anwendung digitaler Technologien bei Community-basierter Prävention und Gesundheitsförderung aufgeworfen werden und wie diese in einer strukturierten, gut begründeten Art und Weise bearbeitet werden können. Zunächst diskutiert der Beitrag allgemeinere ethische Fragen, die sich aus der zunehmenden Digitalisierung im Public-Health-Bereich ergeben. Anschließend wird ein methodisches Vorgehen präsentiert, wie die sehr unterschiedlichen digitalen Anwendungen zur Prävention und Gesundheitsförderung in einer strukturierten Art und Weise hinsichtlich ethischer Implikationen analysiert werden können.

9.2 Ethische Implikationen von Digital Public Health

9.2.1 Unternehmen als Innovationstreiber

Digitale Innovationen im Bereich von Gesundheit und Krankheit werden nicht mehr nur von spezialisierten Firmen im Gesundheitssektor entwickelt, sondern von global agierenden Unternehmen wie Google, Amazon, Facebook, Apple und Microsoft ('GAFAM') (Roland Berger Focus 2019). Diese Unternehmen operieren größtenteils jenseits der regulativen Strukturen des Gesundheitssystems und richten sich in der Regel direkt an die Endverbrauchenden, ohne dass diese zuvor Kontakt zum Gesundheitspersonal hatten. Auch diese Entwicklung ist ambivalent (Nagappan et al. 2024): Auf der einen Seite erlaubt sie einen niederschwelligen Zugang zu gesundheitsbezogenen Informationen, was die Gesundheitskompetenz von Gesunden und Patient:innen fördern kann. Auf der anderen Seite wird bei vielen Angeboten die Qualität der Informationen nicht kontrolliert. Eine unsachgemäße Interpretation und Nutzung der Informationen kann somit Risiken für die Nutzenden beinhalten. Zudem ist zu berücksichtigen, dass die großen Unternehmen v. a. daran interessiert sind, neue Märkte zu erschließen und den Umsatz ihrer Produkte zu vergrößern, anstatt sich bei ihren Produktentwicklungen an prioritären Gesundheitsbedürfnissen der Bevölkerung – und damit an Public-Health-Zielsetzungen – zu orientieren. Dabei enthalten die digitalen Gesundheitsanwendungen nicht selten manipulative Designstrategien (sog. ‚dark patterns'), die die Nutzer:innen zu einem bestimmten Verhalten verleiten sollen (Mildner et al. 2024). Nicht zuletzt haben sie selbst ein erhebliches strategisches Interesse daran, die oft automatisch erhobenen Massendaten für ihre eigenen unternehmerischen Ziele zu nutzen. Angesichts dieser Entwicklungen bekommt die digitale Gesundheitskompetenz der Nutzer:innen eine besondere Bedeutung. Zudem stellt sich die Frage, inwieweit die von den GAFAM-Unternehmen angebotenen Applikationen (‚Apps') und Gesundheitsinformationen auch einer entsprechenden Regulierung zu unterziehen sind.

9.2.2 Zielorientierung von Digital Public Health

Digitale Technologien stellen – wie alle Technologien – ein Mittel dar, um bestimmte Ziele besser und/oder effizienter, d. h. mit weniger Aufwand, zu erreichen. Welches Potenzial Digital Public Health für die Gesundheit der Bevölkerung bietet, wird deshalb wesentlich davon abhängen, für welche Ziele und Zwecke die neuen technologischen Möglichkeiten entwickelt und genutzt werden. Technologische Entwicklungen haben generell die

Tendenz, eine gewisse Eigendynamik zu entwickeln, sodass nicht mehr die angestrebten Ziele im Vordergrund stehen, sondern die Technologie um ihrer selbst willen eingesetzt wird. Die resultierende Zweck-Mittel-Vertauschung ist insbesondere dann relevant, wenn die Technologien von gewinnorientierten Unternehmen angeboten werden, deren primäres Interesse in dem Verkauf des Mittels (d. h. der Technologie) und nicht im Erreichen des Ziels (d. h. verbesserte Gesundheit der Bevölkerung) liegt. Angesichts des besonderen moralischen Status der Gesundheit als transzendentales Gut und Voraussetzung der Chancengleichheit (Marckmann 2008), ist eine klare Zieldefinition bei digitalen Public-Health-Interventionen ethisch geboten: Sie sollen dazu beitragen, dass die Ziele von Public Health, d. h. die populationsbezogene Prävention von Erkrankungen und Förderung der Gesundheit, besser erreicht werden, unter besonderer Berücksichtigung von gesundheitlichen Ungleichheiten (Graham et al. 2016). Sofern Digital Public Health aus öffentlichen Ressourcen finanziert wird, bekommt die Bindung der Technologien an klar definierte Public-Health-Ziele eine zusätzliche allokationsethische Bedeutung.

9.2.3 Gerechtigkeitsethische Implikationen

Insbesondere bei Public-Health-Maßnahmen stehen Fragen der gesundheitlichen Ungleichheit im Vordergrund. Insofern sollten digitale Public-Health-Anwendungen dazu beitragen, gesundheitliche Ungleichheiten zu reduzieren. Hier sind zwei unterschiedliche Szenarien denkbar: Auf der einen Seite könnten digitale Angebote, die sich gezielt an Bevölkerungsgruppen richten, die bislang keinen (ausreichenden) Zugang zu Gesundheitsinformationen sowie Krankheitsprävention und Gesundheitsförderung haben, deren digitale Gesundheitskompetenz stärken und gesundheitliche Ungleichheiten reduzieren (Dratva et al. 2024). Dies setzt allerdings voraus, dass die entsprechenden Informations- und Kommunikationstechnologien verfügbar sind und dass die Bevölkerungsgruppen eine ausreichende Kompetenz zur Nutzung digitaler Gesundheitsangebote haben (Norman und Skinner 2006; Cornejo Müller et al. 2020). Auf der anderen Seite kann Digital Public Health auch bestehende soziale Ungleichheiten verstärken, da digitale Versorgungsangebote von Menschen mit niedrigem sozialen Status weniger in Anspruch genommen werden, was unter der Bezeichnung ‚Digital Divide' diskutiert wird (Cornejo Müller et al. 2020): Digitale Gesundheitsangebote werden vermehrt von jüngeren Menschen sowie von Menschen mit besserer Bildung und höherem Einkommen in Anspruch genommen (Cornejo Müller et al. 2020). Darüber hinaus gibt es Hinweise auf Ungleichheiten hinsichtlich Zugang, Nutzung, Wirksamkeit und Schutz digitaler Gesundheitsangebote (Brand et al. 2024). Aus gerechtigkeitsethischer Perspektive ist deshalb darauf zu achten, dass digitale Angebote der Gesundheitsförderung und Prävention idealerweise auf die individuellen Voraussetzungen hinsichtlich ihrer Gesundheitschancen benachteiligter Bevölkerungsgruppen abgestimmt sind, sodass gesundheitliche Ungleichheiten nicht vergrößert, sondern idealerweise reduziert werden. Aus fehlerhaften oder irreführenden digitalen Angeboten kann auch der gegenteilige Effekt resultieren, dass Personen mit einem besseren Zugang Nachteile haben.

9.2.4 Schutz der Privatsphäre und Datenschutz

Durch die automatisierte Datenerfassung, gesteigerte Rechenleistung, große Speicherkapazitäten und schnelle Netzwerke können sehr große Datenmengen effizient erfasst, gespeichert und weiterverarbeitet werden (‚Big Data'). Den Potenzialen insbesondere auch für Public-Health-Programme z. B. durch eine verbesserte Krankheits-Surveillance stehen aber Risiken für die Privatsphäre und den Datenschutz gegenüber. Diese wachsen mit der Menge der verfügbaren Daten, da die Verknüpfung verschiedener Daten die Re-Identifizierung der Person, von der die Daten stammen, erleichtert. Sensible Gesundheitsdaten haben dabei eine wesentliche Bedeutung für den verfassungsrechtlich garantierten Schutz der Privatsphäre. Auf der anderen Seite kann der Einzelne von der besseren Verfügbarkeit gesundheitlicher Daten profitieren, sodass die Vorteile durch die Datennutzung gegen den Schutz der Privatsphäre abgewogen werden müssen. Diese Abwägung ist bei Public-Health-Maßnahmen besonders heikel, da z. B. bei populationsbezogenen Präventions- oder Früherkennungsmaßnahmen Gesundheitsdaten sehr vieler Menschen erfasst werden müssen, um wenigen Menschen durch die Vermeidung oder frühzeitige Erkennung und Behandlung einer Erkrankung helfen zu können.

Es erscheint deshalb unverzichtbar, entsprechende prozedurale und technische Maßnahmen zum Datenschutz zu ergreifen (Kunz et al. 2020), sodass der Einzelne mit hinreichender Sicherheit darauf vertrauen kann, dass seine Daten nur für die angestrebten Public-Health-Ziele verwendet werden und – so weit als möglich – vor unbefugtem und missbräuchlichem Zugriff geschützt sind. Angesichts des potenziellen Nutzens durch die breite Verfügbarkeit von Gesundheitsdaten wird diskutiert, ob und ggf. unter welchen Bedingungen es eine Verpflichtung des Einzelnen zur Datenspende geben könnte (Strech et al. 2020).

9.2.5 Ethische Besonderheiten von digital unterstützter, Community-basierter Gesundheitsförderung und Prävention

Aufgrund der unterschiedlichen Bedarfe und Voraussetzungen scheint es naheliegend, digitale Angebote der Gesundheitsförderung und Prävention möglichst passgenau auf die jeweiligen Communities mit ihren jeweils unterschiedlichen sozialen Kontexten abzustimmen. Dies betrifft in doppelter Weise auch die ethischen Implikationen. Zum einen erfordern Gesundheitsförderung und Prävention für sich genommen bereits ethische Abwägungen, für die es keine allgemeinverbindlichen Vorgaben gibt (Marckmann 2010). Dies beginnt bei der Frage, welche Priorität die Sorge um die Gesundheit im Vergleich zu anderen öffentlichen Aufgaben haben soll. Zudem muss bei Gesundheitsförderung und Prävention häufig eine Veränderung des eigenen Verhaltens mit entsprechenden Einschränkungen (z. B. mehr Bewegung, gesündere Ernährung, höhere Verkehrssicherheit) gegenüber dem damit verbundenen Zugewinn an Gesundheit abgewogen werden. Zum anderen erfordert der Umgang mit digitalen Technologien ebenfalls ethische Abwägungen, beispielsweise den Zugewinn an individueller Gesundheitsinformation gegenüber den erhöhten Risiken für Kontrolle und Datenmissbrauch, für die es ebenfalls keine allgemeingültigen Maßstäbe gibt. Vielmehr sollten hier die jeweiligen Communities bestimmen, welchen Wert sie der Gesundheit beimessen und welche Verhaltensänderungen und Risiken digitaler Technologien sie bereit sind, hierfür in Kauf zu nehmen. Um dies zu realisieren, bedarf es entsprechender Möglichkeiten der Partizipation bei der Entwicklung und Implementierung von Community-basierter Gesundheitsförderung und Prävention (World Health Organization 2002; Hochmuth et al. 2020). Hierbei können wiederum digitale Technologien unterstützend zum Einsatz kommen (Shrestha et al. 2024).

9.3 Ethische Bewertung digitaler Technologien in Public Health

Angesichts der Tatsache, dass sehr unterschiedliche digitale Technologien für unterschiedliche Public-Health-Ziele in unterschiedlichen Kontexten zum Einsatz kommen, müssen digitale Public-Health-Intervention jeweils für sich einer ethischen Bewertung unterzogen werden. Ein systematisches Vorgehen erfordert dabei zwei methodische Bausteine: Zunächst müssen die *normativen Bewertungsmaßstäbe* bestimmt und begründet werden (normatives Rahmengerüst). Dann ist ein klar definiertes *methodisches Vorgehen* erforderlich, wie die jeweilige digitale Public-Health-Intervention schrittweise auf Grundlage der normativen Kriterien bewertet werden kann. Beide Elemente sollen die Qualität der ethischen Bewertung sicherstellen.

9.3.1 Normative Kriterien für die Bewertung digitaler Public-Health-Interventionen

Für die Gewinnung und Begründung normativer Bewertungsmaßstäbe hat sich in der praktischen Ethik das kohärentistische Begründungsverfahren bewährt (Badura 2011). Der Kohärentismus beruft sich nicht – wie die klassischen ethischen Theorien – auf ein einziges, letztgültiges Moralprinzip, sondern knüpft an die in einer bestimmten Gemeinschaft weithin zustimmungsfähigen moralischen Überzeugungen an und entwickelt daraus ein kohärentes normatives Rahmengerüst. Zentrale Bestandteile sind ethische Prinzipien einer mittleren Begründungsebene, die als Grundlage für die Bewertung konkreter Handlungsoptionen dienen. So finden beispielsweise die Prinzipien des Wohltuns, des Nichtschadens, der Achtung der Autonomie und der Gerechtigkeit für die Medizin international Anerkennung und Anwendung (Beauchamp und Childress 2019). Für einen bestimmten Anwendungsbereich müssen diese Prinzipien weiter konkretisiert und ergänzt werden. Für die ethische Bewertung digitaler Public-Health-Interventionen kann auf ein bereits bestehendes normatives Rahmengerüst für die Public-Health-Ethik zurückgegriffen werden (Marckmann et al. 2015), das durch normative Kriterien für eHealth-Anwendungen zu ergänzen ist (Marckmann 2016). Tab. 9.1 zeigt die resultieren normativen Kriterien im Überblick, jeweils mit ihrer ethischen Begründung. Das Rahmengerüst verdeutlicht die normativen Überschneidungen der verschiedenen Bereichsethiken, hier insbesondere der Public-Health-Ethik und der Technikethik.

Tab. 9.1 Ethische Kriterien zur Beurteilung digitaler Community-basierter Public-Health-Anwendungen. (Basierend auf Marckmann et al. 2015; Marckmann 2016)

Bewertungskriterium	Ethische Begründung
Funktionsfähigkeit • Zielsetzung der Technologie • Grad der Zielerreichung („Wirksamkeit") • Qualität der Daten und Informationen	Zweck-Mittel-Rationalität; Prinzip des Nichtschadens; Prinzip des Wohltuns
Mögliche *Alternativen zur digitalen Public-Health-Anwendung*	Zweck-Mittel-Rationalität
Nutzenpotenzial für die Zielpopulation • Verbesserung von Mortalität, Morbidität und Lebensqualität • Validität (Evidenzgrad) des Nutzennachweises	Prinzip des Wohltuns
Schadenspotenzial für die Teilnehmer:innen • Sicherheit, geringe Fehleranfälligkeit • Belastungen und gesundheitliche Risiken • Validität (Evidenzgrad)	Prinzip des Nichtschadens
Individuelle Selbstbestimmung • Förderung der digitalen Gesundheitskompetenz • Möglichkeit der informierten Entscheidung • Auswirkung auf Entscheidungsfreiheit	Achtung der Autonomie
Schutz von Privatsphäre und Gesundheitsdaten • Informationelle Selbstbestimmung • Prozedurale und technische Datenschutzmaßnahmen	Achtung der Autonomie
Sicherheit vor systembedingtem Verlust der Integrität von Gesundheitsdaten (*Datensicherheit*)	Prinzip des Nichtschadens
Selbstbestimmung der Community • Berücksichtigung der gesundheitsbezogenen Werte der jeweiligen Community	Achtung der Autonomie
Gerechtigkeit • Nicht-diskriminierender Zugang zur Anwendung • Verteilung der gesundheitlichen Nutzen- und Schadenspotenziale • Beitrag zur Reduzierung gesundheitlicher Ungleichheiten	Prinzip der Gerechtigkeit
Effizienz • (Inkrementelles) Kosten-Nutzen-Verhältnis • Validität der Effizienzmessung	Verteilungsgerechtigkeit bei knappen Ressourcen; Zweck-Mittel-Rationalität
Zuschreibbarkeit von *Verantwortung* beim Einsatz der digitalen Anwendungen	Prinzip des Nichtschadens
Legitimität • Legitimierte Entscheidungsinstanz • Fairer Entscheidungsprozess	Prinzip der Gerechtigkeit; Achtung der Autonomie

Eine ethische Bewertung digitaler Public-Health-Interventionen muss mit einer Prüfung der *Funktionsfähigkeit* beginnen. Diese setzt eine klare Definition der Zielsetzung voraus, sodass anschließend geprüft werden kann, in welchem Ausmaß sich die angestrebten Ziele auch tatsächlich erreichen lassen. Eine wesentliche Voraussetzung dafür ist die Qualität der zugrunde liegenden Daten und Informationen (Antes 2016). Zudem sollten die Ziele – im Sinne technischer Effizienz – mit möglichst geringem technischem Aufwand erreicht werden. Dabei ist es wichtig, zu prüfen, welche *Alternativen* es gibt, die angestrebten Public-Health-Ziele zu erreichen und ob diese Alternativen möglicherweise Vorteile bieten im Hinblick auf die im Folgenden zu prüfenden ethischen Implikationen.

Über eine gute Wirksamkeit hinaus müssen digitale Public-Health-Interventionen auch einen *Nutzen* für die Zielpopulation haben, d. h. positive Auswirkungen auf Morbidität, Mortalität und Lebensqualität. Dieser sollte idealerweise in methodisch hochwertigen Studien nachgewiesen sein. Bislang gibt es vergleichsweise wenige gute Studien, die den erhofften Nutzen digitaler Public-Health-Interventionen belegen (Chauvin und Lomazzi 2017; Roess 2017). Als *Schadenspotenziale* sind zum einen Risiken durch eine fehlerhafte Bedienung oder Funktion der digitalen Technologien zu berücksichtigen, zum anderen Belastungen und gesundheitliche Risiken durch die digital unterstützte Public-Health-Maßnahme.

Mit Blick auf die *individuelle Selbstbestimmung* ist zu prüfen, ob die digitale Public-Health-Intervention die Gesundheitskompetenz der Teilnehmer:innen fördert. Eine Voraussetzung dafür ist eine ausreichende Kompetenz im Umgang mit digitalen Medien und Technologien, sodass digitale Public-Health-Interventionen ggf. mit entsprechenden Maßnahmen zur Förderung der *digitalen* Gesundheitskompetenz zu kombinieren sind (Schmietow und Marckmann 2019; Dratva et al. 2024). Wie bei allen Public-Health-Maßnahmen sollten die Teilnehmer:innen auch bei digitalen Public-Health-Interventionen die Möglichkeit haben, eine informierte Entscheidung über die Teilnahme zu treffen. Insbesondere bei Früherkennungsmaßnahmen sollte nicht die hohe Teilnahmerate, sondern die Ermöglichung einer informierten Entscheidung als Erfolgsparameter dienen. Schließlich ist zu prüfen, welche Auswirkungen die digitale Public-Health-Anwendung auf die Entscheidungsfreiheit der Teilnehmer:innen hat. Hier dürfte häufig eine Abwägung zwischen der Wahrung der Entscheidungsautonomie und der Erreichung von Public-Health-Zielen erforderlich sein. Dies trifft insbesondere auch auf sog. Nudging-Ansätze zu, die häufig mit digitalen Technologien unterstützt werden (Ubel und Rosenthal 2019; von Grafenstein et al. 2018). Aufgrund der möglichen Risiken für die Privatsphäre und den Schutz vertraulicher Gesundheitsdaten ist bei digitalen Technologien zudem zu prüfen, ob die *informationelle Selbstbestimmung* der Teilnehmenden gewahrt ist. Sie sollten über den Umfang und die geplante Verwendung ihrer Daten informiert werden und anschließend ihr Einverständnis geben können. Zudem sollte ein ausreichender *Datenschutz* durch entsprechende prozedurale und technische Vorkehrungen gewährleistet sein (Kunz et al. 2020). Neben der individuellen Selbstbestimmung ist bei Community-basierten Public-Health-Interventionen auch die *Selbstbestimmung der jeweiligen Community* einzuholen, damit die lokalen Werte hinsichtlich Gesundheit und Krankheit mit berücksichtigt beim Design und bei der Implementierung berücksichtigt werden können.

Gerechtigkeitsethische Implikationen spielen bei Public-Health-Maßnahmen generell, aber insbesondere auch im Bereich von Digital Public Health, eine zentrale Rolle. Ein allgemeiner Zugang zur digital unterstützten Public-Health-Strategie ist zu gewährleisten, wobei insbesondere sozioökonomisch bedingte Zugangsbarrieren zu beachten sind. Die resultierenden Nutzen- und Schadenspotenziale sollten in der Zielpopulation fair verteilt sein. Anzustreben ist aus gerechtigkeitsethischer Sicht ein Beitrag zur Reduktion gesundheitlicher Ungleichheiten. Idealerweise richten sich die digitale Public-Health-Interventionen gezielt an diejenigen Bevölkerungsgruppen, die aufgrund ihres sozioökonomischen Status in ihren Gesundheitschancen benachteiligt sind, wobei die dafür erforderlichen Voraussetzungen (z. B. ausreichende digitale Gesundheitskompetenz, Zugang zu digitalen Technologien) zu gewährleisten sind.

Aufgrund der Bedeutung der gesundheitsbezogenen Präferenzen für die Ausgestaltung digitaler Public-Health-Interventionen sollten entsprechende Partizipationsmöglichkeiten für die Mitglieder der jeweiligen Community vorgesehen werden.

Angesichts begrenzt verfügbarer Ressourcen für den Gesundheitsbereich sollte zudem auch die *Effizienz* digitaler Public-Health-Anwendungen geprüft werden. Dabei sollte das inkrementelle Kosten-Nutzen-Verhältnis bestimmt werden, wobei auch nicht-technische Alternativen als Vergleich hinzugezogen werden sollten. Insbesondere bei automatisierten digitalen Anwendungen sind Fragen der Verantwortungszuschreibung vorab hinreichend zu klären.

Da sich Public-Health-Maßnahmen allgemein auf die Lebensgestaltung und das Wohlergehen vieler Menschen auswirken, sollten die digitalen Anwendungen bei einer breiten, populationsbezogenen Anwendung durch eine hierzu entsprechend legitimierte Entscheidungsinstanz in einem fairen Entscheidungsprozess implementiert werden (Marckmann et al. 2015).

Zwischen den einzelnen Kriterien bestehen sowohl Instrumental- als auch Konkurrenzbeziehungen. So ist die Funktionsfähigkeit beispielsweise Voraussetzung für ein großes Nutzenpotenzial und ein möglichst kleines Schadenspotenzial. Auf der anderen Seite können die Kriterien Schadenspotenzial und Effizienz in einem Konkurrenzverhältnis zueinander stehen, da Maßnahmen zur Erhöhung der technischen Sicherheit (wie Evaluationsstudien, technische Vorkehrungen zur Verbesserung der Fehlertoleranz) häufig erhebliche Ressourcen erfordern und damit die Gesamteffizienz der digitalen Anwendungen reduzieren. Die hier aufgelisteten normativen Kriterien erfüllen zwei Aufgaben im Rahmen der ethischen Analyse: Zum einen dienen sie als ‚Suchmatrix' für ethische Fragen, die mit dem Einsatz einer bestimmten Digital-Public-Health-Intervention verbunden sind, zum anderen liefern sie die ethische Begründung der im Anschluss formulierten Empfehlungen für die Entwicklung und den Einsatz der Technologien.

9.3.2 Methodisches Vorgehen zur Bewertung von Digital Public Health

Die Anwendung der im vorangehenden Abschnitt vorgestellten normativen Kriterien sollte einem klar definierten methodischen Vorgehen folgen, um die Qualität der ethischen Bewertung zu sichern (zur Übersicht vgl. Tab. 9.2).

Tab. 9.2 Arbeitsschritte einer ethischen Bewertung digitaler Public-Health-Anwendungen. (Marckmann et al. 2015; Marckmann 2016)

1. *Beschreibung*	Möglichst genaue Charakterisierung der zu untersuchenden Digital-Public-Health-Anwendung: Zielsetzung, Funktionsweise, Anwendungsbereich, (nicht-technische) Alternativen etc.
2. *Spezifizierung*	Spezifizierung der Bewertungskriterien (vgl. Tab. 9.1) für die vorliegende Digital-Public-Health-Anwendung
3. *Einzelbewertung*	Bewertung der Anwendung anhand der einzelnen in Schritt 2 spezifizierten Kriterien im Vergleich zu alternativen Optionen
4. *Synthese*	Übergreifende Beurteilung der Anwendung durch Synthese, Gewichtung und Abwägung der Einzelbewertungen aus Schritt 3
5. *Empfehlung*	Erarbeitung von Empfehlungen für die ethisch vertretbare Entwicklung und Anwendung der Digital-Public-Health-Anwendung
6. *Monitoring*	Beobachtung und Evaluation der ethischen Implikationen in regelmäßigen Abständen, ggf. Revision der erarbeiteten Empfehlungen

Die ethische Bewertung muss mit einer möglichst genauen *Beschreibung* der digitalen Public-Health-Intervention beginnen. Anschließend ist zu prüfen, ob für den vorliegenden Anwendungsbereich eine weitere *Spezifizierung* der Bewertungskriterien (vgl. Tab. 9.1) erforderlich ist. Im dritten Schritt erfolgt die Bewertung der digitalen Public-Health-Intervention auf Grundlage jedes einzelnen normativen Bewertungskriteriums (*Einzelbewertung*). In der *Synthese* müssen die einzelnen Bewertungen zu einer übergreifenden Beurteilung der digitalen Public-Health-Intervention zusammengeführt werden. Dabei ist eine normative Gewichtung der Einzelbewertungen erforderlich, im Konfliktfall eine begründete Abwägung und die Überprüfung auf alternative, ethisch weniger konfliktträchtige Lösungen. Ethisch begründete *Empfehlungen* für die Entwicklung und Anwendung der digitalen Technologien können dazu beitragen, dass die Nutzenpotenziale der digitalen Public-Health-Intervention optimal genutzt und Schadenspotenziale und Einschränkungen der Entscheidungsautonomie möglichst weit reduziert werden. Im Rahmen eines *Monitorings* der Nutzung der digitalen Public-Health-Intervention kann im weiteren Verlauf geprüft werden, inwieweit die ethische Bewertung noch zutrifft und ggf. Modifikationen der Empfehlungen erforderlich sind.

Ethische begründete Handlungsempfehlungen für digitale Technologien in Community-basierter Prävention und Gesundheitsförderung
- Die Zielsetzung digitaler Technologien sollten klar definiert und auf die Ziele der Gesundheitsförderung und Prävention bezogen werden.
- Digitale Public-Health-Interventionen sollten so gestaltet sein, dass sie insbesondere die Bedarfe benachteiligter Bevölkerungsgruppen an Gesundheitsförderungen und Prävention decken.

- Die Förderung digitaler Gesundheitskompetenz hat eine herausragende Bedeutung für einen effektiven und v. a. auch fairen Einsatz digitaler Public-Health-Anwendungen.
- Aufgrund der unvermeidbaren ethischen Abwägungen bei der Implementierung digitaler Public-Health-Interventionen sollte es angemessene Partizipationsmöglichkeiten für die jeweiligen Communities geben.
- Digitale Technologien für die Community-basierte Prävention und Gesundheitsförderung sollten jeweils hinsichtlich ihrer ethischen Implikationen geprüft werden.

9.4 Fazit und Ausblick

Digitale Public-Health-Anwendungen bieten durch die verbesserten Möglichkeiten der automatisierten Erfassung, Speicherung und Auswertung großer Datenmengen Potenziale für eine verbesserte Gesundheitsförderung und Krankheitsprävention. Bei der Anwendung der digitalen Technologien sind aber einige ethische Implikationen zu berücksichtigen, die sich von der Frage der angemessenen Zielbestimmung über gerechtigkeitsethische Fragen und Fragen der gesundheitsbezogenen Selbstbestimmung bis hin zu Fragen des Datenschutzes erstrecken. Angesichts der unvermeidbaren ethischen Abwägungen sollten vermehrt Partizipationsmöglichkeiten entwickelt und genutzt werden, damit die jeweiligen Communities die Gesundheitsförderung und Prävention nicht nur auf ihre individuellen Bedarfe, sondern auch auf ihre jeweiligen Grundwerte abstimmen. Angesichts der Vielfalt unterschiedlicher Zielsetzungen digitaler Technologie und Anwendungsfelder lassen sich die digitalen Public-Health-Anwendungen nicht insgesamt einheitlich ethisch bewerten. Erforderlich ist vielmehr eine Prüfung der einzelnen Anwendungen mit Blick auf ethisch relevante Implikationen, orientiert an einem normativen Rahmengerüst nach einem definierten methodischen Vorgehen. Die ethische Bewertung kann und soll damit einen Beitrag zu einer ethisch gut begründeten Gestaltung digitaler Public-Health-Anwendungen leisten.

Literatur

Ai Y, He F, Lancaster E, Lee J (2022) Application of machine learning for multi-community COVID-19 outbreak predictions with wastewater surveillance. PLoS One 17(11):e0277154

Antes G (2016) Ist das Zeitalter der Kausalität vorbei? Zeitschrift für Evidenz, Fortbildung und Qualität im Gesundheitswesen 112(Suppl. 1):16–22

Atkinson KM, Wilson K, Murphy MSQ, El-Halabi S, Kahale LA, Laflamme LL, El-Khatib Z (2019) Effectiveness of digital technologies at improving vaccine uptake and series completion – a systematic review and meta-analysis of randomized controlled trials. Vaccine 37(23):3050–3060

Badura J (2011) Kohärentismus. In: Düwell M, Hübenthal C, Werner MH (Hrsg) Handbuch Ethik. J.B. Metzler, Stuttgart, S 194–210

Beauchamp TL, Childress JF (2019) Principles of biomedical ethics. Oxford University Press, New York/Oxford

Brand T, Herrera-Espejel P, Muellmann S, Wiersing R, Busse H (2024) Soziale Ungleichheit im Zusammenhang mit digitalen Gesundheitsanwendungen: Digitale Spaltungen in den Bereichen Zugang, Nutzung, Wirksamkeit und Privatsphäre. Bundesgesundheitsblatt – Gesundheitsforschung – Gesundheitsschutz 67(3):268–276

Brockmann D (2020) Digitale Epidemiologie. Bundesgesundheitsblatt – Gesundheitsforschung – Gesundheitsschutz 63(2):166–175

Chauvin J, Lomazzi M (2017) The digital technology revolution and its impact on the public's health. Eur J Public Health 27(6):947

Cornejo Müller A, Wachtler B, Lampert T (2020) Digital Divide – Soziale Unterschiede in der Nutzung digitaler Gesundheitsangebote. Bundesgesundheitsblatt – Gesundheitsforschung – Gesundheitsschutz 63(2):185–191

Dratva J, Schaeffer D, Zeeb H (2024) Digitale Gesundheitskompetenz der Bevölkerung in Deutschland: Aktueller Stand, Konzepte und Herausforderungen. Bundesgesundheitsblatt – Gesundheitsforschung – Gesundheitsschutz 67(3):277–284

Freeman JD, Blacker B, Hatt G, Tan S, Ratcliff J, Woolf TB, Tower C, Barnett DJ (2019) Use of big data and information and communications technology in disasters: an integrative review. Disast Med Public Health Preparedness 13(2):353–367

Gomez-Ramirez O, Iyamu I, Ablona A, Watt S, Xu AXT, Chang HJ, Gilbert M (2021) On the imperative of thinking through the ethical, health equity, and social justice possibilities and limits of digital technologies in public health. Can J Public Health 112(3):412–416

von Grafenstein M, Hölzel J, Irgmaier F, Pohle J (2018) Nudging. Regulierung durch Big Data und Verhaltenswissenschaften. Alexander von Humboldt Institut für Internet und Gesellschaft, Berlin

Graham GN, Ostrowski M, Sabina AB (2016) Population health-based approaches to utilizing digital technology: a strategy for equity. J Public Health Policy 37(Suppl. 2):154–166

Grill E, Eitze S, De Bock F, Dragano N, Huebl L, Schmich P, Wieler LH, Betsch C (2021) Sociodemographic characteristics determine download and use of a Corona contact tracing app in Germany-Results of the COSMO surveys. PLoS One 16(9):e0256660

Hochmuth A, Exner A-K, Dockweiler C (2020) Implementierung und partizipative Gestaltung digitaler Gesundheitsinterventionen. Bundesgesundheitsblatt – Gesundheitsforschung – Gesundheitsschutz 63(2):145–152

Howarth A, Quesada J, Silva J, Judycki S, Mills PR (2018) The impact of digital health interventions on health-related outcomes in the workplace: a systematic review. Digital Health 4:2055207618770861

Kohl LF, Crutzen R, de Vries NK (2013) Online prevention aimed at lifestyle behaviors: a systematic review of reviews. J Med Internet Res 15(7):e146

Kunz T, Lange B, Selzer A (2020) Datenschutz und Datensicherheit in Digital Public Health. Bundesgesundheitsblatt – Gesundheitsforschung – Gesundheitsschutz 63(2):206–214

Marckmann G (2008) Gesundheit und Gerechtigkeit. Bundesgesundheitsblatt – Gesundheitsforschung – Gesundheitsschutz 51(8):887–894

Marckmann G (2010) Präventionsmaßnahmen im Spannungsfeld zwischen individueller Autonomie und allgemeinem Wohl. Ethik in der Medizin 22(3):207–220

Marckmann G (2016) Ethische Aspekte von eHealth. In: Fischer F, Krämer A (Hrsg) eHealth in Deutschland. Anforderungen und Potenziale innovativer Versorgungsstrukturen. Springer, Berlin/Heidelberg, S 83–99

Marckmann G (2020) Ethische Fragen von Digital Public Health. Bundesgesundheitsblatt – Gesundheitsforschung – Gesundheitsschutz 63(2):199–205

Marckmann G, Schmidt H, Sofaer N, Strech D (2015) Putting public health ethics into practice: a systematic framework. Front Public Health 3:23

Mildner T, Savino G-L, Schöning J, Malaka R (2024) Dark Patterns: Manipulative Designstrategien in digitalen Gesundheitsanwendungen. Bundesgesundheitsblatt – Gesundheitsforschung – Gesundheitsschutz 67(3):308–315

Mooney SJ, Pejaver V (2018) Big data in public health: Terminology, Machine Learning, and Privacy. Ann Rev Public Health 39:95–112

Nagappan A, Kalokairinou L, Wexler A (2024) Ethical issues in direct-to-consumer healthcare: a scoping review. PLoS Digital Health 3(2):e0000452

Norman CD, Skinner HA (2006) eHealth literacy: essential skills for consumer health in a networked world. J Med Internet Res 8(2):e9

Roess A (2017) The promise, growth, and reality of mobile health – another data-free zone. N Engl J Med 377(21):2010–2011

Roland Berger Focus (2019) Future of Health. Eine Branche digitalisiert sich – radikaler als erwartet. Roland Berger, München

Schmietow B, Marckmann G (2019) Mobile health ethics and the expanding role of autonomy. Med Health Care Philosophy 22(4):623–630

Schüz B, Jones C (2024) Falsch- und Desinformation in sozialen Medien: Ansätze zur Minimierung von Risiken in digitaler Kommunikation über Gesundheit. Bundesgesundheitsblatt – Gesundheitsforschung – Gesundheitsschutz 67(3):300–307

Shrestha R, Hasselder P, Bolte G (2024) Digitally supported participation in the nexus between public health and urban planning. Bundesgesundheitsblatt – Gesundheitsforschung – Gesundheitsschutz 67(3):316–323

Strech D, Graf von Kielmansegg S, Zenker S, Krawczak M, Semler SC (2020) „Datenspende" – Bedarf für die Forschung, ethische Bewertung, rechtliche, informationstechnologische und organisatorische Rahmenbedingungen. Wissenschaftliches Gutachten erstellt für das Bundesministerium für Gesundheit. Bundesministerium für Gesundheit, Berlin

Ubel PA, Rosenthal MB (2019) Beyond nudges – when improving health calls for greater assertiveness. N Engl J Med 380(4):309–311

Widmer RJ, Collins NM, Collins CS, West CP, Lerman LO, Lerman A (2015) Digital health interventions for the prevention of cardiovascular disease: a systematic review and meta-analysis. Mayo Clinic Proceed 90(4):469–480

World Health Organization (2002) Community participation in local health and sustainable development: approaches and techniques. World Health Organization – Regional Office for Europe, Kopenhagen

Zeeb H, Pigeot I, Schütz B (2020) Digital Public Health – ein Überblick. Bundesgesundheitsblatt Gesundheitsforschung Gesundheitsschutz 63(2):137–144

Zeeb H, Schüz B, Schultz T, Pigeot I (2024) Entwicklungen in der Digitalisierung von Public Health seit 2020: Beispiele aus dem Leibniz-WissenschaftsCampus Digital Public Health Bremen. Bundesgesundheitsblatt – Gesundheitsforschung – Gesundheitsschutz 67(3):260–267

Zentrale Kommission zur Wahrung ethischer Grundsätze in der Medizin (2021) Entscheidungsunterstützung durch Künstliche Intelligenz. Deutsches Ärzteblatt 118(33–34):A-1537/B-1277

Teil III

Lebensphasenbezogene digital unterstützte Prävention und Gesundheitsförderung in verschiedenen Communities

10
Lebenslagenbezogene und sozialraumorientierte digital unterstützte Gesundheitsförderung und Prävention in den Frühen Hilfen

Kolja Heckes, Alexander Parchow und Tim Middendorf

10.1 Einleitung

Das Eltern-werden und die Fürsorge für Neugeborene und Kleinkinder sind mit vielfältigen Herausforderungen verbunden. Sofern die Lebensbedingungen durch unterschiedliche Faktoren, z. B. eine angespannte finanzielle Situation oder ein gering ausgeprägtes soziales Netzwerk, ungünstig beeinflusst werden und zu Belastungen führen, wirkt sich dies nicht selten auf das Erziehungsverhalten und auf ein gesundes Aufwachsen von Kindern aus (Fendrich et al. 2021). Mit dem Ziel, den Gefahren generell für kleine Kinder – v. a. bei hochbelasteten Eltern – präventiv zu begegnen, Schäden zu vermeiden und zukünftige Interventionen und/oder umfassende familiäre Eingriffe (möglicherweise auch gegen den Willen der Eltern im Rahmen des hoheitlichen Auftrags Kinder vor Gefahr für ihr Wohl zu schützen) gering zu halten, haben sich die ‚Frühen Hilfen' in den letzten mehr

---

K. Heckes (✉)
Katholische Hochschule Nordrhein-Westfalen, Professur für Fachwissenschaft Soziale Arbeit, Münster, Deutschland
E-Mail: k.heckes@katho-nrw.de

A. Parchow
Jade Hochschule Wilhelmshaven, Fachbereich Wirtschaft und Gesellschaft, Professur für Methoden und Praxis der Sozialen Arbeit, Wilhelmshaven, Deutschland
E-Mail: alexander.parchow@jade-hs.de

T. Middendorf
Hochschule Bielefeld, Fachbereich Sozialwesen, Professur für Soziale Arbeit im Kontext prekärer Lebenslagen, Bielefeld, Deutschland
E-Mail: tim.middendorf@hsbi.de

© Der/die Autor(en), exklusiv lizenziert an Springer-Verlag GmbH, DE, ein Teil von Springer Nature 2025
F. Fischer, K. Wrona (Hrsg.), *Technologiegestützte Ansätze in der Community-basierten Prävention und Gesundheitsförderung*, https://doi.org/10.1007/978-3-662-71115-6_10

als zehn Jahren als kommunal organisiertes multiprofessionelles Arbeitsfeld und als eine Art präventive Handlungsstrategie mittlerweile etabliert (Bundeszentrale für gesundheitliche Aufklärung 2023). Mit den Frühen Hilfen wird also ein Konzept verfolgt, das im Kern auf früh einsetzende Gesundheitsförderung setzt – und zwar entsprechend nicht erst nach dem Auftreten sozialer und gesundheitlicher Probleme, sondern basierend auf dem Wissen um erschwerende Lebenslagen und sozialräumliche bzw. Community-basierte Faktoren. Aus diesen Faktoren können eben unter bestimmten etwa benachteiligungsrelevanten Umständen, erfahrungsgemäß mit höherer Wahrscheinlichkeit in der Folge soziale und gesundheitliche Probleme entstehen, wenn nicht – und das ist die Idee hinter den Frühen Hilfen – frühzeitig mit Gesundheitsförderung und präventiv ausgerichteter Sozialer Arbeit entgegengewirkt wird.

In einer sich gegenwärtig schnell transformierenden, digitaler und insgesamt zunehmend ‚unsicherer' werdenden Gesellschaft, die geprägt ist von komplexen Anforderungen an Eltern und Familien mit kleinen Kindern (Middendorf und Parchow 2024), steht die Frage im Raum, inwieweit sich das vergleichsweise noch junge Arbeitsfeld der Frühen Hilfen im Rahmen alltäglicher Gegebenheiten positionieren und auf die vielfältigen Bedarfe ihrer Zielgruppe präventiv reagieren kann. Das sind Themenfelder dieses Beitrags. Es wird ergründet, inwieweit die Frühen Hilfen dem Anspruch gerecht werden, lebenslagenbezogen und sozialraumorientiert zu agieren, v. a. unter Berücksichtigung zunehmend digitaler werdender Lebensbedingungen von Menschen, damit sie adressat:innen- und bedarfsorientiert, aber auch lebensweltlich präventiv und stabilisierend auf Familien wirken können und somit ein gesundes Aufwachsen von Kindern ermöglichen.

10.2 Werdende Eltern und Familien mit Kleinkindern in erschwerten Lebenslagen

Werdende Eltern bzw. Familien mit kleinen Kindern befinden sich in höchst unterschiedlichen Lebenslagen. Entlang der fünf Handlungsspielräume (Versorgungs- und Einkommensspielraum, Kontakt- und Kooperationsspielraum, Lern- und Erfahrungsspielraum, Muße- und Regenerationsspielraum, Dispositionsspielraum) nach Nahnsen (1975) lassen sich innerhalb der Familienkonstellationen verschiedene Handlungsmöglichkeiten erkennen. Das bedeutet: Werdende Eltern und Familien mit kleinen Kindern verfügen in den jeweiligen Lebensbereichen über differente Ressourcen, die ihre Handlungsspielräume determinieren. Die ungleiche Verteilung der Ausstattung und der Ressourcen manifestiert soziale Ungleichheit und teils erschwerte Lebenslagen von werdenden Eltern und Familien mit kleinen Kindern.

Lutz (2012) spricht in diesem Zusammenhang von erschöpften Familien. Er analysiert ihre Situation in einer Zeit der „radikal fortschreitenden Beschleunigung" (Lutz 2012, S. 43), die zudem mit einer „zunehmenden Individualisierung der Lebensverhältnisse" (Lutz 2012, S. 43) einhergeht und auf diese Weise zwar einerseits Möglichkeiten individueller Freiheit erhöht, andererseits aber auch größere Möglichkeiten des Scheiterns impliziert. Die so geprägten Lebenslagen von werdenden Eltern und Familien mit kleinen Kindern sind durch Verwundbarkeit und Erschöpfung gekennzeichnet (Lutz 2012).

Ein exemplarischer Blick auf aktuelle Zahlen bestätigt den Eindruck – in ganz unterschiedlichen Feldern. Familien mit zwei Erwachsenen und drei oder mehr Kindern sowie Alleinerziehende sind ökonomisch besonders gefährdet. Ihre Armutsgefährdungsquoten nach Sozialleistungen lagen im Jahr 2021 bei 32,2 % (zwei Erwachsene mit drei oder mehr Kindern) bzw. bei 42,3 % (ein:e Erwachsene:r mit Kindern) bei einer Durchschnittsgefährdungsquote der Bevölkerung von 16,9 % (Statistisches Bundesamt 2023).[1] Werdende Eltern und Familien mit einem kleinen Kind stehen hingegen vor einem anderen schwerwiegenden Problem: Es besteht ein eklatanter Mangel an Betreuungsplätzen, v. a. für junge Kinder, in Deutschland. Auf Basis der amtlichen Kinder- und Jugendhilfestatistik hat die Bertelsmann Stiftung im Rahmen des Ländermonitorings veröffentlicht, dass im Jahr 2023 insgesamt rund 383.600 Kita-Plätze fehlten, um die Betreuungswünsche der Eltern zu decken. Für Kinder unter drei Jahren ist die Vakanz mit 270.980 fehlenden Plätzen besonders gravierend (Bertelsmann Stiftung 2022). Vor allem für Familien mit einem Kind stellt der Mangel an Betreuungsplätzen im Alltag oftmals ein großes Problem dar, da sie bei der Platzvergabe durch nachvollziehbare etwaige Geschwisterregelungen anderer Familien noch besonders benachteiligt werden.

All das fällt in eine Lebensphase, die in der Regel durch Umbrüche und Unsicherheiten geprägt ist. Familien sind durch eine „biologisch-soziale Doppelnatur" (König 1945/1974, S. 44) gekennzeichnet, denn sie übernehmen neben kulturell divergierenden Aufgaben noch eine biologische und soziale Reproduktions- und Sozialisationsfunktion (Nave-Herz 2013). Zu den alltäglichen Bewältigungsaufgaben der einzelnen Familienmitglieder summieren sich somit soziale Aufgaben und Erwartungen, die miteinander in Einklang gebracht werden müssen. Daher können die Lebensphasen von werdenden Eltern und Familien mit kleinen Kindern als besonders herausforderungsvoll angesehen werden und mit erschwerten Lebenslagen einhergehen.

10.3 Das Netzwerk Frühe Hilfen – präventiv, niedrigschwellig, multiprofessionell

Der Begriff ‚Frühe Hilfen' kennzeichnet ein multidisziplinäres Arbeitsfeld, in dem verschiedene Akteur:innen aus Sozial- und Gesundheitswesen ein Unterstützungssystem auf regionaler Ebene bilden, das sich an werdende Eltern und Familien mit kleinen Kindern im Alter zwischen null und drei Jahren richtet (Nationales Zentrum Frühe Hilfen 2016). Die Intention besteht darin, einzelne Angebote – u. a. aus den Bereichen Frühförderung, Gesundheitsvorsorge, Eltern- und Erziehungsberatung sowie Schwangerschaftsberatung – miteinander zu einem Netzwerk zu verknüpfen, um eine breite und auf Prävention und

---

[1] Familien mit ein bis zwei Kindern haben in Deutschland hingegen ein geringeres Armutsgefährdungsrisiko nach Sozialleistungen als der Durchschnitt der Bevölkerung.

Gesundheitsförderung abzielende Unterstützungsstruktur zu bilden. Gesundheitsförderung stellt dabei eine Querschnittsaufgabe der Frühen Hilfen dar. Die Organisations- und Koordinationsverantwortung der Frühen Hilfen, respektive des Netzwerks Frühe Hilfen, liegt grundsätzlich in kommunaler Hand. Folglich erfordert es Community-bezogene Ansätze, um die spezifischen Bedürfnisse und Ressourcen von Familien mit kleinen Kindern in die Unterstützungsstruktur einzubeziehen.

Entstanden sind die Frühen Hilfen infolge des Bekanntwerdens von mehreren tragischen Fällen von Kindeswohlgefährdung sowie Todesfällen von Kindern zu Beginn der 2000er-Jahre[2] und der daraus erwachsenen öffentlichen Kritik an bestehenden sozialstaatlichen Hilfs- und Kontrollsystemen. Ausgehend von diesen Fällen entwickelte sich ein Bewusstsein dafür, „wie wichtig es ist, bedürftigen Familien so früh wie möglich bei der Versorgung ihrer Kinder zu helfen" (Eickhorst 2022, o. S.). Im Rahmen des vom Bundesministerium für Familie, Senioren, Frauen und Jugend (BMFSFJ) initiierten Aktionsprogramms *Frühe Hilfen und soziale Frühwarnsysteme* wurde mit dem Nationalen Zentrum Frühe Hilfen im Jahr 2007 der Grundstein für den Aufbau regionaler Strukturen und für den Ausbau der Frühen Hilfen als multiprofessionelles Arbeitsfeld gelegt, das sich mittlerweile in fast allen deutschen Kommunen etabliert hat (Bundeszentrale für gesundheitliche Aufklärung 2023).

Das zentrale Ziel der Frühen Hilfen ist die Prävention – und zwar idealtypisch genauer gesagt v. a. die Primärprävention. Das bedeutet, dass die Frühen Hilfen darauf ausgerichtet sind, negative Entwicklungen für Kleinkinder möglichst frühzeitig zu verhindern bzw. zu mindern, und somit vor dem Eintreffen schädlicher Ereignisse ansetzen (Nationales Zentrum Frühe Hilfen 2016; Eickhorst 2022).

Um bei Adressat:innen der Frühen Hilfen möglichst eine breite Erreichbarkeit und Akzeptanz zu gewährleisten, werden die verschiedenen Angebote in der Regel u. a. bedarfsorientiert und kultursensibel ausgerichtet. Als besondere Zielgruppe gelten schwangere Frauen und Familien in erschwerten und belasteten Lebenslagen, da, wie bereits im vorangegangenen Abschnitt angedeutet, prekäre Lebensbedingungen starke Auswirkungen auf ein gesundes Aufwachsen und die Entwicklung von Kindern haben (Buschhorn und Karsunky 2022).

Die Frühen Hilfen zeichnen sich v. a. durch eine freiwillige Inanspruchnahme seitens der Adressat:innen aus. Zudem sollte der Zugang zu den Frühen Hilfen maximal niedrigschwellig sein, z. B. durch Kenntnis der Angebote und Weitervermittlung von Adressat:innen durch im Sozial- und Gesundheitswesen tätige Personen oder durch konkrete Angebote im Alltag der Menschen. Dies bedeutet für die Frühen Hilfen konsequenterweise v. a., dass sie einerseits zwingend sozialräumlich gedacht und verankert sowie andererseits

---

[2] Zu den wohl bundesweit bekanntesten tragischen Fällen dieser Zeit zählen die siebenjährige Jessica, die 2005 infolge massiver Vernachlässigung durch ihre Eltern verstarb, der zweijährige Kevin, der im Jahr 2006 an den Folgen der Misshandlung durch seinen drogenerkrankten Vaters verstarb (siehe hierzu auch Brandhorst 2015) sowie die fünfjährige Lea-Sophie, die 2007 aufgrund der Vernachlässigung durch ihre Eltern verhungerte (siehe hierzu auch Biesel und Wolff 2014).

lebenslagenorientiert ausgerichtet werden müssen. Insofern erscheint es nur folgerichtig, dass die Frühen Hilfen ein multiprofessionelles Arbeitsfeld darstellen, in dem die verschiedenen spezialisierten Berufsgruppen auf die unterschiedlichen Bedarfe der Zielgruppe reagieren (können) – auch wenn die Zusammenarbeit verschiedener Professioneller aufgrund unterschiedlicher berufsspezifischer Sichtweisen, Auffassungen und Logiken nicht immer reibungsarm und ohne Schwierigkeiten stattfindet.

Folglich können – zumindest idealtypisch – die Frühen Hilfen insgesamt daher auch als ein sozialraumorientiertes, lebenslagenorientiertes und auf Prävention abzielendes Handlungskonzept verstanden werden, dessen grundlegender Charakter sich aus der Verortung in der Alltagswelt seiner Adressat:innen (Nahraum der alltäglichen Lebensführung von Familien) sowie einer breiten, die Bedarfe der Adressat:innen einlösenden Unterstützungsstruktur ergibt. Letztlich umfasst ein solches sozialraum- und lebenslagenorientiertes Vorgehen (nicht nur in den Frühen Hilfen) zudem auch den Einbezug digitaler Technologien. Einerseits deshalb, weil die Lebenswelt von Menschen eben auch eine digitale Komponente hat und andererseits, weil sich sonst mit der zunehmenden Mediatisierung in der Gesellschaft die gesundheitsbezogene Gerechtigkeitskluft noch weiter vergrößert.

10.4 Sozialraumorientierte Frühe Hilfen?! – Indizien aus dem Umgang mit Technologien und Digitalität

Vom Umgang mit technologischen bzw. digitalen Neuerungen in den Frühen Hilfen lassen sich Indizien dafür ableiten, wie sozialräumlich die Frühen Hilfen eigentlich arbeiten – dies soll im Folgenden aufgezeigt werden. Zunächst ist aber zu klären, in welchem Verhältnis Frühe Hilfen und Sozialraumorientierung überhaupt zueinander stehen, schließlich liegen beide Konzepte nah beieinander und sind doch in ihrem wechselseitigen Verhältnis ungeklärt (Thiesen 2018a).

10.4.1 Familiale Lebensführung im Sozialraum

Die Geburt eines Kindes findet ihren zentralen Niederschlag in der alltäglichen Lebensführung und alltägliche Lebensführung wird in der gewohnten räumlichen und sozialen Umgebung nach eigenen Vorstellungen vollzogen. „Bezugspunkt […] [der alltäglichen Lebensführung] ist die ‚Breite des Lebens' […] [Die] Eigenlogik steht im Mittelpunkt des Interesses, denn sie – und nicht isolierte Einzelhandlungen – bestimmt, wie Menschen sich mit den Lebensbedingungen auseinandersetzen" (Diezinger 2004, S. 204). Das heißt – fast trivialerweise –, wenn Menschen ein Kind bekommen und durch die ersten Lebensjahre begleiten,[3] dann entsteht für sie der größte transformative Effekt sowie die

---

[3] Und natürlich darüber hinaus. „Die ersten Lebensjahre" spielt auf die Zielgruppendefinition der Frühen Hilfen an: (Werdende) Eltern und Familien mit Kindern im Alter zwischen null und drei Jahren.

größte Anforderung in der Bewältigung der neuen familiären Lebensführung und im Alltagsmanagement (Diezinger 2004).

Frühe Hilfen, die auf Unterstützung beim Übergang in diese neue Situation familialer Lebensführung abzielen und darüber hinaus auf die Stabilisierung auftretender innerfamiliärer Belastungen, Überwindung von Unsicherheit in Erziehungsfragen und Unwissen im Umgang mit dem Kind, müssen genau da ansetzen, *wie* und *wo* Familien ihren Alltag bewerkstelligen: zum einen in deren lebensräumlichem Radius und orientiert an ihren sozialen Netzen (z. B. Nachbarschaften, aber auch professionell helfende Instanzen), zum anderen v. a. unter unmittelbarer Ressourcenorientierung an der Eigenlogik und „[alltags-]praktischen Klugheit" (Bohnsack 2020, S. 50) der Menschen vor Ort im regionalen und sozialräumlichen Radius. Insofern erscheint es plausibel, dass Wolfgang Hinte (im Interview mit dem Institut für Sozialraumorientierte Arbeit und Beratung e. V. (ISSAB), 2016, ab Min. 13:40) für die von ihm plastisch beschriebene Situation junger Frauen, die plötzlich Mutter geworden sind („… und plötzlich ein schreiendes Wesen da haben, mit dem sie nicht klarkommen"), v. a. *sozialraumorientierte* Unterstützungsstrategien vorschlägt, wie z. B. lebenspraktische Alltagshilfen, den Aufbau einer Müttergruppe zur gegenseitigen Unterstützung oder die Aktivierung eines Nachbarschaftsnetzes.

10.4.2 Sozialraumorientierung und Präventionsverständnisse in den Frühen Hilfen

Aber wie stark sind die Frühen Hilfen eigentlich an den sozialräumlichen Lebenswelten[4] defacto orientiert? Thiesen (2018b) warnt pointiert vor der „Gefahr, den Hausbesuch, als Inbegriff der traditionellen Einzelfallhilfe, in einem Feld wie Frühe Hilfen sozialräumlich zu instrumentalisieren" (Thiesen 2018b, S. 16). Die Einzelfallarbeit allein setzt nämlich eine klassische, enge Zielgruppenformulierung voraus (wie sie bereits Grunwald und Thiersch (2008) von Grundwald und Thiersch infrage gestellt wurde), ein Zielgruppenverständnis, das weder diskriminierungsfrei ist noch der ‚Breite des Lebens' gerecht wird; einzelfallorientierte Hilfe allein fokussiert immerhin vielmehr auf ‚isolierte Einzelhandlungen'.

Bereits Correll et al. (2012, o. S.) begründeten den Wert der Sozialraumorientierung für u. a. die Frühen Hilfen deshalb sinngemäß damit, dass es bei der Sozialraumarbeit nicht nur darum gehe, „eine weitere Professionalisierung der Arbeit im Sozialraum zu erzielen, sondern […] auch den sozialen Zusammenhalt und die Chancengleichheit [zu stärken]". Sozialraumorientierung ist nämlich nicht nur *professionell* strukturiert (als institutionelle Angebotsseite), sondern soll v. a. auch dazu verhelfen, dass in unterschiedlichen lebensweltlichen Settings und Akteur:innenkonstellationen lokale *Eigen*ressourcen emergieren.

---

[4] Nach Hans Thiersch sind Sozialräume und Lebenswelten – auch für die in diesem Beitrag eröffnete Argumentation – begrifflich nah beieinander. Thiersch definiert Sozialräume als „räumliche Dimension der Lebenswelt" inklusive ihrer baulichen sowie sozialen Struktur (Thiersch 2015, S. 352).

Andersherum gesagt wäre Sozialraumorientierung sonst eine Überformung von Alltagswelten, wenn sie nur auf weitere Professionalisierung der institutionellen Seite setzen würde, stattdessen geht es – im Sinne einer empowernden Gesundheitsförderung und präventiver Sozialer Arbeit – auch darum, im Sozialraum lokale Selbstheilungskräfte zu (re-)aktivieren. Gerade unter einer breiten Gesundheitsförderungsperspektive sind die alltäglichen Settings und „Dinge des Lebens" doch die konstituiven Faktoren für Gesunderhaltung.

Diese Einsicht dürfte in den Frühen Hilfen aber durchaus variieren: Denn der Forschungsstand zu den Frühen Hilfen zeichnet ein uneinheitliches Bild, da von den Kommunen mal „primärpräventive Ansätze der Familien- und Gesundheitsförderung" und ein anderes Mal „sekundärpräventive Hilfen für Familien in belastenden Lebenslagen" unter den Leistungsangeboten subsumiert und in den Mittelpunkt gerückt werden (Nationales Zentrum Frühe Hilfen 2018, S. 138). Prävention, insbesondere Primär- und nicht erst Sekundär- oder Tertiärprävention (wo bereits ein engerer Problem- bzw. Zielgruppenbegriff definiert ist),[5] verweist auf die Anteile des alltäglichen Lebens, da es darum geht, Probleme und Schwierigkeiten noch vor ihrer Entstehung zu bearbeiten – und das alltägliche Leben ist für Menschen, gerade mit Neugeborenen und Kleinkindern, nun einmal der Sozialraum.

Lebensweltorientierung als wohl zentralstes Paradigma in der Kinder- und Jugendhilfe fordert gerade diese genannten Aspekte in besondere Weise, v. a. durch seine immanenten Struktur- und Handlungsmaxime (Thiersch 2020). So verwundert es auch nicht, dass im wissenschaftlichen *Abschlussbericht zur Zukunft der Kinder- und Jugendhilfe* (Feist-Ortmanns und Macsenaere 2020) erfasst wird, dass sich 93 % der befragten Fachkräfte Verbesserungen im Themenbereich ‚Prävention im Sozialraum' wünschen; Laut den durchgeführten vertiefenden Fokusgruppen ist mit den Verbesserungen u. a. „der Ausbau präventiver und niedrigschwelliger Angebote, die an die Lebensorte der Familien angebunden […] sind" (Feist-Ortmanns und Macsenaere 2020, S. 75), gemeint.[6]

10.4.3 Umgang mit Technik und Digitalität als Indiz für Sozialraumorientierung in den Frühen Hilfen

Woran würde sich eine stärkere Sozialraumorientierung in den Frühen Hilfen zeigen? Erst einmal bräuchte es eine Schwerpunktverlagerung von einer bisweilen primären Orientierung an der Angebotsseite hin zu einer Verankerung in der stets spezifischen Strukturiertheit des jeweiligen Sozialraums. Kessl und Reutlinger (2023) argumentieren entsprechend,

---

[5] Eine Besonderheit liegt im spezialpräventiven Kinderschutz. So merkt Merchel (2016) an, dass Lebensweltorientierung in diesem Bereich in der Fachpraxis nur eine untergeordnete Rolle zu spielen scheint.

[6] Insgesamt zeigt sich sogar „[i]m Bereich der Sozialraumorientierung […] die ausgeprägteste Kongruenz der erhobenen Bedarfe der jungen Menschen und Familien mit den Empfehlungen", die im Rahmen der durchgeführten Fokusgruppen gewonnen wurden (Feist-Ortmanns und Macsenaere 2020, S. 88).

dass Sozialraumarbeit die konstitutiven Kontextualisierungen des spezifischen Sozialraums verstehen und zugrunde legen muss: „Dieser Ort […] kann auch ein medial erzeugter virtueller Raum sein […] Doch […] auch ein virtueller Ort [verweist] auf weitere sozialräumliche Zusammenhänge, in die sie jeweils eingebunden sind, wie die Wohnung einer Herkunftsfamilie, die es […] verunmöglicht, eine digitale Beratung unbeobachtet in Anspruch zu nehmen" (Kessl und Reutlinger 2023, S. 37).

Digitale und technologische Artefakte (d. h. zunächst rein passive Dinge und Objekte wie etwa ein Smartphone) werden also durch die Kontextualisierung im jeweiligen Sozialraum (also durch ihre milieu- und alltagsgebundene Verwendung wie etwa die Freizeitbeschäftigung mit sozialen Medien auf besagtem Smartphone) zu *Aktanten*, also zu soziotechnischen Mensch-Ding-Verbindungen (Latour 1996). Die technischen Dinge werden gewissermaßen im Alltag routinisiert oder besser gesagt lebensweltlich normalisiert.[7] Thiersch (2020) formuliert hierzu: „Die neuen Techniken […] gehen einher mit neuen Umgangsformen und Kompetenzen. In ihnen bewegen sich […] viele Menschen so selbstverständlich […], dass sie sich ein Leben ohne diese neuen Möglichkeiten […] gar nicht mehr vorstellen können" (Thiersch 2020, S. 126). Dinge sind dann nicht mehr neutral und beliebig austauschbar, sie sind sozialräumlich und lebensweltlich konturiert. Die Menschen vor Ort, in ihren Alltags- und Lebenswelten, nutzen *ihre* Artefakte.

Ergo lässt sich ihnen nicht von Seiten Sozialer Arbeit, in den Frühen Hilfen, ein alternatives Artefakt, wie z. B. ein institutionell autorisierter Kommunikationskanal, ‚überstülpen' oder der alltäglich routinierte Kanal dadurch ersetzen. Jedoch wird aufgrund der Dominanz der *materialen* Seite bei der Implementierung und Nutzung von Technologien oft gerade ebendiese sensible *soziale* Einbettung unzureichend berücksichtigt (Ley und Seelmeyer 2020, S. 376).[8] Durchaus problematisch ist dies deshalb erstens, da es an der Realität bzw. am Alltag und der Lebenswelt von Adressat:innen Früher Hilfen vorbeiläuft (und dies betrifft v. a. diejenigen in erschwerten, prekären und benachteiligten Lebenslagen in besonderer Weise) und zweitens, weil sich die Etablierung soziotechnischer Innovationen durchaus genau derartigen Aushandlungsprozessen zuwenden müssten, wie Kessl und Reutlinger (2023) sie für Sozialraumarbeit als kennzeichnend beschreiben (d. h. die konstitutive soziale Kontextualisierung technischer Dinge bzw. digitaler Räume). In den Worten von Zweck und Cebulla (2022) ausgedrückt, ist das soziotechnische System „geprägt von Definitions- und Aushandlungsprozessen[.] Arenen haben in diesem Zusammenhang die Bedeutung von Austragungsorten – in einem sozialen, nicht geographischen Sinn" (Zweck und Cebulla 2022, S. 69).

---

[7] Alltag und Lebenswelt weitestgehend synonym verwendet, unterscheiden sich beide Begrifflichkeiten nuanciert dahingehend, dass Alltag den „allgemeinen Modus des Lebens, in dem Menschen sich immer schon vorfinden" Auch wenn Thiersch (2020) (Grunwald und Thiersch 2016, S. 33) meint und unter Lebenswelt der subjektive Blick der Adressat:innen auf eben ihren Alltag zu verstehen ist (Lamp 2020).

[8] Der Messenger-Dienst WhatsApp gehört beispielsweise zum Alltag nahezu aller Menschen. Aufgrund datenschutzrechtlicher Bedenken ist der Einsatz bzw. die Nutzung in der Praxis für viele professionelle Akteur:innen jedoch per se verboten.

Die Perspektive der Sozialraumorientierung macht also deutlich: Lebens- und damit Austragungsorte sind sozial konstruiert und produziert, zugleich aber auch geografisch lokalisierbar und mit strukturellen Gegebenheiten versehen. Sie verfügen über feste Struktureigenschaften und sind gleichzeitig spezifisch sozial geprägt mit „unterschiedliche[n] Muster[n] von Routinen, Typisierungen, Pragmatik und darin geprägten Erfahrungen von Zeit, sozialen Bezügen und Raum" (Thiersch 2015, S. 351). Sozialräume sind somit ein genuines Hybrid aus Struktur, Materialität und zugleich Kultur und Sozialität. Diese Doppelnatur von Sozialräumen muss in den Frühen Hilfen berücksichtigt werden – gerade auch z. B. bei der Umsetzung von soziotechnischen Lösungen, die letztlich nicht vom Reißbrett aus gedacht werden können, sondern sich erst spezifisch in der Arena des Sozialraums mit den dortigen Verhältnissen, Strukturen, Menschen und Milieus verbinden.

10.5 Fazit und Ausblick

Im Kontext des gesundheitlichen und sozialen Unterstützungssystems in Deutschland präsentieren sich die Frühen Hilfen – zumindest idealtypisch und von ihrem Grundgedanken her – als eine geeignete auf Prävention und Gesundheitsförderung abzielende Maßnahme. Insbesondere für die besonders im Fokus stehende Zielgruppe, die (werdenden) Eltern und Familien in prekären Lebenslagen, erscheinen die Frühen Hilfen in ihren grundsätzlichen Wesenszügen (multiprofessionelle Akteur:innen, niedrigschwelliger Zugang und freiwillige Inanspruchnahme durch die Adressat:innen) eine grundsätzlich passende Unterstützungsstruktur darzustellen. Diese Unterstützungsstruktur sowie die einzelnen Angebote der Frühen Hilfen sollten dabei lebensweltorientiert, das heißt en détail sozialräumlich bezogen und Community-basiert organisiert, an den Lebenslagen der Familien und Menschen sowie den mediatisierten und immer digitaler werdenden Alltag ausgerichtet sein.

Die nähere und eingehendere Auseinandersetzung in diesem Beitrag mit den genannten Aspekten macht deutlich: Eltern-werden hat einen stark transformativen Einfluss auf die Alltäglichkeit von Menschen. Einerseits, weil diese Lebensphase mit besonderen Herausforderungen einhergeht, die in der heutigen ‚krisenhaften' Zeit eine erschwerte, teilweise prekäre Lebenslage auslösen können. Und andererseits deshalb, da die ‚neuen' Anforderungen im Alltag zum Aufbau ‚neuer', eigenlogischer Bewältigungsstrategien und Alltagsstrukturen (Grunwald und Thiersch 2016) von Eltern führen, die aber nicht immer ein gesundes Aufwachsen von Kindern gewährleisten. Daraus ergeben sich am Ende dieses Beitrags letztlich folgende abschließende Implikationen:

1. Frühe Hilfen müssen in der Praxis lebenslagenbezogen sein und die Alltagswelt ihrer Adressat:innen berücksichtigen. Das bedeutet konkret, dass sie an der Eigenlogik der Familien, genauer gesagt an dem Ort, an dem der Alltag vollzogen wird sowie an der Art und Weise des Vollzugs, ansetzen müssen, um unterstützend wirken zu können.

2. Dementsprechend geht es darum, die Frühen Hilfen organisatorisch v. a. sozialraumorientiert und Community-basiert zu positionieren. Weniger auf den konkreten und individuellen Einzelfall bezogen als vielmehr an der Breite der Bedarfe und dem Alltag von (werdenden) Eltern und Familien mit kleinen Kindern ausgerichtet, entfaltet sich die Intention der Niedrigschwelligkeit und primären Prävention der Frühen Hilfen nämlich nur durch offene und spezifische Angebote im Sozialraum und den lokalen Communities der Adressat:innen oder besser gesagt eben in deren Lebenswelt.
3. Dabei darf nicht vergessen werden, dass die Lebenswelt von Menschen in der gegenwärtigen Zeit – und zukünftig noch viel mehr – auch und v. a. eine digitale Komponente enthält. Einerseits können rein ‚analoge' Strategien und Ansatzpunkte in den Frühen Hilfen daher nicht (mehr) die Breite lebensweltlicher und sozialräumlicher Gegebenheiten ihrer Zielgruppe erfassen. Andererseits gilt es, die lebensweltliche Digitalität der Adressat:innen einzufangen und in den Frühen Hilfen zu berücksichtigen, anstatt von außen ‚neue', möglicherweise an der Realität vorbeigehende technologische ‚Innovationen' einzubringen.

Literatur

BertelsmannStiftung (2022) 2023 fehlen in Deutschland rund 384.000 Kita-Plätze. https://www.bertelsmann-stiftung.de/de/themen/aktuelle-meldungen/2022/oktober/2023-fehlen-in-deutschland-rund-384000-kita-plaetze. Zugriffsdatum am 24.05.2025

Biesel K, Wolff R (2014) Aus Kinderschutzfehlern lernen. Eine dialogisch-systemische Rekonstruktion des Falles Lea-Sophie. transcript, Bielefeld

Bohnsack R (2020) Professionalisierung in praxeologischer Perspektive. Zur Eigenlogik der Praxis in Lehramt, Sozialer Arbeit und Frühpädagogik. Barbara Budrich, Opladen

Brandhorst F (2015) Kinderschutz und Öffentlichkeit. Der „Fall Kevin" als Sensation und Politikum. Springer VS, Wiesbaden

Bundeszentrale für gesundheitliche Aufklärung (2023) Ergebnisse der Kommunalbefragung. Netzwerke Frühe Hilfen bundesweit etabliert. https://jugendhilfeportal.de//artikel/netzwerke-fruehe-hilfen-bundesweit-etabliert

Buschhorn C, Karsunky S (2022) Frühe Hilfen in Familien. In: Schierbaum A, Ecarius J (Hrsg) Handbuch Familie. Band II: Erziehung, Bildung und pädagogische Arbeitsfelder. Springer VS, Wiesbaden, S 641–661

Correll L, Hiemenz B, Lepperhoff J (2012) Die Bedeutung des Sozialraums für frühe Förderung und frühkindliche Bildung am Beispiel des Bundesprogramms „Elternchance ist Kinderchance" und der „Frühen Hilfen", Sozialraum.de. 2. https://www.sozialraum.de/die-bedeutung-des-sozialraums-fuer-fruehe-foerderung-und-fruehkindliche-bildung.php

Diezinger A (2004) Alltägliche Lebensführung. Die Eigenlogik alltäglichen Handelns. In: Becker R, Kortendiek B (Hrsg) Handbuch Frauen- und Geschlechterforschung. Theorie, Methoden, Empirie. Springer VS, Wiesbaden, S 204–208

Eickhorst A (2022) Frühe Hilfen. In: socialnet Lexikon. Socialnet, Bonn. www.socialnet.de/lexikon/3896

Feist-Ortmanns M, Macsenaere M (2020) Ergebnisbericht der wissenschaftlichen Begleitung. Dialogprozess „Mitreden – Mitgestalten: Die Zukunft der Kinder und Jugendhilfe". Bundesministerium für Familie, Senioren, Frauen und Jugend, Berlin

Fendrich S, Pothmann J, Tabel A (2021) Monitor Hilfen zur Erziehung 2021. Eigenverlag Forschungsverbund DJI/TU Dortmund, Dortmund

Grunwald K, Thiersch H (2008) Praxis lebensweltorientierter sozialer Arbeit. Handlungszugänge und Methoden in unterschiedlichen Arbeitsfeldern, Beltz Juventa, Weinheim

Grunwald K, Thiersch H (2016) Lebensweltorientierung. In: Grunwald K, Thiersch H (Hrsg) Praxishandbuch Lebensweltorientierte Soziale Arbeit. Handlungszusammenhänge und Methoden in unterschiedlichen Arbeitsfeldern, Beltz Juventa, Weinheim/Basel, S 24–64

ISSAB (2016) Wolfgang Hinte über Sozialraumorientierung. https://www.youtube.com/watch?v=RTS5EQ7-qyY&t=852s

Kessl F, Reutlinger C (2023) Sozialraumarbeit als professionelle Tätigkeit in sozialräumlichen Zusammenhängen und am Sozialraum. In: Hiller S, Kieslinger D, Neininger L (Hrsg) Prävention im Sozialraum. Beiträge zur Erziehungshilfe, Bd 52. Freiburg, Lambertus Verlag, S 34–40

König R (1945/1974) Zwei Grundbegriffe der Familiensoziologie: Desintegration und Desorganisation der Familie. In: Nave-Herz R (Hrsg) (2021) Familiensoziologie, 2. Aufl. Springer VS, Wiesbaden, S 37–72

Lamp F (2020) Lehrkonzept: Einführung in ausgewählte Theorien Sozialer Arbeit. In: Debiel S, Lamp F, Escher K, Spindler C (Hrsg) Fachdidaktik Soziale Arbeit – Fachwissenschaftliche und lehrpraktische Zugänge. Barbara Budrich, Opladen/Berlin/Toronto, S 127–146

Latour B (1996) On actor-network theory: a few clarifications. Soziale Welt 47(4):369–381

Ley T, Seelmeyer U (2020) Digitale Technologien als Informationsinfrastrukturen. In: Kutscher N, Ley T, Seelmeyer U, Siller F, Tillmann A, Zorn I (Hrsg) Handbuch Soziale Arbeit und Digitalisierung. Beltz Juventa, Weinheim, S 376–389

Lutz R (2012) Soziale Erschöpfung - Erschöpfte Familien. In: Lutz R (Hrsg.) Erschöpfte Familien. VS Verlag für Sozialwissenschaften, Wiesbaden, S 11–67

Merchel J (2016) Lebensweltorientierung. Ein tragfähiges Handlungsprinzip auch für den Kinderschutz? In: Grunwald K, Thiersch H (Hrsg) Praxis lebensweltorientierter Arbeit. Handlungszugänge und Methoden in unterschiedlichen Arbeitsfeldern. Grundlagentexte Pädagogik, 3. Aufl. Weinheim/Basel, Beltz, S 87–97

Middendorf T, Parchow A (2024) Junge Menschen in prekären Lebenslagen – eine multikomplexe Herausforderung für die Soziale Arbeit. In: Middendorf T, Parchow A (Hrsg) Junge Menschen in prekären Lebenslagen – Theorien und Praxisfelder der Sozialen Arbeit. Beltz Juventa, Weinheim, S 9–17

Nahnsen I (1975) Bemerkungen zum Begriff und zur Geschichte des Arbeitsschutzes. In: Osterland M (Hrsg) Arbeitssituation, Lebenslage und Konfliktpotential. Festschrift für Max E. Graf zu Solms-Roedelheim. Europäische Verlagsanstalt, Frankfurt am Main/Köln, S 145–166

Nationales Zentrum Frühe Hilfen (2016) Leitbild Frühe Hilfen. Beitrag des NZFH-Beirats, Nationales Zentrum Frühe Hilfen, Köln

Nationales Zentrum Frühe Hilfen (2018) Nationaler Forschungsstand und Strategien zur Qualitätssicherung im Kinderschutz. Beiträge zur Qualitätsentwicklung im Kinderschutz. Expertise 8. Nationales Zentrum Frühe Hilfen, Köln

Nave-Herz R (2013) Ehe- und Familiensoziologie. Eine Einführung in Geschichte, theoretische Ansätze und empirische Befunde. Beltz Juventa, Weinheim/Basel

Statistisches Bundesamt (2023) Ausgewählte Armutsgefährdungsquoten. https://www.bpb.de/kurz-knapp/zahlen-und-fakten/soziale-situation-in-deutschland/61785/ausgewaehlte-armutsgefaehrdungsquoten/

Thiersch H (2015) Dimensionen der Sozialraumorientierung. Entwicklungsperspektiven für Kindereinrichtungen. In: Thiersch H (Hrsg) Soziale Arbeit und Lebensweltorientierung: Handlungskompetenz und Arbeitsfelder. Gesammelte Aufsätze, Bd 2. Beltz Juventa, Weinheim, S 343–363

Thiersch H (2020) Lebensweltorientierte Soziale Arbeit revisited. Grundlagen und Perspektiven, Beltz Juventa, Weinheim

Thiesen A (2018a) Einleitung. In: Thiesen A (Hrsg) Flexible Sozialräume. Der Fall im Feld der Frühen Hilfen, Beltz Juventa, Weinheim, S 7–12

Thiesen A (2018b) Voraussetzungen und Perspektiven zukunftsfähiger Sozialraumorientierung. In: Thiesen A (Hrsg) Flexible Sozialräume. Der Fall im Feld der Frühen Hilfen. Beltz Juventa, Weinheim, S 14–22

Zweck A, Cebulla E (2022) Soziotechnische Innovationen – vom Wechselspiel sozialer und technischer Einflüsse im Innovationsprozess. In: Schüll E, Berner H, Kolbinger L, Pausch M (Hrsg) Soziale Innovation im Kontext. Beiträge zur Konturierung eines unscharfen Konzepts. Springer VS, Wiesbaden, S 61–79

Möglichkeiten der Integration (digitaler) Gesundheitskompetenz in das Setting Schule

11

Denise Renninger, Lisa Stauch und Orkan Okan

11.1 Einleitung

Das digitale Zeitalter hat die menschlichen Kommunikationsmöglichkeiten in den letzten Dekaden deutlich erweitert und bietet dadurch eine Fülle an leicht zugänglichen Informationen. Die Studienreihe JIM (Jugend, Information, Medien) bildet seit 1998 das Medienverhalten von zwölf- bis 19-jährigen Jugendlichen in Deutschland ab (Feierabend et al. 2022). Die Ergebnisse der Erhebung verdeutlichen, dass das Internet als Informationsquelle fest in den Alltag von Jugendlichen integriert ist. Im Jahr 2022 nutzten Jugendliche durchschnittlich in 204 Minuten ihrer Freizeit täglich das Internet (Feierabend et al. 2022). Mittlerweile ist die Verfügbarkeit von Information ins Unermessliche angestiegen. Dieses Überangebot an Informationen, ob korrekt oder inkorrekt, ob analog oder digital, wird häufig als ‚Information-Overload' (Kickbusch 2008) oder als Informationsepidemie (kurz ‚Infodemie') bezeichnet (Zarocostas 2020). Die Infodemie ist nicht ausschließlich auf Miss- oder Desinformationen beschränkt, sondern umfasst alle Arten von Informationen innerhalb eines Informationsökosystems (Briand et al. 2023). Das Informationsökosystem einer Person bezieht sich auf die komplexe, dynamische Infrastruktur, Quellen und Beziehungen, durch die Informationen fließen und eine Person erreichen. Es umfasst die digitale und physische Umgebung, wird durch Interaktionen mit dem Gesundheitssystem beeinflusst, steht in Zusammenhang mit der sozialen Dynamik, dem Gesundheitsverhalten und dem Verhalten bei der Informationssuche. Dabei werden außerdem die strukturellen

---

D. Renninger (✉) · L. Stauch · O. Okan
Technische Universität München, TUM School of Medicine and Health, Professur für Health Literacy, München, Deutschland
E-Mail: denise.renninger@tum.de; lisa.stauch@tum.de; orkan.okan@tum.de

Barrieren, die den Zugang zu Informationen beeinträchtigen können, berücksichtigt (Briand et al. 2023). Hierdurch liegen natürliche Schnittstellen zwischen der Infodemie und dem Informationsökosystem mit der (digitalen) Gesundheitskompetenz vor (Okan et al. 2023).

Die COVID-19-Pandemie bietet ein eindrucksvolles Beispiel, wie Gesundheitsinformationen das Handeln der Menschen und die Entwicklung von Pandemien beeinflussen können. Informationen zur Ausbreitung oder auch Maßnahmen zum Schutz wurden neben den klassischen Kommunikationsmitteln wie Print- und Hörmedien auch über das Internet kommuniziert, welches eine besonders hohe Dynamik bezüglich Informationen aufweist (Paakkari und Okan 2020). Durch die besonders schnellen Verbreitungsmöglichkeiten von Informationen in diesem Ökosystem stellte sich die Gefahr einer Infodemie als besonders hoch dar (Hua und Shaw 2020). In der Folge erschwerte diese Informationsflut maßgeblich das Filtern von verlässlichen und relevanten Informationen. Dies zeigte sich in einer repräsentativen Befragung der Vodafone Stiftung Deutschland zum Umgang junger Menschen im Alter von 14 bis 24 Jahren in Deutschland mit Falschinformationen während der COVID-19-Pandemie (Paus und Börsch-Supan 2020). So geben 64 % der Befragten an, dass es für sie im Umgang mit Informationen zur Pandemie schwieriger als bei anderen Themen ist, glaubwürdige von unglaubwürdigen Nachrichten zu unterscheiden. Trotz eines beobachteten Anstiegs von Falschnachrichten seit Beginn der Pandemie (73 %) und der Tatsache, dass etwa 76 % mindestens einmal pro Woche auf Falschnachrichten stoßen, besteht bei 34 % der Befragten Unsicherheit beim Erkennen von Falschnachrichten. Besonders in der Altersgruppe der 14- bis 19-Jährigen zeigt sich diese Unsicherheit mit 42 % sogar noch ausgeprägter (Paus und Börsch-Supan 2020). Ziel dieses Beitrags ist es, die Möglichkeiten präventiver Maßnahmen im Schul-Setting aufzuzeigen, mit denen Kindern und Jugendlichen ein kompetenter Umgang mit gesundheitsbezogenen Informationen aus dem Internet vermittelt werden kann.

11.2 Digitale Gesundheit

Mit dem Fokus auf Gesundheitsförderung und Selbstmanagement gewinnen die Konzepte von eHealth und mHealth zunehmend an Bedeutung (Sørensen 2023). Obwohl sowohl eHealth als auch mHealth Teilbereiche der digitalen Gesundheit darstellen, unterscheiden sie sich wesentlich hinsichtlich ihrer Technologie und Anwendungsbereiche. eHealth umfasst einen breiteren Einsatz von Informations- und Kommunikationstechnologien im Gesundheitswesen, einschließlich elektronischer Gesundheitsakten und der Koordinierung von Diensten (Sørensen 2023). Dabei steht hauptsächlich die Verbesserung der Gesundheitsfürsorge in verschiedenen Bereichen wie Prävention, Diagnose, Behandlung und Management im Vordergrund (WHO Global Observatory for eHealth 2011). Im Gegensatz dazu konzentriert sich mHealth speziell auf mobile Geräte, um einen universellen Zugang zu medizinischer Beratung und gesundheitsbezogenen Information zu ermöglichen. mHealth ist vielversprechend, um eine flächendeckende und patient:innenzentrierte Versorgung anzubieten, insbesondere in Ländern mit niedrigem und mittlerem Einkommen, in denen die Mobiltelefonverbreitung hoch ist (Abaza und Marschollek 2017; Sørensen 2023). Auch Gesundheits-Apps stellen ein Beispiel für mHealth-Anwendungen dar, die es den Nutzenden ermöglichen, ihre Gesundheit zu verbessern und Aktivitäts- und Ernährungsaufzeichnung zu verwalten. Dies kann wiederum zu einer patient:innenzentrierten Gesundheitsfürsorge beitragen. Schul-basierte eHealth-Interventionen zur Förderung gesundheitsbewusster Verhaltensweisen von Jugendlichen führten zumindest unmittelbar nach der Intervention zu einer signifikanten Erhöhung des Obst- und Gemüsekonsums, einer Zunahme der körperlichen Aktivität und einer Reduzierung der Bildschirmzeit (Champion et al. 2019). mHealth-Interventionen konnten bereits moderate Verbesserungen der körperlichen Aktivität bei Kindern und Jugendlichen bewirken, wobei individualisierte Ansätze bei Jugendlichen effektiver sind als bei Kindern (Baumann et al. 2022). Darüber hinaus deutet eine Metaanalyse darauf hin, dass mHealth-App-basierte Interventionen positive Effekte auf die gesamte körperliche Aktivität, das sitzende Verhalten, den BMI, die Beweglichkeit und die Muskelkraft haben können, wobei Alter und Interventionsdauer mit einer höheren Wirksamkeit dieser Maßnahmen korrelieren (Wang et al. 2024). Um die bestehenden Möglichkeiten von mHealth und eHealth effektiv nutzen zu können, muss die digitale Gesundheitskompetenz in den Fokus gerückt werden.

11.3 Digitale Gesundheitskompetenz: Eine Palette relevanter Fähigkeiten

Gesundheitskompetenz umfasst das Wissen, die Motivation und die Fähigkeiten, Gesundheitsinformationen zu finden, zu verstehen, zu beurteilen und anzuwenden, um informierte Entscheidungen im Alltag bezüglich Gesundheitsversorgung, Krankheitsprävention und Gesundheitsförderung zu treffen (Sørensen et al. 2012). Das Stufenmodell nach Nutbeam (2000, 2008) definiert Gesundheitskompetenz auf drei Ebenen:

1) Die *funktionale Gesundheitskompetenz*, als erste Ebene bezieht sich auf die Vermittlung von gesundheitsbezogenen Informationen und umfasst die Grundfertigkeiten, um Gesundheitsinformationen verstehen zu können.
2) Darauf aufbauend zielt die *interaktive und kommunikative Gesundheitskompetenz* auf die Entwicklung persönlicher Fähigkeiten in einer unterstützenden Umgebung und umfasst dabei kommunikative und soziale Fähigkeiten. Diese ermöglichen es, sich aktiv mit gesundheitlichen Themen auseinanderzusetzen, beispielsweise über Gespräche.
3) Die *kritische Gesundheitskompetenz* umfasst fortgeschrittene Fähigkeiten zur kritischen Bewertung von Informationen, um persönliche, soziale und politischen Handlungen zu unterstützen.

Um von den Technologien im Rahmen von Gesundheit profitieren zu können, bedarf es neben der Gesundheitskompetenz weiterer spezifischer Kompetenzen und Fähigkeiten, wie der Wissenschaftskompetenz (engl. ‚science literacy'), Digitalkompetenz (engl. ‚digital literacy'), Informationskompetenz (engl. ‚information literacy') und Medienkompetenz (engl. ‚media literacy') (Bittlingmayer et al. 2020; Sørensen 2023). Diese Konzepte weisen Überschneidungen auf, da sie alle den Umgang mit Informationen behandeln (Okan et al. 2023).

Die Wissenschaftskompetenz bezieht sich auf die Fähigkeit des analytischen Problemlösens und wissenschaftlichen Denkens. Dabei werden Fakten und Daten genutzt, um Entscheidungen, Argumente und Schlussfolgerungen zu untermauern (Sørensen 2023). Es geht jedoch weniger um das Wissen über wissenschaftliche Fakten, sondern vielmehr darum, zu verstehen, wie Wissenschaft funktioniert und wie sie Erkenntnisse gewinnt (Durant 1994).

Digitalkompetenz umfasst mehrere Schlüsselfähigkeiten, die Menschen dabei unterstützen, die vielfältigen Ressourcen der digitalen Welt zu nutzen, um Informationen zu finden, zu verstehen, zu bewerten und zu kommunizieren, während man gleichzeitig kritisch denkt und sich bewusst über die damit verbundenen Herausforderungen ist (Reddy et al. 2020; Sørensen 2023). Dabei beinhaltet die Digitalkompetenz als Oberbegriff eine Reihe von Teildisziplinen oder ‚Kompetenzen'. Unter anderem finden sich hier die ‚Informationskompetenz', ‚Computerkompetenz', ‚Medienkompetenz' und ‚Kommunikationskompetenz', die auch häufig synonym zur Digitalkompetenz verwendet werden (Reddy et al. 2020).

Die Informationskompetenz bezieht sich dabei auf die Fähigkeit, mithilfe digitaler Technologien Informationen zu suchen, zu finden, zu analysieren und zusammenzufassen. Außerdem beinhaltet die Informationskompetenz sowohl die Bewertung der Glaubwürdigkeit dieser Ressourcen und die Einhaltung rechtlicher und ethischer Fragen bei der Nutzung dieser Ressourcen als auch das präzise, effektive und effiziente Formulierung von Forschungsfragen (Reddy et al. 2020; Secker 2018; Sørensen 2023; Wilson et al. 2014). Bei der Computerkompetenz steht das Verständnis für die Nutzung von Computern und anderen digitalen Technologien sowie deren Anwendung im Fokus (Reddy et al. 2020). Medienkompetenz umfasst sowohl ein informiertes und kritisches Verständnis von Medien als auch die Fähigkeit, die Kommunikation über verschiedene Medien (z. B. Fernsehen, Printmedien, Radio und Computer) aufzunehmen, zu analysieren, zu bewerten und zu produzieren (Reddy et al. 2020; Sørensen 2023; Wilson et al. 2014). Basierend auf dem Kompetenz-Standard-Modell für Medienbildung umfasst die Medienkompetenz demnach die Kompetenzbereiche ‚Auswählen und Nutzen von Medienangeboten', ‚Gestalten und Verbreiten von eigenen medialen Beiträgen', ‚Verstehen und Bewerten von Mediengestaltungen', ‚Erkennen und Aufarbeiten von Medieneinflüssen' und ‚Durchschauen und Beurteilen von Bedingungen der Medienproduktion und -verbreitung' (Tulodziecki 2010). Die Kommunikationskompetenz beinhaltet die Fähigkeit, digitale Technologien effektiv zu nutzen, um sowohl individuell als auch in Gruppen zu kommunizieren und zusammenzuarbeiten. Dabei werden verschiedene Veröffentlichungstechnologien, das Internet sowie Web-2.0-Tools und -Technologien eingesetzt (Reddy et al. 2020).

Digitale Gesundheitskompetenz greift nicht nur das generische Konzept der Gesundheitskompetenz auf, sondern vereint auch Digital-, Informations-, Medien-, Computer- und Kommunikationskompetenz sowie die Wissenschaftskompetenz. Zusammenfassend beschreibt die digitale Gesundheitskompetenz somit die Fähigkeit, digitale Informations- und Kommunikationstechnologien angemessen zu nutzen, um gesundheitsbezogene Informationen zu suchen, zu finden, zu verstehen, zu bewerten und zu verarbeiten, um gesundheitliche Problemstellungen zu adressieren (Dadaczynski et al. 2022a; Norman und Skinner 2006). Im Speziellen beschreiben van der Vaart und Drossaert (2017) bei der Entwicklung eines Instruments zur Erhebung der digitalen Gesundheitskompetenz sieben Dimensionen, die von Park und Kwon (2021) auch bereits auf Jugendliche übertragen wurden:

- Operative Fähigkeiten: grundlegende Fähigkeiten zur Nutzung digitaler Tools, Anwendungen und Endgeräte
- Erstellung eigener Inhalte: Fähigkeiten, Anliegen zu formulieren, auszudrücken und in digitalen Lebenswelten zu kommunizieren
- Fähigkeit zu Navigieren: Fähigkeiten im Umgang mit dem Internet sicher zu navigieren und sich zu orientieren
- Informationssuche: Fähigkeiten, um die richtige Suchstrategie anzuwenden oder relevante Treffer auszuwählen
- Datenschutz/Schutz der Privatsphäre: Fähigkeiten zum Schutz und Achtung der Privatsphäre bei der Nutzung des Internets
- Bestimmung der Relevanz: Fähigkeit zu entscheiden, ob Informationen auf die eigene Person und den Alltag zutreffen oder in einer bestimmten Situation nutzbar sind
- Bewertung der Verlässlichkeit: Fähigkeit, Informationen hinsichtlich ihrer Qualität und Zuverlässigkeit einschätzen zu können

11.4 Digitale Gesundheitskompetenz von Lehrkräften, Schülerinnen und Schülern

Im Rahmen des § 20k SGB V zur Förderung der digitalen Gesundheitskompetenz wurde die *DURCHBLICKT!* Studie zur digitalen Gesundheitskompetenz von Schülerinnen und Schülern sowie von Lehrkräften durchgeführt (Dadaczynski und Okan 2023). Diese Studie liefert erste repräsentative Ergebnisse zur digitalen Gesundheitskompetenz bei Schülerinnen und Schülern und trägt gleichzeitig dem relationalen Modell der Gesundheitskompetenz (Kirchhoff und Okan 2022; Parker und Ratzan 2010) Rechnung, da auch die Gesundheitskompetenz der Lehrkräfte betrachtet wurde. Demnach weisen etwa 53 % der Schülerinnen und Schüler eine geringe digitale Gesundheitskompetenz auf (Dadaczynski und Okan 2023; Stauch et al. 2023). Während das Niveau der digitalen Gesundheitskompetenz keine signifikanten Unterschiede basierend auf Geschlecht und

Migrationshintergrund aufweist, zeigen jüngere Altersgruppen (9 bis 11 Jahre), Kinder und Jugendliche aus Familien mit geringerem subjektivem Wohlstand sowie solche mit niedrigerem Bildungsgrad häufiger ein niedrigeres Niveau in der digitalen Gesundheitskompetenz (Stauch et al. 2023). Somit folgt digitale Gesundheitskompetenz ebenso wie die allgemeine Gesundheitskompetenz (Bollweg et al. 2021; Fretian et al. 2020; Loer et al. 2020; Paakkari et al. 2020) einem sozialen Gradienten, von dem besonders Kinder und Jugendliche aus benachteiligten Verhältnissen betroffen sind. Besonders schwierig gestaltet sich für Schülerinnen und Schüler der Schutz der Privatsphäre bzw. der Datenschutz, das Navigieren im Internet und in digitalen Anwendungen sowie die Bewertung der Verlässlichkeit der Informationen (Stauch et al. 2023; Abb. 11.1). Vor dem Hintergrund, dass eine höhere digitale Gesundheitskompetenz bei Kindern und Jugendlichen mit einer besseren subjektiven Gesundheit und einem gesünderen Ernährungs- und Bewegungsverhalten korreliert (Dadaczynski und Okan 2023; Dadaczynski et al. 2022b), erweisen sich die oben beschriebenen sozialen Ungleichheiten als besonders bedenklich und verdeutlichen den Bedarf an Maßnahmen, um die digitale Gesundheitskompetenz von Schülerinnen und Schülern zielgerichtet zu fördern. Der § 20k im SGB V ist Teil des Präventionsgesetzes, das explizit einen Lebensweltbezug herstellt und in dem auch weitere Paragrafen der Gesundheitskompetenz von Kindern und in Familien gewidmet sind. Somit ist die Förderung der digitalen Gesundheitskompetenz ihrerseits von besonderer Bedeutung für Maßnahmen und Interventionen im Rahmen der Community-bezogenen Prävention und Gesundheitsförderung und umgekehrt.

Während 60,7 % der Lehrkräfte eine ausreichende digitale Gesundheitskompetenz angaben, berichteten 37,9 % von einer problematischen und 1,3 % von einer unzureichenden digitalen Gesundheitskompetenz. Die größten Schwierigkeiten bestanden den Ergebnissen

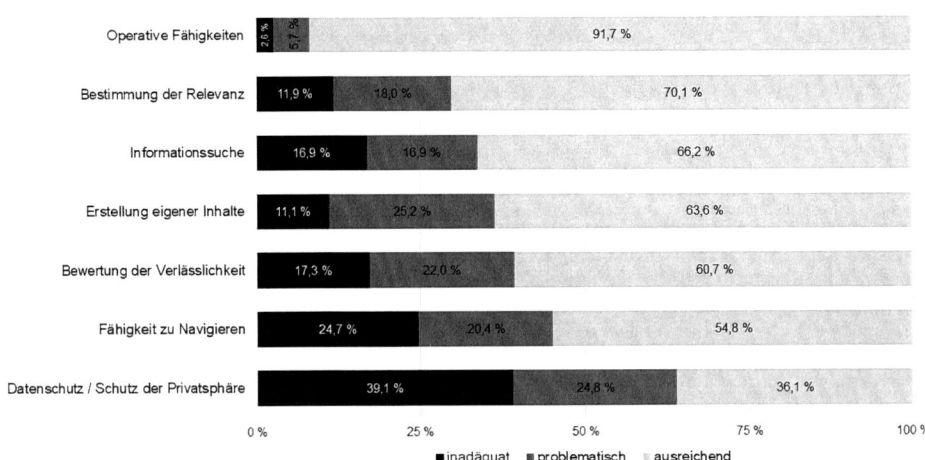

Abb. 11.1 Ausprägung der Dimensionen der digitalen Gesundheitskompetenz bei Schülerinnen und Schülern (Dadaczynski und Okan 2023; Stauch et al. 2023); Kategorisierung nach Dadaczynski et al. (2022b)

zu Folge im Bereich des Schutzes der Privatsphäre, gefolgt von der Bewertung der Zuverlässigkeit und der Bestimmung der Relevanz. Die geringsten Schwierigkeiten wurden bei den operationalen Fähigkeiten sowie der Fähigkeit zu Navigieren angegeben (Rangnow et al. 2024). Unter der Betrachtung der Ergebnisse ist die Förderung der digitalen Gesundheitskompetenz im Kontext der Community-bezogenen Prävention und Gesundheitsförderung von besonderer Bedeutung, da sie maßgeblich zur Stärkung der Gesundheitsressourcen innerhalb dieser sozialen Gemeinschaften beitragen kann. Insbesondere für Kinder und Jugendliche aus benachteiligten Verhältnissen sind gezielte Maßnahmen notwendig, um soziale Ungleichheiten abzubauen.

11.5 Digitale Bildung als Schlüssel zur Förderung (digitaler) Gesundheitskompetenz

11.5.1 Lehren und Lernen digitaler Gesundheitskompetenz in der Schule

Basierend auf den Ergebnissen der Studie der Vodafone Stiftung Deutschland wünschen sich mehr als die Hälfte (56 %) aller Befragten jungen Menschen Unterstützung, v. a. von Bildungseinrichtungen, um Falschnachrichten erkennen zu können (Paus und Börsch-Supan 2020). Eine große Mehrheit ist der Meinung, dass Desinformation als Pflichtstoff in die Lehrpläne aufgenommen werden sollte, entweder als verpflichtender Inhalt in einem einzelnen bestehenden Fach (85 % Zustimmung) oder in verschiedenen Fächern (74 % Zustimmung) (Paus und Börsch-Supan 2020). Dennoch wurde das Thema Falschnachrichten nach Angaben der Befragten 14- bis 24-Jährigen lediglich bei 30 % in der Schule behandelt (Paus und Börsch-Supan 2020).

Die Ergebnisse der *DURCHBLICKT!*-Studie verdeutlichen den Bedarf des Lehrens und Lernens digitaler Gesundheitskompetenz in der Schule. Über alle sieben Dimensionen der digitalen Gesundheitskompetenz hinweg geben etwa die Hälfte der Schülerinnen und Schüler an, digitale Gesundheitskompetenz in der Schule (eher) nicht gelernt zu haben (Renninger et al. 2023). Bei den Lehrkräften berichten etwa zwei Drittel, die Inhalte der digitalen Gesundheitskompetenz in der Schule nur unzureichend zu vermitteln (Dadaczynski und Okan 2023). Mit zunehmendem Alter der Schülerinnen und Schüler steigt die Wahrscheinlichkeit, dass Schülerinnen und Schüler Inhalte der digitalen Gesundheitskompetenz bereits gelernt haben, wobei dies bei Gymnasiastinnen und Gymnasiasten häufiger angegeben wurde. Ebenso erlernten Schülerinnen und Schüler ohne Migrationshintergrund und aus wohlhabenderen Familien häufiger Inhalte der digitalen Gesundheitskompetenz in der Schule (Dadaczynski und Okan 2023). Die Relevanz des Erlernens der digitalen Gesundheitskompetenz in der Schule erschließt sich insbesondere daraus, dass diejenigen Schülerinnen und Schüler, die angeben die entsprechenden Inhalte bereits in der Schule gelernt zu haben, höhere Kompetenzen hinsichtlich operativer Fähigkeiten, der Erstellung eigener Inhalte und der Informationssuche im Internet

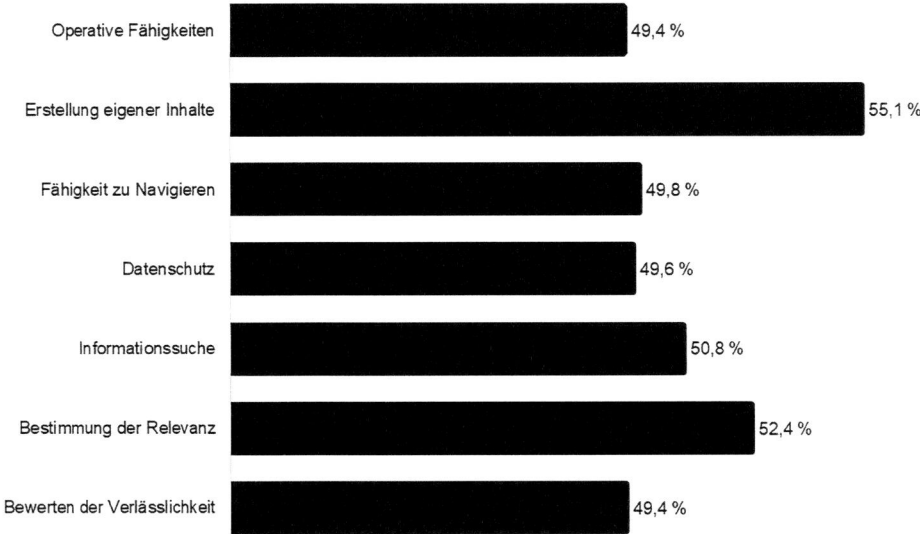

Abb. 11.2 Dimension der digitalen Gesundheitskompetenz, die laut Schülerinnen und Schülern in der Schule (eher) nicht gelernt wurden (Dadaczynski und Okan 2023; Renninger et al. 2023)

sowie bei der Bestimmung der Relevanz und Zuverlässigkeit der gefundenen Informationen berichten (Renninger et al. 2023; Abb. 11.2).

Insgesamt unterstreichen diese Ergebnisse die Bedeutung des Settings Schule zum Erlernen digitaler Gesundheitskompetenz. Dennoch müssen Maßnahmen entwickelt werden, die den Kompetenzerwerb von Schülerinnen und Schüler in der Schule sicherstellen, wie beispielsweise die Verankerung geeigneter Maßnahmen mit bestehenden curricularen Vorgaben. Zudem kann mit Blick auf das relationale Modell (Parker und Ratzan 2010) der Gesundheitskompetenz die strukturelle bzw. organisationale Gestaltung der Schule maßgeblich die (digitale) Gesundheitskompetenz aller Akteure bestimmen (Okan et al. 2024). Erste Ergebnisse aus Nordrhein-Westfalen und Baden-Württemberg verweisen darauf, dass die organisationale Gesundheitskompetenz in den teilnehmenden Schulen zu zwei Dritteln eher oder voll umgesetzt wird (Kirchhoff et al. 2023). Dieser Ansatz verdeutlicht das Potenzial zur Community-bezogenen Prävention und Gesundheitsförderung, da die gesundheitskompetente Schule nicht nur die Förderung der Gesundheitskompetenz aller Personen in der Schule (z. B. von Schulleitungen, Lehrkräften, Schülerinnen und Schülern) sondern auch Eltern oder Erziehungsberechtigte sowie Personen des erweiterten Schulumfelds berücksichtigt (Kirchhoff und Okan 2022).

11.5.2 (Digitale) Gesundheitskompetenz und der Medienkompetenzrahmen

Wie zuvor ausgeführt, ist die Integration der digitalen Gesundheitskompetenz in den schulischen Lehrplan von entscheidender Bedeutung für das Erlernen der Inhalte der digitalen Gesundheitskompetenz. Zugleich müssen Ansätze kompatibel mit der Communitybezogenen Gesundheitsförderung und Prävention gestaltet werden, sodass die schulischen Lehr- und Lerninhalte einen klaren Lebensweltbezug zur Umwelt und zum Umfeld von heranwachsenden Kindern und Jugendlichen herstellen können. Um den Anforderungen einer zunehmend digitalisierten Gesellschaft zu entsprechen, sieht die Strategie zur ‚Bildung in der digitalen Welt' der Kultusministerkonferenz aus dem Jahr 2016 die Entwicklung eines neuen Curriculums vor, das darauf abzielt, digitale Kompetenzen in Schulen zu fördern. Die darin aufgeführten ‚Kompetenzen in der digitalen Welt' umfassen sechs Kompetenzbereiche (Kultusministerkonferenz 2017): 1) Suchen, Verarbeiten und Aufbewahren; 2) Kommunizieren und Kooperieren; 3) Produzieren und Präsentieren; 4) Schützen und sicher Agieren; 5) Problemlösen und Handeln; 6) Analysieren und Reflektieren.

Das Ziel der genannten Kompetenzen in der Strategie zur ‚Bildung in der digitalen Welt' ist die Sicherstellung, dass jedes Fach mit seinen spezifischen Bezügen zur digitalen Welt dazu beiträgt, die im Kompetenzrahmen formulierten Anforderungen zu erfüllen (Kultusministerkonferenz 2017). Damit sind die Kompetenzen nicht an ein einzelnes Schulfach gebunden, sondern sollen als Querschnittsthemen in allen Schulfächern behandelt werden. Durch eine Verbindung der Digitalkompetenz, Medienkompetenz und Informationskompetenz mit der Gesundheitskompetenz bietet dieser Kompetenzrahmen eine vielversprechende Möglichkeit, Gesundheitskompetenz und ihre Kerndimensionen in der Schule zu adressieren. Dieses Potenzial der Förderung von (digitaler) Gesundheitskompetenz über die Medienkompetenz wird auch von der Weltgesundheitsorganisation hervorgehoben (Okan et al. 2021) – insbesondere durch die Berücksichtigung der Strategie der ‚Bildung in der digitalen Welt'. Auf Länderebene wurden diese Kompetenzanforderungen in Medienkompetenzrahmen übersetzt, die nicht nur den Umgang mit Medien und digitalen Technologien adressieren, sondern auch ein Potenzial bieten, die (digitale) Gesundheitskompetenz zu stärken. Das vom Bundesministerium für Bildung und Forschung geförderte Forschungsprojekt *Tool-HLCA* stellt ein Beispiel für eine solche Verknüpfung der obligatorischen Rahmenvorgaben der Digital- und Medienbildung in Schulen aus dem Medienkompetenzrahmen Nordrhein-Westfalen mit den Dimensionen der Gesundheitskompetenz (finden, verstehen, bewerten) dar (Schulenkorf et al. 2022; Schulenkorf et al. 2021). Anhand der zweiten Kerndimension ‚Informieren und Recherchieren' des Medienkompetenzrahmens NRW wurden Unterrichtsmaterialien in Form einer ‚Toolbox' zur Stärkung der Gesundheitskompetenz in der Schule entwickelt (Schulenkorf et al. 2022; Tab. 11.1).

Tab. 11.1 Verknüpfung des Medienkompetenzrahmens NRW mit der Gesundheitskompetenz in der Toolbox (Schulenkorf et al. 2022)

Subdimension der Kompetenzanforderung „Informieren und Recherchieren" aus dem Medienkompetenzrahmen NRW	Dimension der Gesundheitskompetenz aufbereitet in der Toolbox
2.1 Informationsrecherche	Suchen, finden von Informationen
2.2 Informationsauswertung	Verstehen von Informationen
2.3 Informationsbewertung	Bewerten von Informationen
2.4 Informationskritik	Bewerten von Informationen

Die Unterrichtsmaterialien der Toolbox zielen darauf ab, die Gesundheitskompetenz von Schülerinnen und Schülern effizient und kostenneutral in der Schule zu fördern, ohne dabei zusätzliche zeitliche oder personelle Ressourcen zu beanspruchen (Schulenkorf et al. 2022; Schulenkorf et al. 2021).

Die Ursprünge der Entwicklung der Medienkompetenzrahmen in den Bundesländern Deutschlands liegen im europäischen Referenzrahmen für digitale Kompetenzen (*DigComp*). Der digitale Kompetenzrahmen der Europäischen Union, welcher seit 2022 in der Version 2.2 vorliegt, gibt den europäischen Mitgliedstaaten einen Rahmen für notwendige digitale Kompetenzen der Bürgerinnen und Bürger (BLISS 2022). Der DigComp ist somit die Grundlage für die Anpassung der Kompetenzen aller Bürgerinnen und Bürger an die Digitalisierung und bietet für die Verankerung von digitalen Kompetenzen in der Ausbildung einen europäischen Maßstab. Zudem wurden weitere adaptierte Versionen für besondere Zielgruppen entwickelt, wie beispielsweise für Lehrerinnen und Lehrer, welche die Kompetenzen von Lehrenden für die Vermittlung der digitalen Kompetenzen an Bildungseinrichtungen beinhalten. Aufgrund der bereits genannten Überscheidungen von Digitalkompetenz und digitaler Gesundheitskompetenz wurde der DigComp im Rahmen des Erasmus+-Projekts *BLISS* (Boosting Health Literacy for School Students) für die Entwicklung eines methodischen Kompetenzrahmens zu digitaler Gesundheitskompetenz (DigitalHealth@School) für Lehrerinnen und Lehrer verwendet (BLISS 2022). Das Projekt *BLISS* verfolgt das Ziel, die digitale Gesundheitskompetenz von Schülerinnen und Schülern sowie deren bürgerschaftliches Handeln durch Maßnahmen im Schul-Setting zu stärken. Hierzu werden, basierend auf dem methodischen Kompetenzrahmen, ein Fortbildungsprogramm als Onlinekurs für Lehrerinnen und Lehrer entwickelt und pilotiert, eine Projekt-Plattform zur Interaktion zwischen Schülerinnen und Schülern, Lehrkräften, Expert:innen, Mentor:innen und ein Toolkit mit Lehrmaterial zu Gesundheitskompetenz entwickelt.

Mit dem von der BARMER geförderten Projekt *DURCHBLICKT!* werden erstmals die sieben Dimensionen der digitalen Gesundheitskompetenz (Park und Kwon 2021; van der Vaart und Drossaert 2017) im Setting Schule adressiert. Das Projekt richtet sich speziell an das Schulpersonal, Schülerinnen und Schüler der Sekundarstufe I und II und bietet Workshops, Fortbildungsmöglichkeiten sowie Unterrichtsmaterialien an, um Jugendliche dabei zu unterstützen, kritisch und reflektiert mit Informationen aus dem Internet umzugehen, den Einfluss von sozialen Medien zu verstehen und einen gesunden Umgang mit digitalen Medien zu entwickeln. Dabei werden die sieben Dimensionen der digitalen Gesundheitskompetenz (Operative Fähigkeiten, Erstellung eigener Inhalte, Fähigkeit zu Navigieren, Informationssuche, Datenschutz/Schutz der Privatsphäre, Bestimmung der Relevanz, Bewertung der Verlässlichkeit) systematisch in den Unterrichtsmaterialien behandelt. Die Integration dieser Inhalte in die bereitgestellten Unterrichtsmaterialien sowie die Schulung der Lehrkräfte in den Bereichen der digitalen Gesundheits- und Medienkompetenz soll den Lehrkräften die verpflichtende Vermittlung der auf den Kompetenzanforderungen der Medienkompetenzrahmen der Länder basierenden Themen erleichtern. Gleichzeitig soll dadurch die Förderung der digitalen Gesundheitskompetenz der Schülerinnen und Schüler ermöglicht werden.

11.6 Fazit und Ausblick

Es besteht ein klarer Bedarf, digitale Gesundheitskompetenz in Schulen zu lehren und zu lernen. Zum einen weist etwa die Hälfte der Schülerinnen und Schüler in der Sekundarstufe in Deutschland eine geringe digitale Gesundheitskompetenz bei gleichzeitig ansteigendem Medien- und Internetnutzverhalten auf. Besorgniserregend ist dabei, dass soziale Ungleichheiten deutliche Auswirkungen auf dieses Niveau haben, wobei besonders jüngere Altersgruppen sowie Kinder aus sozial benachteiligten Familien betroffen sind. Zum anderen werden die entsprechenden Inhalte trotz des Wunsches der Schülerinnen und Schüler nach Unterstützung seitens der Bildungseinrichtungen und der Forderung nach Integration von Desinformationsbekämpfung in Lehrpläne nur unzureichend vermittelt. Die Herausforderungen liegen nicht nur darin, die Lehrkräfte besser zu schulen, sondern auch darin, geeignete Maßnahmen zu entwickeln, die den Kompetenzerwerb effektiv unterstützen und gleichzeitig Schulen die notwendigen Ressourcen für die digitale Infrastruktur und weiterer in diesem Zusammenhang benötigter Kapazitäten zur Verfügung zu stellen. Ein vielversprechender Ansatz besteht darin, digitale Gesundheitskompetenz im Rahmen der Medienkompetenzrahmen zu vermitteln. Diese Rahmenvorgaben bieten eine strukturierte Möglichkeit, digitale Kompetenzen in den Lehrplan zu integrieren und so die Gesundheitskompetenz der Schülerinnen und Schüler zu stärken. Projekte wie *Tool-HLCA*, *BLISS* oder *DURCHBLICKT!* zeigen, dass eine Verknüpfung von Medienkompetenz mit Gesundheitskompetenz sowohl in der Lehrerfortbildung als auch in der Entwicklung von Unterrichtsmaterialien erfolgversprechend sein können. In Zukunft ist es entscheidend, diese Ansätze weiterzuentwickeln und flächendeckend zu implementieren. Die Zusammenarbeit zwischen Bildungseinrichtungen, Forschungsinstitutionen und Gesundheitsorganisationen ist dabei von großer Bedeutung, um den aktuellen Herausforderungen im Bereich der digitalen Gesundheitskompetenz effektiv zu begegnen und die Gesundheit sowie das Wohlbefinden junger Menschen nachhaltig zu fördern.

Literatur

Abaza H, Marschollek M (2017) mHealth application areas and technology combinations: a comparison of literature from high and low/middle income countries. Methods Infor Med 56(S 01):e105–e122

Baumann H, Fiedler J, Wunsch K, Woll A, Wollesen B (2022) mHealth interventions to reduce physical inactivity and sedentary behavior in children and adolescents: systematic review and meta-analysis of randomized controlled trials. JMIR mHealth uHealth 10(5):e35920

Bittlingmayer UH, Dadaczynski K, Sahrai D, van den Broucke S, Okan O (2020) Digitale Gesundheitskompetenz: Konzeptionelle Verortung, Erfassung und Förderung mit Fokus auf Kinder und Jugendliche. Bundesgesundheitsblatt – Gesundheitsforschung – Gesundheitsschutz 63(2):176–184

BLISS (2022) BLISS – Boosting health literacy in school students. https://www.blissproject.eu/de/ (Zugegriffen: 16.04.2024)

Bollweg TM, Okan O, Freţian A, Janner C, Schulenkorf T, Kirchhoff S, Pinheiro P, Bauer U (2021) Dimensionen der Gesundheitskompetenz von Viertklässler*innen. Prävention und Gesundheitsförderung 16(4):296–302

Briand S, Hess S, Nguyen T, Purnat TD (2023) Infodemic management in the twenty-first century. In: Purnat TD, Nguyen T, Briand S (Hrsg) Managing infodemics in the 21st century : Addressing new public health challenges in the information ecosystem. Springer, Cham, S 1–16

Champion KE, Parmenter B, McGowan C, Spring B, Wafford QE, Gardner LA et al (2019) Effectiveness of school-based eHealth interventions to prevent multiple lifestyle risk behaviours among adolescents: a systematic review and meta-analysis. Lancet Digital Health 1(5):e206–e221

Dadaczynski K, Okan O (2023) Digitale Gesundheitskompetenz und Schule. Studienbericht 2023. BARMER. https://www.durchblickt.de/durchblickt-studie (Zugegriffen: 16.04.2024)

Dadaczynski K, Messer M, Rathmann K, Okan O (2022a) Digitale Gesundheitskompetenz von Studierenden? Ergebnisse aus dem COVID-HL Netzwerk. Public Health Forum 30(2):65–68

Dadaczynski K, Rathmann K, Schricker J, Bilz L, Sudeck G, Fischer SM, Janiczek O, Quilling E (2022b) Digitale Gesundheitskompetenz von Schülerinnen und Schülern. Ausprägung und Assoziationen mit dem Bewegungs- und Ernährungsverhalten. Bundesgesundheitsblatt – Gesundheitsforschung – Gesundheitsschutz 65(7):784–794

Durant J (1994) What is scientific literacy? Eur Rev 2(1):83–89

Feierabend S, Rathgeb T, Kheredmand H, Glöckler S (2022) JIM-Studie 2022 Jugend, Information, Medien: Basisuntersuchung zum Medienumgang 12- bis 19-Jähriger. Medienpädagogischer Forschungsverbund Südwest, Stuttgart

Fretian A, Bollweg TM, Okan O, Pinheiro P, Bauer U (2020) Exploring associated factors of subjective health literacy in school-aged children. Int J Envir Res Public Health 17(5):1720

Hua J, Shaw R (2020) Corona virus (COVID-19) "infodemic" and emerging issues through a data lens: the case of China. Int J Envir Res Public Health 17(7):2309

Kickbusch I (2008) Health literacy: an essential skill for the twenty-first century. Health Edu 108(2):101–104

Kirchhoff S, Okan O (2022) Gesundheitskompetente Schule: Konzeptentwicklung für organisationale Gesundheitskompetenz in der Schule. Bundesgesundheitsblatt – Gesundheitsforschung – Gesundheitsschutz 65(7):795–802

Kirchhoff S, Krudewig C, Okan O (2023) GeKoOrg-Schule: Ergebnisse zur organisationalen Gesundheitskompetenz von Schulen in Deutschland. Gesundheitswesen 85(8/9):805–806

Kultusministerkonferenz (2017) Strategie der Kultusministerkonferenz „Bildung in der digitalen Welt". https://www.kmk.org/aktuelles/artikelansicht/strategie-bildung-in-der-digitalen-welt.html (Zugegriffen: 16.04.2024)

Loer A-KM, Domanska OM, Stock C, Jordan S (2020) Subjective generic health literacy and its associated factors among adolescents: results of a population-based online survey in Germany. Int J Envir Res Public Health 17(22):8682

Norman CD, Skinner HA (2006) eHealth literacy: essential skills for consumer health in a networked world. J Med Internet Res 8(2):e9

Nutbeam D (2000) Health literacy as a public health goal: a challenge for contemporary health education and communication strategies into the 21st century. Health Prom Inter 15(3):259–267

Nutbeam D (2008) The evolving concept of health literacy. Soc Sci Med 67(12):2072–2078

Okan O, Paakkari L, Aagaard-Hansen J, Weber M, Barnekow V (2021) Health literacy in the context of health, well-being and learning outcomes-the case of children and adolescents in schools: concept paper. World Health Organization – Regional Office for Europe, Kopenhagen

Okan O, Messer M, Levin-Zamir D, Dadaczynski K, Paakkari L, Schaeffer D, Sorensen K (2023) Health literacy action framework for health emergencies and infodemics. Inf Serv Use 43(2):115–130

Okan O, Rauschmayr S, Krudewig C (2024) Organisationale Gesundheitskompetenz. In: Bundeszentrale für gesundheitliche Aufklärung (Hrsg) Leitbegriffe der Gesundheitsförderung und Prävention. Glossar zu Konzepten, Strategien und Methoden. https://doi.org/10.17623/BZGA:Q4-i163-1.0

Paakkari L, Okan O (2020) COVID-19: health literacy is an underestimated problem. Lancet Public Health 5(5):e249–e250

Paakkari L, Torppa M, Mazur J, Boberova Z, Sudeck G, Kalman M, Paakkari O (2020) A comparative study on adolescents' health literacy in Europe: findings from the HBSC Study. Int J Envir Res Public Health 17(10):3543

Park E, Kwon M (2021) Testing the digital health literacy instrument for adolescents: cognitive interviews. J Med Internet Res 23(3):e17856

Parker R, Ratzan SC (2010) Health literacy: a second decade of distinction for Americans. J Health Commun 15(Suppl. 2):20–33

Paus I, Börsch-Supan J (2020) Die Jugend in der Infodemie. Eine repräsentative Befragung zum Umgang junger Menschen in Deutschland mit Falschnachrichten während der Coronakrise. Vodafone Stiftung Deutschland. https://www.vodafonestiftung.de/desinformation-jugend-coronakrise (Zugegriffen 16.04.2024)

Rangnow P, Fischer L, Hartmann A, Renninger D, Stauch L, Okan O, Dadaczynski K (2024) Digital health literacy among primary and secondary school teachers – quantitative study. Front Public Health 12:1334263

Reddy P, Sharma B, Chaudhary K (2020) Digital literacy: a review of literature. Int J Technoeth 11(2):65–94

Renninger D, Stauch L, Fischer L, Hartmann A, Rangnow P, Dadaczynski K, Okan O (2023) Förderung digitaler Gesundheitskompetenz von Schüler*innen: Potentiale des Settings Schule. Gesundheitswesen 85(8/9):802–803

Schulenkorf T, Krah V, Dadaczynski K, Okan O (2021) Addressing health literacy in schools in Germany: concept analysis of the mandatory digital and media literacy school curriculum. Front Public Health 9:687389

Schulenkorf T, Kirchhoff S, Okan O (2022) Unterrichtsprogramm zur Stärkung der Gesundheitskompetenz Jugendlicher. Public Health Forum 30(2):112–115

Secker J (2018) The revised CILIP definition of information literacy. J Infor Literacy 12(1):156–158

Sørensen K (2023) Smart health! Expanding the need for new literacies. In: Purnat TD, Nguyen T, Briand S (Hrsg) Managing infodemics in the 21st century. Springer, Cham, S 71–83

Sørensen K, Van den Broucke S, Fullam J, Doyle G, Pelikan J, Slonska Z, Brand H (2012) Health literacy and public health: a systematic review and integration of definitions and models. BMC Public Health 12:80

Stauch L, Renninger D, Fischer L, Hartmann A, Rangnow P, Dadaczynski K, Okan O (2023) Soziodemografische Unterschiede der digitalen Gesundheitskompetenz bei Kindern und Jugendlichen. Ergebnisse einer repräsentativen Studie. Gesundheitswesen 85(8/9):803

Tulodziecki G (2010) Standards für die Medienbildung als eine Grundlage für die empirische Erfassung von Medienkompetenz-Niveaus. In: Herzig B, Meister DM, Moser H, Niesyto H (Hrsg) Jahrbuch Medienpädagogik 8: Medienkompetenz und Web 2.0. VS Verlag für Sozialwissenschaften, Wiesbaden, S 81–101

van der Vaart R, Drossaert C (2017) Development of the digital health literacy instrument: measuring a broad spectrum of health 1.0 and health 2.0 skills. J Med Internet Res 19(1):e27

Wang J-W, Zhu Z, Shuling Z, Fan J, Jin Y, Gao Z-L, Chen W-D, Li X (2024) Effectiveness of mHealth app-based interventions for increasing physical activity and improving physical fitness in children and adolescents: systematic review and meta-analysis. JMIR mHealth uHealth 12:e51478

WHO Global Observatory for eHealth eHealth (2011) mHealth: new horizons for health through mobile technologies: Second global survey on eHealth. World Health Organization, Genf

Wilson C, Grizzle A, Tuazon R, Akyempong K, Cheung CK (2014) Media and information literacy curriculum for teachers. UNESCO Publishing, Paris

Zarocostas J (2020) How to fight an infodemic. Lancet 395(10225):676

12 Digitale Prävention und Gesundheitsförderung in der Arbeitswelt

Jennifer Ross und Antje Ducki

12.1 Einleitung

Selbst die beste Maßnahme zur Gesundheitsförderung kann ihre Wirkung nur entfalten, wenn sie ihre Zielgruppe auch erreicht. Daher ist eine zentrale Frage in der Gesundheitsförderung, wie und wo Maßnahmen platziert werden können. Im Jahr 2022 verbrachten Erwerbstätige in Deutschland durchschnittlich etwa 35 Stunden pro Woche bei der Arbeit (Eurostat 2024). Daher ist es naheliegend, den Kontext ‚Arbeit' als Ort für Gesundheitsförderung zu berücksichtigen. Dabei geht es nicht nur darum, die Arbeitgebenden als Kommunikationskanäle zu nutzen, um beispielsweise per Poster für einen Yoga-Kurs zu werben. Stattdessen ist es sinnvoll, auch die Arbeit selbst zum Gegenstand der Gesundheitsförderung zu machen: Denn Arbeit kann sowohl eine gesundheitsförderliche als auch eine gesundheitsschädigende Wirkung haben.

So haben Faktoren wie z. B. geringe Handlungs- und Entscheidungsspielräume, häufige Unterbrechungen bei der Arbeit, eine hohe Arbeitsintensität, ein destruktiver Führungsstil oder mangelnde soziale Unterstützung einen wissenschaftlich nachgewiesenen Zusammenhang mit psychischen Beschwerden wie Depression oder Burnout (Rothe et al. 2017). Gleichzeitig bietet eine gesunde Gestaltung der Arbeit nicht nur den Personen selbst, sondern auch dem Arbeitgebenden viele Vorteile: Es besteht ein geringeres Fluktuationsrisiko (Rubenstein et al. 2017), zudem sinken die Fehltage, und Beschäftigte sind produktiver (Duchaine et al. 2020; Bubonya et al. 2017).

J. Ross · A. Ducki (✉)
Berliner Hochschule für Technik, Fachbereich I | Arbeits- und Organisationspsychologie,
Berlin, Deutschland
E-Mail: ducki@bht-berlin.de

Das betriebliche Gesundheitsmanagement (BGM) ist heute fester Bestandteil moderner Unternehmensführung. Es schließt nicht nur Maßnahmen zur betrieblichen Gesundheitsförderung (BGF), sondern auch die Arbeitssicherheit sowie das betriebliche Wiedereingliederungsmanagement, das heißt das Wiederintegrieren in den Beruf nach längerer krankheitsbedingter Abwesenheit, ein. Zahlreiche Beratungsunternehmen sowie die gesetzlichen Krankenkassen unterstützen Arbeitgebende im Umsetzen des BGM.

Abgesehen von den oben bereits erwähnten Vorteilen ist ein funktionierendes betriebliches Gesundheitsmanagement inzwischen auch ein Qualitätsmerkmal guter Arbeitgebender und eine gute Möglichkeit, dass interne und externe Employer Branding zu stärken (Winter und Grünewald 2016).

12.2 Digitale Angebote in der betrieblichen Gesundheitsförderung

Die Digitalisierung kann sowohl eine Quelle für Stress als auch eine Bereicherung darstellen (DGB-Index Gute Arbeit 2022). Auch in der BGF halten digitale Angebote immer mehr Einzug. Laut einer Befragung von über 1000 Organisationen unterschiedlicher Branchen boten 2022 etwa 37 % der Organisationen digitale Angebote zur Gesundheitsförderung an – Tendenz steigend (Institut für Betriebliche Gesundheitsberatung 2023).

Mit Blick auf die psychische Gesundheit beschreiben Lehr und Boß (2023) folgende zentrale Anwendungsgebiete digitaler Gesundheitstools in der Arbeitswelt: (1) Edukation zu Arbeit und Gesundheit, (2) Messung von Gesundheit und Arbeitssituation, (3) Gefährdungsbeurteilung und organisationale Veränderungsprozesse, (4) Interventionen zu Arbeitsgestaltung und Arbeitsschutz, (5) Interventionen zu Gesundheitsförderung und Prävention und (6) Interventionen zur Behandlung, Rehabilitation und Wiedereingliederung.

Interventionsangebote gibt es somit sowohl im Bereich der Verhaltens- als auch im Bereich der Verhältnisprävention. Onlinekurse zum Stressmanagement sind dabei ein typisches Angebot, welches auf eine Veränderung des individuellen Verhaltens der Beschäftigten abzielt. Verhältnispräventive Maßnahmen sind gerade im digitalen Bereich seltener, allerdings gibt es z. B. Onlinetrainings zu Teamthemen wie Kommunikation, Arbeitsorganisation oder sozialen Ressourcen (Nikunlaakso et al. 2022; für eine Übersicht deutschsprachiger Angebote siehe Tanner et al. 2022). Einige Angebote wurden bereits wissenschaftlich untersucht. So konnte gezeigt werden, dass beispielsweise am Arbeitsplatz angebotene digitale Programme für Einzelpersonen, welche auf kognitiver Verhaltenstherapie beruhen, das psychische Wohlbefinden sowie die Produktivität steigern können (Carolan et al. 2017). Hinsichtlich verhältnispräventiver Angebote gibt es teils gemischte, teils vielversprechende Ergebnisse zu ihrer Wirksamkeit (Aust et al. 2023). Insbesondere im Hinblick auf digitale verhältnispräventive Angebote gibt es jedoch großen Forschungsbedarf; zudem sollte ein besonderes Augenmerk auf die Wirksamkeit unterschiedlicher Implementierungsstrategien gerichtet werden, um ein klareres Bild davon zu gewinnen, warum und wie manche Interventionen erfolgreich sind und andere nicht (Aust et al. 2023; Roodbari et al. 2021).

Ob digital oder nicht, ist es grundsätzlich empfehlenswert, in der betrieblichen Gesundheitsförderung verhaltens- und verhältnispräventive Angebote miteinander zu kombinieren und inhaltlich abzustimmen. Bestimmte Arbeitsbedingungen können es Beschäftigten erleichtern, neu erlernte gesundheitsförderliche Verhaltensweisen anzuwenden; ebenso können auch verhaltenspräventive Maßnahmen Voraussetzungen für Änderungen in den Verhältnissen schaffen (Tanner et al. 2022).

12.3 Chancen und Grenzen der (teil-)digitalisierten BGF

Ein systematischer Prozess des betrieblichen Gesundheitsmanagements (BGM) unterteilt sich in mehrere Schritte: Analyse, Planung der Maßnahmen, Umsetzung der Maßnahmen und Evaluation. Inzwischen gibt es sowohl digitale Angebote, welche einzelne Schritte im BGM-Prozess abbilden können als auch ganzheitliche Angebote, welche alle Schritte begleiten. Gut gestaltete digitale Angebote haben den Vorteil, ein hohes Maß an Personalisierbarkeit zu gewährleisten: Nicht nur können Nutzer:innen oft zwischen verschiedenen Interventionen wählen, sondern eine Personalisierung innerhalb der Interventionen (bspw. durch automatisiertes Feedback) ist ebenso einfach umzusetzen.

Onlineplattformen zur Gesundheitsförderung erheben in der Regel automatisch unterschiedliche Nutzungsstatistiken. Somit können nicht nur Erkenntnisse darüber gewonnen werden, *ob* ein digitales Angebot genutzt wird oder nicht, sondern auch, *wann, wie* und *von welchen Beschäftigtengruppen* es genutzt wird. Dies kann dabei helfen, die Nutzung und Akzeptanz innerhalb des Unternehmens besser zu verstehen, die Nutzung weiter auszubauen, indem beispielsweise Angebote abgeändert oder entfernt werden können, die selten genutzt werden. Die Daten können auch zeigen, an welchen Stellen im Programm Nutzer:innen aussteigen, was darauf hinweisen kann, wo Überarbeitungen erfolgen sollten. Derartige Auswertungen der Nutzungsdaten können jedoch nur unter Einhaltung strenger Datenschutzvorschriften erfolgen. So muss den Nutzer:innen stets transparent kommuniziert werden, welche Daten in welcher Form von wem und für was verwendet werden. Grundsätzlich gilt, dass Daten nur anonymisiert ausgewertet werden, sodass keine Rückschlüsse auf Einzelpersonen möglich sind.

Digitale BGF-Angebote sind aufgrund ihrer zeit- und ortsunabhängigen Nutzung insbesondere vorteilhaft für Organisationen mit Beschäftigten an unterschiedlichen Orten (z. B. Unternehmensstandorte, Home Office) sowie mit Beschäftigten, die zu unterschiedlichen Zeiten arbeiten (z. B. Schichtarbeit). Es ist somit nicht erforderlich, Präsenzangebote zu unterschiedlichen Zeiten und an unterschiedlichen Orten anzubieten. Onlineangebote sind zudem skalierbar und wiederholt abrufbar und können damit vergleichsweise kosteneffizienter sein.

Selbstständig und jederzeit bestimmte Themen bearbeiten zu können, schafft für motivierte Mitarbeitende Zeit und Raum für eine intensive und persönliche Auseinandersetzung mit den jeweiligen Themen. Bezüglich der individuellen Gesundheit können Nutzer:innen sich freier mit privaten und eventuell auch unangenehmen Themen befassen. Aber auch bei Angeboten, welche auf die Verbesserung der Arbeitsbedingungen abzielen, kann ein Onlineangebot die Möglichkeit schaffen, die eigenen Arbeitsbedingungen und deren Auswirkung auf die Gesundheit in der Tiefe zu verstehen. Ein gut gestaltetes digitales Angebot ermöglicht es Beschäftigten, sich an der Gestaltung ihrer Arbeitsbedingungen zu beteiligen, indem sie Verbesserungspotenziale verstehen und Ideen für Maßnahmen entwickeln, und zwar außerhalb von Mitarbeitendengesprächen und Teammeetings, welche unter Umständen mit Zeit- sowie sozialem Druck einhergehen können. Auch werden Mitarbeitende befähigt, durch die eigenverantwortliche Umsetzung kleinerer Maßnahmen unabhängig vom Team und von Führungskräften Veränderungen in der Arbeitsgestaltung herbeizuführen. Digitale Angebote können somit ein hilfreiches Mittel auf dem Weg zu mehr Empowerment und Partizipation von Beschäftigten im BGM sein.

Trotz der Potenziale, die digitale BGM-Tools mit sich bringen, ist auch einiges zu beachten. Inzwischen gibt es ein breites Angebot an Tools; somit können Unternehmen mit der Auswahl überfordert sein. Zunächst müssen Unternehmen sich genau fragen, welcher Zweck erfüllt werden soll. Viele Unternehmen organisieren unsystematisch einzelne BGM-Maßnahmen (Institut für Betriebliche Gesundheitsberatung 2023). Dies mag zwar eine positive Außenwirkung haben, kann aber keine nachhaltigen gesundheitlichen Vorteile oder tiefgreifenden Ergebnisse bringen. Wichtig ist daher, sowohl bei analogen als auch bei digitalen Maßnahmen, eine sorgfältige Zielsetzung sowie die Einbettung der Maßnahmen in bestehende BGM-Prozesse. Gibt es diese (noch) nicht, ist es ratsam, erst grundlegende BGM-Strukturen aufzubauen, beispielsweise indem ausgehend von den Gefährdungsbeurteilungen oder einer Befragung unter Mitarbeitenden Maßnahmen geplant werden.

Ein Vorteil von Community-basierter Gesundheitsförderung in der Arbeitswelt ist, dass gewisse Gemeinsamkeiten innerhalb der Zielgruppe bestehen, welche – sofern sie bei Auswahl und Gestaltung des BGF-Angebots berücksichtigt wurden – entscheidend zum Erfolg der Maßnahmen beitragen können. Dennoch muss dabei im Hinterkopf behalten werden, dass sich mit digitalen Maßnahmen manche Personen innerhalb der Zielgruppe besser erreichen lassen als andere. So haben einige Beschäftigte Bedenken hinsichtlich digitaler Maßnahmen. Eine Rolle hierbei spielen u. a. mangelnde Transparenz bei Datenschutz und Datensicherheit und die damit eingehende Angst vor Kontrolle und Überwachung (Kaiser und Matusiewicz 2018). Auch persönliche Faktoren, wie z. B. das Selbstvertrauen hinsichtlich der Nutzung digitaler Tools, können eine Rolle spielen (Paganin und Simbula 2021). Daher muss bereits vor der Einführung eines digitalen Angebots in Erfahrung gebracht werden, inwiefern bei potenziellen Teilnehmenden Anklang finden kann. Es gilt dabei, alle relevanten Ebenen zu betrachten: Eine überzeugte Geschäftsführung bedeutet nicht zwangsläufig auch motivierte Teilnehmende auf der Mitarbeitendenebene. Genauso wenig hilfreich ist es, zumindest im Bereich der Verhältnisprävention, motivierte Mitarbeitende zu haben, jedoch niemanden auf der Führungsebene, der gewillt ist, entwickelte Maßnahmen in die Praxis umzusetzen.

Die richtigen Personen zu erreichen setzt eine gute Kommunikation im Unternehmen voraus. Dies umfasst eine transparente Kommunikation, nicht nur über die Existenz der BGM-Angebote, sondern auch über deren Ziele und jeden einzelnen Prozessschritt (Junker und Kaluza 2018). Zusätzlich zur Kommunikation des Angebots ist auch das Schaffen von Nutzungsmöglichkeiten erforderlich. Auch das beste Angebot wird nicht genutzt, wenn weder Zeit noch die erforderliche technische Ausstattung vorhanden sind. Daher sollte der Zeitrahmen für die Bearbeitung der digitalen Angebote ebenso geklärt sein wie der Ort und das Medium.

Auch wenn alle diese Punkte beachtet wurden, erfordert ein digitales Angebot, sofern es von Beschäftigten selbstständig durchgeführt werden soll, im Vergleich zu Präsenzangeboten ein höheres Maß an Eigenmotivation. Durch den mangelnden persönlichen Kontakt und reduzierten Austausch kann es passieren, dass u. a. eine geringe Verbindlichkeit besteht (Tanner und Stein 2023). Daraus ergibt sich die Frage, inwiefern digitale Tools im BGM überhaupt die menschliche Interaktion ersetzen können.

Im verhaltenspräventiven Bereich wurde festgestellt, dass persönliche Elemente die Wirksamkeit steigern können, beispielsweise E-Coaching (Heber et al. 2017). In Bezug auf die Gestaltung von Arbeitsbedingungen ist es naheliegend, dass digitale Tools zwar zur inhaltlichen Auseinandersetzung mit bestimmten Themen und auch zur Generierung von Ideen wertvoll sind, es aber dennoch einen persönlichen Austausch erfordert, diese Ideen auch in umsetzbare und verbindliche Maßnahmen zu übersetzen. Eine Änderung der Arbeitsbedingungen bedarf nicht nur individuellen Handelns, sondern eines Zusammenspiels des kompletten Teams einschließlich der Führungskräfte. Sollen beispielsweise Arbeitsprozesse umgestaltet oder die Kommunikation miteinander verbessert werden, ist dies nur unter Einbeziehung aller Akteur:innen möglich. Beim Festlegen der Maßnahmen ist ein dynamischer Austausch vonnöten: Es muss Raum für Diskussionen, Anpassungen und verbindliche Zusagen von allen Teammitgliedern geben. Diese Diskussionen müssen nicht selten auch abteilungs- oder standortübergreifend geführt werden (Tanner et al. 2022). Dies ist in einem asynchronen Onlineangebot schwierig bis gar nicht zu realisieren. Daher empfiehlt sich insbesondere im Bereich der Verhältnisprävention, digitale und analoge Angebote als Ergänzung zueinander zu sehen. So kann beispielsweise ein Onlinetraining als Vorbereitung für einen Präsenzworkshop dienen. Diese Kombination aus analogen und digitalen Angeboten bzw. Prozessschritten wird als teildigitales oder hybrides BGM bezeichnet (Ducki 2022).

12.4 Das Projekt Care4Care

Eine besonders belastete Berufsgruppe sind Pflegekräfte. Zu den häufigen Herausforderungen für diese Berufsgruppe zählen u. a. Personalmangel, Pausenausfälle, ständige Arbeitsunterbrechungen, körperliche Belastungen und demzufolge eine um 57 % höhere Anzahl an Fehltagen im Vergleich zum Durchschnitt aller Beschäftigten (Bundesanstalt für Arbeitsschutz und Arbeitsmedizin 2014; Baethge und Rigotti 2010; Techniker Krankenkasse 2023).

Aus diesen Gründen stellen Pflegekräfte eine wichtige Zielgruppe für die BGF dar. Bei der Gestaltung eines passenden Programms ist u. a. zu beachten, dass Schichtarbeit unter Pflegekräften weit verbreitet ist. So arbeiten beispielsweise 87 % der Beschäftigten in der Altenpflege und 85 % der Beschäftigten in der Krankenpflege regelmäßig am Wochenende (Bundesanstalt für Arbeitsschutz und Arbeitsmedizin 2021). Das macht Präsenzmaßnahmen aufwendig und schwierig, da sie niemals zeitgleich alle Pflegekräfte erreichen können und demnach gleich mehrere Termine eingeplant werden müssen. Daher können (teil)digitale Angebote hilfreich sein.

Im Projekt Care4Care (www.care4care-projekt.de) wurde ein teildigitales Programm für Pflegekräfte entwickelt, das sowohl die verhaltens- als auch die verhältnispräventive Ebene adressiert. Herzstück des Care4Care-Programms ist eine Onlineplattform. Auf dieser gibt es insgesamt drei Analysetools, mit denen Einzelpersonen oder Teams die für sie relevanten Themen ermitteln können. Es stehen sechs Trainings zur Förderung der individuellen gesundheitlichen Ressourcen zur Verfügung („Gesundheitstrainings"), mithilfe derer Nutzer:innen über mehrere Lektionen verteilt Themen wie Stressmanagement, Resilienz oder Schlaf bearbeiten können. Unterstützt werden sie dabei von E-Coaches, das heißt geschulten Personen, die nach jeder Lektion personalisiertes und persönliches Feedback über die Nachrichtenfunktion der Plattform geben. Im Bereich der Verhältnisprävention gibt es acht Onlinetrainings („Arbeitstrainings"), ebenfalls mit verschiedenen Lektionen, in welchen sämtliche Themen rund um Arbeitsbedingungen, so z. B. Arbeitsgestaltung, die Balance zwischen Arbeit und Privatleben oder Organisationskultur thematisiert werden. Für vier der acht Arbeitstrainings wurden pflegespezifische Trainingsvarianten für das Krankenhaus, die stationäre Altenpflege und die ambulante Pflege entwickelt. Die Onlinetrainings bestehen aus einer Kombination von Texten, Videos, Audios und verschiedenen interaktiven Übungen (z. B. Reflexionsübungen, Quizze). Das Bearbeiten einer Lektion kann zwischen 15 und 60 Minuten in Anspruch nehmen. In den Trainings werden die Teilnehmenden von fiktiven Pflegekräften begleitet, u. a. in Form von beispielhaften Antworten auf die Übungen. Durch diese sollen sich die Nutzer:innen angesprochen fühlen und konkrete Anregungen für die Übungen mitnehmen.

Ziel der Onlinetrainings im verhältnispräventiven Bereich ist es, Beschäftigte zu befähigen, qualifizierte Verbesserungsideen für ihre Arbeitssituation zu generieren. Diese Ideen können direkt in den Trainings notiert und anonymisiert für Führungskraft und/oder BGM-Verantwortliche freigegeben werden. In anschließenden Team-Workshops werden die Ideen dann gemeinsam diskutiert, Maßnahmen festgelegt und verbindliche Pläne mit Zeitzielen und Zuständigkeiten besprochen. Dieser Prozess ist in Abb. 12.1 dargestellt.

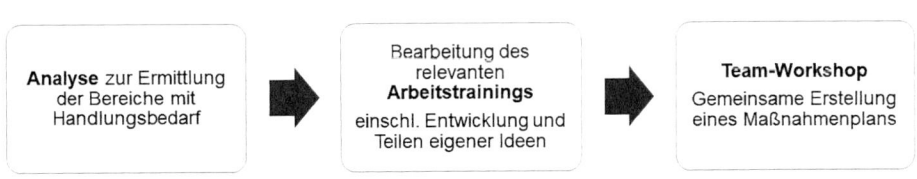

Abb. 12.1 Überblick über das teildigitalisierte verhältnispräventive Angebot von Care4Care

Ergänzend zu den bereits beschriebenen Programmbestandteilen bietet Care4Care auch die Möglichkeit, an einem mehrstufigen Prozess zur gesundheitsförderlichen Führung teilzunehmen (*Health-oriented Leadership*) (Elprana et al. 2016).

Die Umsetzbarkeit und die Wirkung einzelner Bestandteile des Care4Care-Programms wurde im Rahmen von Care4Care oder anderer Projekte untersucht (z. B. Ell et al. 2024; Brückner et al. 2024). Zur Untersuchung des verhältnispräventiven Angebots (Arbeitstrainings in Kombination mit Team-Workshops) wurden zwei Studien durchgeführt: In einer Pilotstudie, welche bereits von Schümann et al. (2023) veröffentlicht wurde, wurden zwei der entwickelten Onlinetrainings in Verbindung mit Workshops mit fünf Teams eines städtischen Krankenhauses erprobt. Hier zeigte sich, dass die Kombination aus Onlinetrainings und Workshops als bereichernd empfunden wurde: 78 % der Teilnehmenden nutzten die Möglichkeit, in den Onlinetrainings Verbesserungsideen freizugeben und 90 % der 21 Workshop-Teilnehmenden bewerteten die Trainings als hilfreiche Vorbereitung für den Workshop. Auch die Workshops selbst wurden von 95 % positiv bewertet, genauso die Zuversicht, dass die erarbeiteten Maßnahmen positive Veränderungen herbeiführen werden (Schümann et al. 2023).

In einer zweiten Studie wurden im Rahmen von Fokusgruppen drei weitere Trainings von Pflegekräften getestet. Die Ergebnisse dieser Studie werden im Folgenden vorgestellt.

12.5 Ergebnisse einer Fokusgruppenstudie

Die drei getesteten Onlinetrainings wurden im Rahmen des Care4Care-Projekts neu entwickelt bzw. aus einem Vorgängerprojekt umfassend für Pflegekräfte angepasst. Die Fokusgruppen dienten dazu, einerseits inhaltliches Feedback zu den Trainingsinhalten einzuholen, aber auch die Einschätzung von Pflegekräften zur Umsetzbarkeit des Prozesses sowie eine Nutzen-/Wirkungsbeurteilung zu erhalten. Die drei getesteten Onlinetrainings waren:

- *Gestaltung von Arbeitsaufgaben und -abläufen*: In diesem Training befassen Teilnehmende sich mit Merkmalen gesund gestalteter Arbeitsaufgaben, dem Informationsfluss in der Organisation (z. B. Schichtübergaben und Besprechungen) und der Beteiligung von Mitarbeitenden beispielsweise an der Dienstplangestaltung.
- *Arbeit und Privatleben im Einklang:* Themen dieses Trainings sind u. a. das Entwickeln von Strategien im Umgang mit ungünstigen Arbeitszeiten, Pausengestaltung, Abschalten nach der Arbeit und erholsame Freizeitgestaltung.
- *Professioneller Umgang mit Tod, Sterben und Gewalt:* Ziel dieses Trainings ist der Umgang mit emotional herausfordernden Situationen bei der Arbeit. Dabei werden gesunde Strategien der Emotionsarbeit thematisiert, wie Bedingungen gestaltet werden können, um die Trauerarbeit zu unterstützen und das Vorbeugen von Aggressionen und Gewalt vonseiten der Pflegebedürftigen.

Alle Trainings richten sich sowohl an Mitarbeitende als auch an Führungskräfte. Für Letztere gibt es oftmals zusätzliche optionale Informationen oder Übungen. Die Trainings umfassen alle fünf oder sechs Lektionen, deren Bearbeitung jeweils zwischen 30 und 45 Minuten in Anspruch nimmt. Für zwei der oben genannten Trainings gibt es drei Versionen, um für Pflegekräfte aus unterschiedlichen Bereichen ein inhaltlich maximal passendes Angebot zur Verfügung zu stellen: Für Pflegekräfte in Krankenhäusern, in stationären Pflegeheimen sowie diejenigen, die bei ambulanten Pflegediensten tätig sind. Alle Trainings enthalten pro Lektion ein Notizfeld, worüber die im Laufe der Bearbeitung entstandenen Verbesserungsideen für die eigene Einrichtung aufgeschrieben und anonymisiert freigegeben werden können. In einer realen Implementierung haben je nach Absprache die Einrichtungsleitung, BGM-Verantwortliche, zuständige externe Berater:innen von Krankenkassen und/oder Führungskräfte Zugriff darauf und können die Ideen zur Vorbereitung des Team-Workshops nutzen. An den Feldern zum Eintragen von Lösungsideen findet sich für die Nutzer:innen ein dementsprechender Hinweis.

12.5.1 Teilnehmende

Zur Testung der Trainings und Teilnahme an den Fokusgruppen wurden Personen rekrutiert, die berufsbegleitend Pflegewissenschaften/Pflegemanagement studieren. Alle Teilnehmenden (n = 26) hatten Berufserfahrung in der Pflege von mindestens fünf Jahren und durchschnittlich 17,6 Jahren. Von den Teilnehmenden waren 19 weiblich und 15 Personen hatten Führungserfahrung. Die meisten (n = 24) hatten Berufserfahrung in Krankenhäusern, nur wenige hingegen in der stationären Altenpflege (n = 2) oder ambulanten Pflege (n = 1).

12.5.2 Ablauf

Die Fokusgruppen fanden 2022 statt. Pro Training wurde eine Fokusgruppe durchgeführt. Allen Teilnehmenden wurde zunächst das Care4Care-Projekt vorgestellt. Die Teilnehmenden wurden instruiert, die Trainings so zu nutzen, als würden sie diese gemeinsam mit ihrem Team bearbeiten. Nach sechs Wochen fanden 90-minütige Fokusgruppen statt.
In den Fokusgruppen wurde Folgendes beurteilt:

1. *Die Trainingsinhalte* (z. B. „Inwieweit hat sich in den Trainingsinhalten Ihr Alltag in der Pflege widergespiegelt?")
2. *Die Methodik* (z. B. „Wie fanden Sie die Umsetzung der Inhalte?")
3. *Die praktische Relevanz* (z. B. „Was meinen Sie: Inwieweit können die Inhalte und Tipps im Pflegealltag umgesetzt werden?")
4. *Der Nutzen bzw. die Wirksamkeit* (z. B. „Was denken Sie: Könnten die dargestellten Übungen und Tipps zu einer Verbesserung des allgemeinen Wohlbefindens im Pflegealltag führen?")

12.5.3 Ergebnisse der Trainingstestung

Die Trainingstestung brachte zusammenfassend folgende Erkenntnisse:

Inhaltliche Beurteilung
Die Trainingsinhalte wurden grundlegend als relevant für die Pflegepraxis beurteilt. Positiv beurteilt wurde, dass man die Tiefe der Inhalte im Training selbst bestimmen und bei Bedarf auch Übungen überspringen konnte. Auch die zusätzlichen Informationen und Übungen für Führungskräfte wurden positiv bewertet, wobei es nicht alle Teilnehmenden für sinnvoll hielten, dass diese Abschnitte allen zur Verfügung standen, also auch Beschäftigten ohne Führungsverantwortung. Für den Krankenhausbereich wurde vorgeschlagen, das Training ‚Gestaltung von Arbeitsaufgaben und -abläufen' nochmals für einzelne Bereiche, beispielsweise Pflege- und Funktionsbereiche, zu differenzieren.

Über den Umfang der Trainings waren sich die Teilnehmenden uneinig, so wurden die Trainings von manchen als zu umfangreich, von anderen als genau richtig empfunden. Uneinig waren die Teilnehmenden sich auch in der Frage, ob die Trainings für Berufsanfänger:innen oder für Berufserfahrene – oder beide – hilfreich sind. Während für Berufsanfänger:innen einige der Inhalte wohl noch neu sein mögen, könne es für Berufserfahrene hilfreich sein, sie sich wieder in Erinnerung zu rufen. Passend zu diesen Überlegungen betrachteten mehrere Teilnehmende die Onlinetrainings als gute Möglichkeit, Themen aus dem Arbeitsalltag Revue passieren zu lassen und sie zu reflektieren.

Methodische Beurteilung
Die *interaktiven Elemente* in den Trainings wurden insgesamt positiv bewertet und als abwechslungsreich wahrgenommen.

Die *fiktiven Beispielpersonen* wurden von zahlreichen Teilnehmenden als hilfreich empfunden, um Impulse für die Übungen zu liefern und zu deren Bearbeitung zu motivieren. Auch in Beispielpersonen, mit welchen die Teilnehmenden sich nicht identifizieren konnten, wurde ein Mehrwert gesehen, da diese Einblicke in die Perspektiven von Kolleg:innen gewähren können.

Die *Trainingsstruktur* empfanden manche Teilnehmende als übersichtlich, bei anderen Teilnehmenden hingegen war das Gegenteil der Fall.

Durch das *Freigeben von Verbesserungsideen* im Rahmen der Trainings wird auch denen, die nicht an einem späteren Workshop teilnehmen kommen können, die Möglichkeit gegeben, sich einzubringen.

Gerade bei *sensiblen Themen* wie im Training ‚Professioneller Umgang mit Tod, Sterben und Gewalt' wurde es als angenehm empfunden, dass man sich mit diesen Themen allein befassen kann.

Manche Teilnehmende berichteten von *technischen Problemen*, andere nicht. Womöglich sind diese Diskrepanzen u. a. auf tatsächliche Internetverfügbarkeit, Unterschiede in der Technikaffinität oder Erfahrungen mit ähnlichen Plattformen zurückzuführen.

Praktische Beurteilung

Hinsichtlich der praktischen Umsetzung wurde angemerkt, dass einige Trainingsinhalte einfach umzusetzen seien, manche schwieriger. Als sinnvoll wurde es angesehen, dass die Nutzer:innen in den Trainings ermuntert wurden, kleine persönliche Umsetzungsvorhaben zu formulieren.

Einige Teilnehmende können sich eine regelmäßige Nutzung durchaus vorstellen, melden allerdings Zweifel an, ob Onlinetrainings aufgrund der erforderlich Digitalkompetenzen und der notwendigen Offenheit für Veränderungen wirklich von allen im Team bearbeitet werden können. In diesem Kontext wurde die Idee geäußert, die Care4Care-Arbeitstrainings in ein verpflichtendes Weiterbildungsprogramm, welches alle Pflegekräfte regelmäßig durchlaufen müssen, zu integrieren.

Eine viel diskutierte Frage war die, wo und unter welchen organisatorischen Voraussetzungen Onlinetrainings durchgeführt werden können. Einig waren sich die Teilnehmenden in der Frage, dass die Trainingsbearbeitung als Arbeitszeit gelten solle, auch wenn sie von zu Hause durchgeführt wird, da eine Bearbeitung während des Dienstes aus zeitlichen Gründen oft nicht möglich und auch nicht sinnvoll ist.

Nutzen-/Wirkungsbeurteilung

Die Teilnehmenden schätzen den Bedarf für die Auseinandersetzung mit den Inhalten der Trainings als „riesig" ein. Sie zeigten sich zuversichtlich, dass die Teilnahme an den Trainings das Wohlbefinden und die Arbeitssituation von bestimmten Pflegekräften verbessern könne, gaben aber auch erneut Einschränkungen an. Onlinetrainings seien nichts für jede:n, sondern u. a. abhängig von der *Persönlichkeit*, dem *Alter* und der *Bereitschaft, etwas zu verändern*.

Zudem wurde die Bedeutung der *Führungskräfte* hervorgehoben, welche die Teammitglieder zur Teilnahme an den Trainings motivieren und eine gute Planung der Workshops sicherstellen müssen. Es sei auch wichtig, dass die Trainingsergebnisse zeitnah im Team weiter bearbeitet werden und der Zeitplan dafür von vorherein transparent und verbindlich sei.

Einzelne Teilnehmende merkten an, die *Selbstreflexion* durch die Trainings helfe dabei, herauszufinden, ob man überhaupt entsprechende Probleme habe. Diese Anmerkungen lassen darauf schließen, dass vermutlich nicht alle Trainings für jede:n relevant sind, und heben hervor, dass vor der Bearbeitung der Trainings eine Analyse der Ausgangssituation hilfreich ist.

Die Teilnehmenden äußerten einige Vorschläge für die *Implementierung*: So sei der Rückhalt auf allen Ebenen der Einrichtung für die Durchführung eines solchen Programms notwendig. Vorab sei eine Informationsveranstaltung sinnvoll; es müsse über den Nutzen der Trainings aufgeklärt werden. Der Prozess solle begleitet werden durch eine externe Person, beispielsweise jemanden aus dem Gesundheitsmanagement. Im Team sollen idealerweise dieselben Trainings bearbeitet werden, u. a. weil dies die Motivation erhöhen könne. Im Laufe der Trainings seien Erinnerungen zur Nutzung sinnvoll.

12.5.4 Einordnung der Ergebnisse

Durch die Fokusgruppen ließen sich zum einen inhaltliche Verbesserungen für die Trainings ableiten, aber auch wertvolle Anregungen für die Implementierung des Care4Care-Programms in betriebliche Strukturen. So haben die Fokusgruppen deutlich gemacht, dass eine inhaltliche Passung, z. B. zu den einzelnen Pflegebereichen, als auch die Personalisierbarkeit wichtige Vorteile der Onlinetrainings sind. Wie informativ und hilfreich die Inhalte bewertet werden, kann von vielen Faktoren, u. a. von der Technikaffinität, der Berufserfahrung oder auch bereits absolvierten Fortbildungen beeinflusst werden. Grundsätzlich mag gelten: je spezifischer die Trainings auf die Zielgruppe zugeschnitten sind, desto besser. Dennoch ist auch innerhalb der Zielgruppe eine so große Varianz zu erwarten, dass es gilt, eine geschickte Balance zwischen einem stark personalisierten Angebot und einem, das Nutzer:innen gewisse Spielräume gibt, zu finden.

Die Methodik, insbesondere die Struktur, der Aufbau der Trainings und die verschiedenen didaktischen Elemente wie fiktive Beispielpersonen, persönliche Vorhabenabfragen oder interaktive Reflexionsaufforderungen wurden als sinnvoll und nützlich bewertet.

Die praktische Bedeutung der Trainings und ihr nachhaltiger Nutzen sind u. a. davon abhängig, wie die Trainings beworben und kommuniziert werden, wie sie in den Arbeitsalltag integriert und von Führungskräften unterstützt werden. Notwendig ist es hier, eine auf die jeweilige Einrichtung abgestimmte Strategie zu entwickeln, um die Hürden zur Teilnahme möglichst gering zu halten. Eine Anrechnung als Arbeitszeit ist dabei eine zwingende Voraussetzung.

12.6 Fazit und Ausblick

Zusammenfassend ergeben sich folgende Empfehlungen zur Gestaltung und Umsetzung digitaler Präventionsangebote in betrieblichen Kontexten (vgl. auch Tanner et al. 2022):

- Digitale Angebote sollten mit Bedacht in bestehende betriebliche BGM-Prozesse eingebettet werden. Dabei sollten Zielstellung und Mehrwert digitaler Ergänzungsangebote klar definiert sein.
- Auch bei digitalen Angeboten können und sollten verhaltens- und verhältnispräventive Aspekte adressiert werden.
- Das Angebot sollte im Sinne von Community-basierter Prävention und Gesundheitsförderung bestmöglich auf die Zielgruppe zugeschnitten werden. Gerade bei arbeitsgestalterischen Maßnahmen ist die Passung zur Zielgruppe essenziell, da Arbeitsbedingungen sich nicht nur innerhalb einer Branche, sondern auch in verschiedenen Tätigkeitsbereichen wesentlich unterscheiden können.
- *Digitale Angebote* im verhältnispräventiven Bereich sollten, wenn möglich, immer mit Vor-Ort-Angeboten (bspw. Team-Workshops) kombiniert werden, da nicht davon auszugehen ist, dass ein digitales Angebot allein ausreichend ist, um den für arbeits-

gestalterische Veränderungen notwendigen Diskurs ausreichend zu ermöglichen. Digitale Komponenten sind hingegen sinnvoll, um ausreichend Zeit und Raum zum Reflektieren der eigenen Arbeitsbedingungen zu schaffen und um es allen Teammitgliedern zu ermöglichen, ihre Ideen einzubringen.
- Für digitale Angebote im Bereich der Verhältnisprävention ist eine Begleitung des Prozesses von jemandem außerhalb des Teams oder sogar außerhalb der Einrichtung (BGF-Beratende o. ä.) zu empfehlen.
- Der Umsetzung von Maßnahmen sollte eine – je nach Thema entweder individuelle und/oder teambezogene – Bedarfsermittlung vorangehen. Werden teambezogene Bedarfe ermittelt, muss auch die Umsetzung der Maßnahmen auf der Teamebene erfolgen.
- Soll es digitale Angebote zu mehreren Themen geben, ist eine sorgfältige Abstimmung der Angebote aufeinander notwendig. So können sich die Interventionen gegenseitig ergänzen und in ihrer Wirkung begünstigen.
- Im Prozess müssen Stakeholder auf allen Ebenen abgeholt werden. Die Zustimmung der Geschäftsleitung ist erforderlich, eine besondere Rolle spielen allerdings die Teamleitungen. Zuspruch auf diesen Ebenen ist jedoch keine Garantie für eine motivierte Teilnahme der Mitarbeitenden, weswegen auch diese in Entscheidungsprozesse einbezogen werden müssen. Dies ist beispielsweise über einen Steuerkreis möglich, in dem alle diese Ebenen vertreten sind. Ganz besonders wichtig sind diese Aspekte für verhältnispräventive Maßnahmen, da diese eine Zusammenarbeit ganzer Teams inklusive Führungskraft und ggf. auch Geschäftsleitung erfordern. Die Rolle der Stakeholder hört allerdings nicht mit der Entscheidung für ein Angebot auf, sondern sie müssen im weiteren Prozess motivierend tätig sein und vereinbarte Veränderungen aktiv angehen.
- Praktische Aspekte, wie bspw. Zeit, Ort und Bedingungen für die Durchführung müssen vorab geklärt und transparent kommuniziert werden. Anreize zur Teilnahme sind hilfreich. Ebenso sollte bei komplexeren (Team-)Maßnahmen der Ablauf vorweg kommuniziert werden; so entsteht eine höhere Verbindlichkeit.

Gemeinsam mit den Ergebnissen der Care4Care-Studie von Schümann et al. (2023) ergibt sich zusammenfassend, dass in betrieblichen Settings digitale Angebote, die sorgfältig in vorhandene BGM Strukturen eingebettet sind, kommunikativ und organisatorisch gut vorbereitet und durch abgestimmte Präsenz-Workshops ergänzt werden, eine vielversprechende Maßnahme der Förderung der Gesundheit und zur Verbesserung der Arbeitsbedingungen sein können.

Literatur

Aust B, Møller JL, Nordentoft M, Frydendall KB, Bengtsen E, Jensen AB, Garde AH, Kompier M, Semmer N, Rugulies R, Jaspers SØ (2023) How effective are organizational-level interventions in improving the psychosocial work environment, health, and retention of workers? A systematic overview of systematic review. Scandinavian J Work Envir Health 49(5):315–329

Baethge A, Rigotti T (2010) Arbeitsunterbrechungen und Multitasking: Ein umfassender Überblick zu Theorien und Empirie unter besonderer Berücksichtigung von Altersdifferenzen. Bundesanstalt für Arbeitsschutz und Arbeitsmedizin, Dortmund

Brückner H, Wallot S, Horvath H, Ebert DD, Lehr D (2024) Effectiveness of an online recovery training for employees exposed to blurred boundaries between work and non-work: Bayesian analysis of a randomised controlled trial. BMJ Mental Health 27(1):1–7

Bubonya M, Cobb-Clark DA, Wooden M (2017) Mental health and productivity at work: does what you do matter? Labour Econ 46:150–165

Bundesanstalt für Arbeitsschutz und Arbeitsmedizin (2014) Arbeit in der Pflege – Arbeit am Limit? Arbeitsbedingungen in der Pflegebranche, Bundesanstalt für Arbeitsschutz und Arbeitsmedizin, Dortmund

Bundesanstalt für Arbeitsschutz und Arbeitsmedizin (2021) Hohe Anforderungen, wenig Ressourcen: Arbeitszeiten in der Alten- und Krankenpflege. Bundesanstalt für Arbeitsschutz und Arbeitsmedizin, Dortmund

Carolan S, Harris PR, Cavanaugh K (2017) Improving employee well-being and effectiveness: systematic review and meta-analysis of web-based psychological interventions delivered in the workplace. J Med Internet Res 19(7):e271

DGB-Index Gute Arbeit (2022) Digitale Transformation – Veränderungen der Arbeit aus Sicht der Beschäftigten: Ergebnisse des DGB-Index Gute Arbeit 2022. Institut DGB-Index Gute Arbeit, Berlin

Duchaine CS, Aubé K, Gilbert-Ouimet M (2020) Psychosocial stressors at work and the risk of sickness absence due to a diagnosed mental disorder: a systematic review and meta-analysis. JAMA Psychiat 77(8):842–851

Ducki A (2022) Digital unterstütztes betriebliches Gesundheitsmanagement (dBGM). In: Bamberg E, Ducki A, Janneck M (Hrsg) Digitale Arbeit gestalten: Herausforderungen der Digitalisierung für die Gestaltung gesunder Arbeit. Springer, Wiesbaden, S 187–198

Ell J, Brückner HA, Johann AF, Steinmetz L, Güth LJ, Feige B, Järnefelt H, Vallières A, Frase L, Domschke K, Riemann D, Lehr D, Spiegelhalder K (2024) Digital cognitive behavioural therapy for insomnia reduces insomnia in nurses suffering from shift work disorder: a randomised-controlled pilot trial. J Sleep Res. https://doi.org/10.1111/jsr.14193

Elprana G, Felfe J, Franke F (2016) Gesundheitsförderliche Führung diagnostizieren und umsetzen. In: Felfe J, van Dick R (Hrsg) Handbuch Mitarbeiterführung: Wirtschaftswissenschaftliches Praxiswissen für Fach- und Führungskräfte. Springer, Berlin/Heidelberg, S 143–156

Eurostat (2024) Durchschnittliche normalerweise geleistete Wochenarbeitsstunden in Haupttätigkeit, nach Geschlecht, Alter, Stellung im Beruf, Vollzeit-/Teilzeittätigkeit und Wirtschaftszweigen (ab 2008, NACE Rev. 2). https://doi.org/10.2908/LFSA_EWHUN2

Heber E, Ebert DD, Lehr D, Cuijpers P, Berking M, Nobis S, Riper H (2017) The benefit of web- and computer-based interventions for stress: a systematic review and meta-analysis. J Med Internet Res 19(2):e32

Institut für Betriebliche Gesundheitsberatung (2023) #whatsnext – Gesund arbeiten in der hybriden Arbeitswelt. Institut für Betriebliche Gesundheitsberatung GmbH, Konstanz

Junker NM, Kaluza AJ (2018) Möglichkeiten und Grenzen im digitalen BGM aus Unternehmenssicht. In: Matusiewicz D, Kaiser L (Hrsg) Digitales Betriebliches Gesundheitsmanagement: Theorie und Praxis. Springer Gabler, Wiesbaden, S 631–641

Kaiser L, Matusiewicz D (2018) Effekte der Digitalisierung auf das Betriebliche Gesundheitsmanagement (BGM). In: Matusiewicz D, Kaiser L (Hrsg) Digitales Betriebliches Gesundheitsmanagement: Theorie und Praxis. Springler Gabler, Wiesbaden, S 1–34

Lehr D, Boß L (2023) Betriebliche Gesundheitsförderung. In: Ebert DD, Baumeister H (Hrsg) Digitale Gesundheitsinterventionen. Springer, Berlin/Heidelberg, S 385–419

Nikunlaakso R, Selander K, Oksanen T, Laitinen J (2022) Interventions to reduce the risk of mental health problems in health and social care workplaces: a scoping review. J Psychiat Res 152:57–69

Paganin G, Simbula S (2021) New technologies in the workplace: can personal and organizational variables affect the employees' intention to use a work-stress management app? Int J Envir Res Public Health 18(17):9366

Roodbari H, Axtell C, Nielsen K, Sorensen G (2021) Organisational interventions to improve employees' health and wellbeing: a realist synthesis. Appl Psychol 71(3):1058–1081

Rothe I, Adolph L, Beermann B, Schütte M, Windel A, Grewer A, Lenhardt U, Michel J, Thomson B, Formazin M (2017) Psychische Gesundheit in der Arbeitswelt – Wissenschaftliche Standortbestimmung. Bundesanstalt für Arbeitsschutz und Arbeitsmedizin, Dortmund

Rubenstein AL, Eberly MB, Lee TW, Mitchell TR (2017) Surveying the forest: a meta-analysis, moderator investigation, and future-oriented discussion of the antecedents of voluntary employee turnover. Personnel Psychol 71(1):23–65

Schümann M, Tanner G, Ross J, Ducki A (2023) Betriebliches Gesundheitsmanagement digital umsetzen: Ergebnisse aus dem Projekt Care4Care. PflegeZeitschrift 7:54–57

Tanner G, Stein M (2023) Digitale Angebote zur Betrieblichen Gesundheitsförderung für kleine und mittlere Unternehmen: Erfahrungen aus dem Projekt IMPLEMENT. In: Badura B, Ducki A, Baumgardt J, Meyer M, Schröder H (Hrsg) Fehlzeiten-Report 2023: Zeitenwende – Arbeit gesund gestalten. Springer, Berlin/Heidelberg, S 377–388

Tanner G, Ducki A, Steinke T (2022) Verhältnisprävention digital umsetzen: Integrative Plattformen als Weg für eine umfassende Gesundheitsförderung. In: Bamberg E, Ducki A, Janneck M (Hrsg) Digitale Arbeit gestalten: Herausforderungen der Digitalisierung für die Gestaltung gesunder Arbeit. Springer, Wiesbaden, S 281–296

Techniker Krankenkasse (2023) Zum Internationalen Tag der Pflegenden: Krankenstand bei Pflegekräften auf Rekordhoch. https://www.tk.de/presse/themen/pflege/pflegepolitik/krankenstand-bei-pflegekraeften-auf-rekordhoch-2149302?tkcm=aaus. Zugriff: 11.06.2025

Winter W, Grünewald C (2016) BGM als Stellschraube von Arbeitgeberattraktivität. In: Badura B, Ducki A, Schröder H, Klose J, Meyer M (Hrsg) Fehlzeiten-Report 2016: Unternehmenskultur und Gesundheit – Herausforderungen und Chancen. Springer, Berlin/Heidelberg, S 225–235

Pflegetechnologien praxisnah integrieren: Community Health Nursing für sozial isolierte und von Vereinsamung bedrohte älter werdende Menschen

Johanna Aigner, Anna-Marie Amthor und Florian Fischer

13.1 Einleitung

Obwohl Prävention und Pflege im deutschsprachigen Raum vielfach immer noch als widerstrebende Konzepte wahrgenommen werden, ist Prävention dennoch ein zentrales Thema der Pflege (Bartholomeyczik 2006). So bieten sich weitreichende Potenziale in einer stärkeren Vernetzung von Pflege und Public Health durch die Integration und Umsetzung präventiver Aufgaben innerhalb von Pflegeleitbildern (Bartholomeyczik et al. 2007; Fischer et al. 2023). Die zunehmenden Möglichkeiten interoperabler Pflegetechnologien können eine solche integrierte Versorgung unterstützen. Trotzdem spielen Prävention und Gesundheitsförderung innerhalb der in Deutschland über das Sozialgesetzbuch (SGB) definierten Pflege – im Gegensatz zum internationalen Verständnis von ‚Nursing' – noch immer eine untergeordnete Rolle (Görres und Spieker 2018; Hasseler 2011). Behindert wurde eine Erweiterung der Pflegerolle entsprechend dem Public Health Nursing bislang in vielen Fällen durch die deutsche Sozialgesetzgebung. Diese weist der Pflege zwar einen eigenen Raum zu, stellt ihn aber zugleich in einen Gegensatz zu Prävention und Rehabilitation (Bartholomeyczik et al. 2007). Beispielhaft hierfür kann der Grundsatz *Prävention vor Rehabilitation vor Pflege* genannt werden (Bartholomeyczik et al. 2007). Interventionen mit dem Ziel von Prävention und Gesundheitsförderung sind daher eher von intrinsischer Motivation und Überwindung von Hindernissen durch die Pflegenden geprägt, statt selbstverständlich zu sein. Demnach wird ihr Potenzial oftmals nicht einmal ansatz-

---

J. Aigner (✉) · A.-M. Amthor · F. Fischer
Hochschule für angewandte Wissenschaften Kempten, Bayerisches Zentrum Pflege Digital, Kempten, Deutschland
E-Mail: johanna.aigner@hs-kempten.de; florian.fischer@hs-kempten.de

© Der/die Autor(en), exklusiv lizenziert an Springer-Verlag GmbH, DE, ein Teil von Springer Nature 2025
F. Fischer, K. Wrona (Hrsg.), *Technologiegestützte Ansätze in der Community-basierten Prävention und Gesundheitsförderung*,
https://doi.org/10.1007/978-3-662-71115-6_13

weise genutzt. Dies führt zu verpassten Möglichkeiten, welche für die Pflegebedürftigen mehr Lebensqualität und für die beruflich Pflegenden eine attraktive Erweiterung ihres Arbeitsspektrums bedeuten können (Görres und Spieker 2018).

Bislang fehlt außerdem die Ausgestaltung konkreter Anwendungsfälle von Prävention im Sinne der Gesundheitspflege als Teil einer pflegerischen Regelversorgung. Damit könnten sowohl die Verstetigung laufender Projekte als auch eine konstruktive interprofessionelle Zusammenarbeit dauerhaft gefördert werden (Bartholomeyczik et al. 2007). Der vorliegende Beitrag befasst sich daher mit dem Anwendungsbeispiel einer digital gestützten und präventiv ansetzenden Versorgung von sozial isolierten älteren Personen innerhalb ihres sozialräumlichen Lebensumfelds. Mit Community Health Nursing werden die Relevanz und Möglichkeiten eines seit 2021 gesetzlich verankerten Berufsbildes am Übergang zwischen Pflege und Public Health in diesem Kontext betrachtet.

13.2 Ansatzpunkt der Digitalisierung im Community Health Nursing

Mangelnde Fähigkeiten im Umgang mit der eigenen Gesundheit in einer alternden Bevölkerung erfordern zunehmend Konzepte zur Stärkung dieser Kompetenzen (Schaeffer et al. 2018). Personen die aktiv nach gesundheitsbezogenen Informationen suchen, stoßen zumeist eher zufällig als systematisch auf entsprechend qualitätsgesicherte und evidenzbasierte Materialien. Sie wünschen sich Orientierungshilfen, soziale Unterstützung und konkrete Handlungsempfehlungen (Schröder und König 2022). Eine Unterstützung im Rahmen einer kommunalen Gesundheitspflege (Scheydt und Hegedüs 2022), u. a. mit dem Ziel einer Steigerung von Gesundheitskompetenz[1], sollte daher als eine konsistente Navigation durch den Informations- und Angebotsdschungel im Bereich von Gesundheit und Pflege führen. Eine derartige Unterstützung spezifischer Gruppen bei dem Erhalt ihrer eigenen Gesundheit ist eine zentrale Aufgabe der kommunalen Gesundheitspflege – aktuell v. a. erbracht von Akteur:innen im Bereich Public Health, zukünftig vermehrt auch von Community Health Nurses (Burgi und Igl 2021; Scheydt und Hegedüs 2022).

---

[1] Gesundheitskompetenz ist das Wissen, die Motivation und die Kompetenz, die Nutzer:innen dazu befähigen, mit gesundheitsrelevanten Informationen umzugehen: sich Zugang zu Informationen zu verschaffen, sie zu verstehen, einschätzen und nutzen zu können, um mit gesundheitlichen Herausforderungen, Belastungen und auch Krankheiten umgehen und die dazu nötigen Entscheidungen treffen zu können (Sørensen et al. 2012).

13.2.1 Erwartungen an eine digital gestützte Gesundheitspflege

Community Health Nurses wird grundsätzlich ein weites Spektrum an Tätigkeitsschwerpunkten zugeordnet. Ein wesentlicher Bestandteil ist allerdings die Aufgabe der Gesundheitspflege, welche sich durch sämtliche Tätigkeitsfelder zieht (Lidauer und Stummer 2024). Dabei gilt es, insbesondere Personen mit niedriger Gesundheitskompetenz sowie hilfsbedürftige und vulnerable Menschen mit dem Ziel der Förderung von Gesundheitskompetenz zu beraten und unterstützen (Vogt et al. 2018; Vogt et al. 2020). Die umfassende Bereitstellung von Informationen sowie die Förderung der Eigenverantwortung sind hierbei für eine wirksame Versorgung und die Stärkung von Verhaltensprävention unerlässlich. Außerdem werden Methoden der Vermittlung und Koordination innerhalb von kommunalen Netzwerken und Versorgungsarrangements sowie die Evaluation entsprechender präventiver Versorgungsprogramme umgesetzt (Völkel et al. 2022). Diese wiederum setzen vermehrt an der Ebene der Verhältnisprävention an. Eine Basis für die Ausübung dieser Aufgaben der Gesundheitsförderung bildet mitunter die salutogenetische Ausrichtung der akademischen Ausbildung von Community Health Nurses im Bereich der Gesundheitspflege (Lidauer und Stummer 2024). Dazu gehört u. a. die Qualifikation zur Entwicklung zielgruppenspezifischer, lebensweltorientierter und interdisziplinärer Versorgungskonzepte (Budroni et al. 2020). Zudem ermöglicht die Platzierung einer Community Health Nurse in kommunalen Einrichtungen (Aigner et al. 2024) einen direkten regionalen sowie neutralen Zugang zu den jeweiligen Zielgruppen, welche demnach von niedrigschwelligen Interventionen profitieren können.

Zur Sicherung von Nachhaltigkeit und Niedrigschwelligkeit dieser Angebote (Völkel et al. 2022) bedarf es des Ausbaus von hybriden Strukturen in den jeweiligen Sozialräumen. Nicht zuletzt sind dafür auch digitale Kompetenzen der Community Health Nurses selbst erforderlich. Denn digitale Kompetenzen ermöglichen ihnen, die Bedarfe der Pflegepraxis informiert und selbstbestimmt bei einer gemeinsamen Entwicklung von digitalen Lösungen mit technischen Partner:innen und ihrer passgenauen Implementierung in die Praxis hinein zu vertreten (Doppler und Hutter 2022). Außerdem gelten digitale Kompetenzen als notwendige Vorbedingung, um die Mensch-Technik-Interaktion zu gestalten (Meister und Böckmann 2023). Community Health Nurses sollten daher digitale Kompetenzen in den Bereichen Kommunikation, Dokumentation, Informations- und Wissensmanagement (Thye et al. 2018), in der Auswertung von Gesundheitsdaten (Doppler und Hutter 2022), Anwendungskompetenzen sowie die Fähigkeit zur kritischen Bewertung und Wirksamkeit von Technologien im Pflegeprozess besitzen (Meister und Böckmann 2023; Geukes et al. 2022; NHS Health Education England 2019). Im Rahmen ihrer akademischen Ausbildung werden Community Health Nurses auf diese Anforderungen u. a. durch Module zur elektronischen Datenverwaltung, zu digitalen Optionen der interprofessionellen Kommunikation oder zu Auswirkungen der Digitalisierung auf den Versorgungsprozess vorbereitet (Aigner et al. 2024).

13.2.2 Möglichkeiten der Gesundheitspflege im Sozialraum

Mit Blick auf die Erbringung von Pflegeleistungen versteht der Deutsche Pflegerat eine Community als Bevölkerungsgruppe oder Gemeinschaft mit ähnlichen Bedarfen (z. B. Menschen mit dem Risiko von Vereinsamung; DPR et al. 2023). Diese Gemeinschaften können wirkungsvoll durch das Community Health Nursing in einer gemeindebasierten und gesundheitsfördernden medizinisch-pflegerischen Versorgung unterstützt werden, wenn das Angebot wohnortnah und barrierefrei ist (DRK e. V. 2023). Die doppelte Primäranbindung der Community Health Nurse bietet hierfür optimale Bedingungen, denn eine Mischanbindung z. B. am örtlichen medizinischen Primärversorgungszentrum sowie am Pflegestützpunkt kann eine gemeinsame Trägerschaft von Kommune/Landkreis, Ärzt:innen sowie der professionellen Pflege gewährleisten (Aigner et al. 2024). Somit ist eine interprofessionelle und kooperative Zusammenarbeit der regionalen Entscheidungstragenden mit der jeweiligen Community Health Nurse im Sozialraum – oder mit anderen Worten der ‚Community' – möglich (Burgi und Igl 2022). Außerdem wird hierbei eine zentral koordinierte und kontinuierliche Versorgung auch über Sektorengrenzen hinweg und entlang der Versorgung möglich (Klapper 2024). Im Gegensatz hierzu birgt eine rein kommunal getragene Anbindung das Risiko eines mangelnden Zugangs zu medizinischen Kooperationspartner:innen im Versorgungssystem. Dies hätte zur Folge, dass ein kooperatives Wirken und ein flächendeckendes gesundheitsförderliches Angebot der unterschiedlichen Akteur:innen nicht umsetzbar wären (Aigner et al. 2024). Dabei werden – insbesondere im Kontext der doppelten Primäranbindung – neue Versorgungsformen mit Fokus auf die Stärkung der Gesundheitsförderung und Prävention gefordert. Insbesondere ein interprofessionelles Primärversorgungszentrum innerhalb der Community bietet den nötigen Raum für Information und Beratung sowie die Schnittstellen zu weiteren Versorgenden in einer Region (Klapper 2024).

Bestimmte Bevölkerungsgruppen, wie ältere und von Einsamkeit bedrohte Menschen, können besonders von dem bedarfs- und bedürfnisgerechten Case- und Care-Management der Community Health Nurse profitieren. Denn häufig sind mit Einsamkeit weitere (pflege-)relevante Ursachen und Folgen verbunden, die ein koordiniertes Schnittstellenmanagement unter den Gesundheitsdienstleistenden erfordern (Köllner 2023). Ein Risiko für Einsamkeit entsteht allerdings nicht zwangsläufig durch ein hohes Lebensalter. Stattdessen sind damit möglicherweise einhergehende chronische Krankheiten, Multimorbidität und ungünstige soziale, sozioökonomische und Umweltbedingungen entscheidend (DBfK 2022; Böhmer-Breuer 2023). Daneben begünstigen auch Beeinträchtigungen, Behinderungen oder Pflegebedürftigkeit im Alter eine eingeschränkte Funktionalität und wirken sich in der Folge advers auf die Lebensqualität aus (Kaspar et al. 2023). Häufig ist damit auch soziale Isolation verbunden. Diese Ausgangslage ist problematisch, da soziale Isolation wiederum die Auftretenswahrscheinlichkeit vieler chronischer Erkrankungen im Alter erhöht und ihre Prognose verschlechtert. Darüber hinaus beeinträchtigt soziale Isolation – als Risiko für Einsamkeit verstanden – das psychische Wohlbefinden und wirkt überdies als Risikofaktor für kognitive Beeinträchtigungen bis hin zur Demenz (Pantel

2021). Aus pflegerischer Perspektive schädigen die soziale Isolation und das Risiko von Vereinsamung nicht nur die Gesundheit selbst, sondern beeinträchtigen auch die Ressourcen und Maßnahmen zur Gesunderhaltung: So verhindert das Fehlen des umliegenden Netzwerks sowohl die Möglichkeiten von unmittelbarem Trost, aber eben auch den Erhalt pflegerischer Unterstützung und betreuender Hilfeleistungen (Böhmer-Breuer 2023). Dementsprechend stehen der professionellen Pflege bereits Hilfsmittel zur Verfügung, um dem Risiko der Einsamkeit zielorientiert und strukturiert entgegenzuwirken bzw. eine entsprechende Versorgung zu gewährleisten.

13.2.3 Anleitung und Werkzeug der Community Health Nurses für eine strukturierte und digital vernetzte Versorgung in der Community

Die *Soziale Isolation* und das *Risiko der Vereinsamung* sind Pflegephänomene, die innerhalb von international gültigen Pflegediagnosen (Schmidt 2019) für die professionelle Pflege einheitlich definiert sind und denen Handlungsanweisungen zugeordnet werden. Ein Beispiel für eine solche Pflegediagnostik ist die North American Nursing Diagnosis Association International (NANDA-I; Gordon und Georg 2020; Herdman et al. 2022). Sie fungiert als (pflege-)eigene und digitale Strukturgrundlage im Pflegeprozess (Pflegephänomen, Pflegeintervention, Pflegeergebnis) und ermöglicht durch ihre internationale Verlinkung (z. B. zur International Classification of Nursing Practice [ICNP] oder der Systematized Nomenclature of Human and Veterinary Medicine [SNOMED]) eine einrichtungs- und professionsübergreifende Kommunikation. Somit können Pflegediagnosen und deren zugehörige Interventionen im Pflegeprozess auch als kooperationsfähige Verfahrensanweisungen zum Umgang mit Pflegephänomenen verstanden werden.

Die Pflegediagnose *Soziale Isolation* (00053) wird dabei als ein Zustand einer Person definiert, bei dem es an einer Zugehörigkeit fehlt, die mit positiven, dauerhaften und bedeutsamen zwischenmenschlichen Beziehungen verbunden ist (Burns und Haslinger-Baumann 2008; Herdman et al. 2022). Dieser Zustand kann entstehen, wenn beispielsweise aufgrund von chronischen Erkrankungen oder Veränderungen der sozialen Rolle eine geringe Anzahl und Dauer sozialer Kontakte bestehen (z. B. weniger als einmal pro Woche; Schmidt 2019). Als passende Maßnahme wird daher die Verbesserung der Sozialisation angestrebt, mit welcher das Ziel der sozialen Eingebundenheit („interagiert und beteiligt sich an Aktivitäten mit anderen Personen") angestrebt wird (Gordon und Georg 2020).

Wie bereits erwähnt, wirkt eine bestehende soziale Isolation überdies als weiteres *Risiko der Vereinsamung* (00054). Dieses wird als Unbehagen und als Gefährdung sich allein oder alleingelassen zu fühlen gedeutet. Es ist zudem verbunden mit dem Wunsch oder dem Bedürfnis nach mehr Kontakt mit anderen Personen (Hansmann et al. 2003). Neben sozialer Isolation sind weitere relevante Risikofaktoren für Vereinsamung eine physische Isolation sowie affektive oder emotionale Deprivation (Herdman et al., 2022; Schmidt

2019; Hansmann et al. 2003). Interventionen sollen die betreffende Person daher darin unterstützen, ihre Fähigkeit aufrechtzuerhalten, gewohnte Kontakte zum sozialen Umfeld zu pflegen und an Aktivitäten teilzunehmen (Hansmann et al. 2003).

Zusammenfassend lässt sich unterscheiden:

- *Soziale Isolation* = Bestehender Zustand von fehlenden sozialen Kontakten
- *Risiko der Vereinsamung* = Ihre mögliche Folge: Der subjektive Wunsch nach mehr sozialen Kontakten wird nicht erfüllt, das subjektiv wahrgenommene Netzwerk ist kleiner als die eigenen Wünsche, Alleinsein und Isolation werden negativ erlebt (Schmidt 2019)

Neben einer Anleitung zur strukturierten Planung der pflegerischen Versorgung steht der Community Health Nurse außerdem ein digitales Werkzeug zur Unterstützung in der Umsetzung zur Verfügung. Dabei handelt es sich um eine Variante der Informations- und Kommunikationstechnologien: Eine digitale Care-Plattform (Baum und Kufner 2021). Diese Technologie dient insbesondere in einer häufig fragmentierten, von verschiedenen beteiligten Akteur:innen erbrachten ambulanten Versorgung als Arbeitserleichterung, indem übergreifende Mehrwerte durch effizienteres Arbeiten, Zeitersparnisse und eine verbesserte Qualität der Arbeit erzielt werden (Wolf-Ostermann und Rothgang 2024; Seibert et al. 2020).

Für die geplante Tätigkeit der Community Health Nurse als Wegweisende und Initiatorin von vernetzten Pflegeprozessen im Sozialraum bietet sich eine solche Plattform an. Dabei kann eine Care-Plattform in verschiedenen Formen bestehen, z. B. als sozialraumorientierte Quartiersplattformen oder als integrierende Informations- und Vermittlungsplattform. Im Zentrum steht jeweils die Funktion der Plattform als Vermittlerin im Sinne eines digitalen Marktplatzes. Auf diesem Markt werden Angebot (pflegerische Dienstleitung) und Nachfrage (angegebener Pflegebedarf; Suche nach Unterstützung) zusammengebracht (Nonnenmacher et al. 2020). Im Kontext der häuslichen Pflege ermöglichen solche Plattformen somit die Vermittlung und Koordination von Pflegeleistungen sowie die Schaffung von Schnittstellen im Sozialraum (Hegedüs et al. 2021; Nonnenmacher et al. 2020; Parker et al. 2017). Sie stellen die Grundlage für eine effektivere Interaktion dar, indem sie Informationen niedrigschwellig zugänglich bündeln, sortieren und transportieren (Gasser 2020). Dabei ist es jedoch erforderlich, dass eine fachkundige und erfahrungsbasierte Überprüfung der vermittelten Pflegeleistungen erfolgt (Baum und Kufner 2021). Für die Community Health Nurse ist sie bei Vorliegen der nötigen digitalen Kompetenzen ein Werkzeug zum fokussierten Matching zwischen Hilfesuchenden und passgenauen Angeboten sowie zum Monitoring von Effekten der vermittelten Leistungen während des Pflegeprozesses durch eine niedrigschwellige Vernetzung, Kommunikation und Koordination im Sozialraum.

Trotz der beschriebenen Vorteile sind digitale Care-Plattformen noch Neuland in der Pflege und stellen somit weiterhin eine soziotechnische Innovation dar (Kelley 2024).

Fehlende Akzeptanz und mangelndes Vertrauen der Nutzenden sind maßgebliche Barrieren für die Ausschöpfung des Potenzials von Plattformen (Nonnenmacher et al. 2020). Ein positives Nutzungserleben könnte diesen hemmenden Faktoren jedoch entgegenwirken. Dafür sind erfolgreiche Umsetzungsbeispiele unerlässlich.

> **Beispiel**
>
> Das vom Innovationsfonds geförderte *Regionale Pflegekompetenzzentrum – Innovationsstrategie für die Langzeitversorgung vor Ort* (ReKo; Laufzeit 2019–2023) ist ein kombiniertes formelles und informelles Pflegenetzwerk. Ein digitales Ökosystem bietet allen beteiligten Akteur:innen die Möglichkeit, Gesundheits- und Pflegedaten auf individueller Ebene zu erfassen, einzusehen und zu teilen (Arlinghaus et al. 2022). Konkret digital gestützt wird es durch eine integrative Plattform, an welche sämtliche Leistungsanbietende, Informationsanbietende und -empfangende sowie das Case und Care Management angebunden sind. Es passt sich an regionale Ressourcen und Bedarfe an und unterstützt das Case und Care Management für Personen im Umfeld von Pflegebedürftigkeit, d. h. Personen, die von Pflegebedarf bedroht und betroffen sind (Jalaß et al. 2024). Im Vordergrund stehen dabei die Förderung des sektorenübergreifenden Informationsaustauschs und der Netzwerkaufbau unter den beteiligten Akteur:innen des Pflege- und Gesundheitswesens. Die Übersicht über ein heterogenes Versorgungsnetzwerk ist der Schlüssel für die erfolgreiche Gestaltung von stark einzelfallorientierten Netzwerken. Von Vorteil hierfür erwies sich insbesondere ein dezentrales und unabhängiges Case Management (Arlinghaus et al. 2022; Jalaß et al. 2024). ◄

Eine zentrale Voraussetzung für das Erleben positiver Nutzungserfahrungen beim Einsatz digitaler Pflegetechnologien durch Expert:innen der Pflegepraxis, wie eine Community Health Nurse, ist die erfolgreiche Integration der Technologie in bestehende Prozessstrukturen und zugleich eine Erleichterung von Prozessabläufen. Das geschieht aus Perspektive der professionellen Pflege u. a. dann, wenn durch den Einsatz der Technologie das verfolgte Pflegeergebnis eher erzielt werden kann.

Möglich wird dies durch eine kombinierte Implementierung der Pflegediagnostik als digitalisierte Verfahrensanleitung für die Versorgung und einer digitalen Care-Plattform als digitales Werkzeug zur Informationsbündelung und -dissemination im Sozialraum. Dabei sind die geltenden Interoperabilitätsstandards (u. a. § 384 SGB V; § 386 SGB V) zu erfüllen, denn jene Interoperabilität (d. h., dass die eingesetzten Systeme die gleiche Sprache sprechen) dient der Abbildung in existierenden Strukturen innerhalb des Sozialraums, verhindert den Aufbau von Doppelstrukturen (Böckmann und Czaplik 2023) und ermöglicht einen niedrigschwelligen Zugang für Nutzende und somit auch einen wirtschaftlichen Einsatz.

13.2.4 Gut gerüstet: Ausübung der gesundheitspflegenden Steuerungsrolle anhand digitaler pflegerischer Technologie in der Community

Der Mehrwert digitaler Unterstützung zur Förderung der Prävention im Kontext der Pflege wird im Folgenden anhand eines Szenarios exemplarisch dargestellt. In diesem Szenario wird von einem Sozialraum ausgegangen, in dem sich ältere, sozial isolierte und von Einsamkeit bedrohte Personen befinden. Dieses Pflegephänomen wird im Sinne der Gesundheitspflege durch das Community Health Nursing innerhalb der Lebenswelt der betroffenen Personen sozialraumorientiert und digital gestützt aufgegriffen und versorgt.

Strukturell gestaltet die Community Health Nurse ihr Vorgehen entsprechend passenden Interventionen für die ambulante Versorgung zu den NANDA-I-Pflegediagnosen *Soziale Isolation* und *Risiko der Vereinsamung*. Dabei konzentriert sie sich u. a. auf die Erweiterung der digitalen Gesundheitskompetenz der Zielgruppe im Rahmen ihrer Steuerungsrolle des Versorgungsprozesses im Sozialraum. Eingesetzt wird eine wiederholte Kombination von Mehrfachinterventionen entsprechend der Studienlage zur Reduktion von sozialer Isolation (Williams et al. 2021; Mayer 2020). Das Vorgehen erfolgt eng auf das Individuum abgestimmt (Fakoya et al. 2020), ist langfristig angelegt (Mayer 2020) und konkretisiert sich anhand der pflegediagnostisch-geleiteten Versorgung. Die Wiederholung und die Kombination mehrerer Interventionen sind dabei entscheidend, da sonst das Risiko bestünde, lediglich das Ausmaß der sozialen Isolation zu verändern, jedoch nicht auf das subjektive Empfinden von potenzieller Einsamkeit einzuwirken (Williams et al. 2021).

Die Community Health Nurse konzentriert sich in ihren Interventionen vorrangig auf die frühzeitige Erkennung der sozialen Isolation der betreuten Personen und auf die Einleitung von (präventiven) Maßnahmen für gefährdete und von Isolation betroffene Personen (Burns und Haslinger-Baumann 2008). Dabei leistet das Community Health Nursing insbesondere informationelle Unterstützung mit dem Ziel der Erweiterung sozialer Teilhabe und verfolgt langfristig (über mindestens fünf Monate) eine Veränderung sozialkognitiver Überzeugungen (Mayer 2020).

Einleitend erfolgen Gespräche zur Ersteinschätzung des spezifischen Gesundheitszustands und zur Ermittlung von möglichen ursächlichen oder begünstigenden Faktoren mit den betreffenden Personen und deren Bezugspersonen sowie eine lebensweltorientierte Beratung zu Möglichkeiten der Begegnung von vorhersehbaren Auswirkungen durch Veränderungen der Lebensumstände (Hansmann et al. 2003). Diese Gespräche können z. B. im Rahmen von präventiven Hausbesuchen erfolgen (Köllner 2023). Jene Gespräche stellen eine durch ein Assessment unterstützte Grundlage für weitere gemeinsam mit den betreffenden Personen getroffene Entscheidungen über den weiteren Versorgungsverlauf dar (Burgi und Igl 2021). Mögliche Assessments für die Erhebung des Zustands sind zum einen das *Outcome and Assessment Information Set (OASIS)*. Dieses gibt einen ersten Aufschluss über Defizite im sozialen Netzwerk der betreuten Personen (Burns und Haslinger-Baumann 2008). Eine genauere Beurteilung bestehender Defizite im sozialen Umfeld könnte darauffolgend mittels der *Lubben Social Network Scale* erfolgen (Lubben 1988). Der Einsatz dieser beiden Instrumente ermöglicht eine Evaluation der Ressourcen aus sozialer Unterstützung von Menschen durch Familiennetzwerke, Freund:innen, Vertraute und aus sich verändernden Lebensumständen. Ergänzend oder alternativ wäre eine Nutzung des *PIP-Assessment* als ein digitales Instrument zur Prävention und Intervention für die professionelle Beratung möglich. Das Tool wurde für die Pflegeberatung gemäß § 7a SGB XI entwickelt und verfolgt die Identifikation gesundheitlicher Problem- und Risikobereiche, individueller Ressourcen sowie präventiver Potenziale bei pflegebedürftigen Menschen. Es kann bei verschiedenen professionellen Beratungsanlässen in der häuslichen Pflege Anwendung finden. Relevante Module fungieren zur Darstellung der *Psychischen Gesundheit* sowie zur Erhebung *sozialer Kontakte* (ZQP 2023).

In dem folgenden Schritt fokussiert die Community Health Nurse die Koordination der Pflege im Sinne eines Case Managements durch die digitale Bündelung der Leistungserbringenden im Versorgungsnetzwerk und die Überleitung zwischen verschiedenen Versorgungsstationen (Burgi und Igl 2021). Dabei kommt die Care-Plattform zum Einsatz. Im Zuge der Vermittlungstätigkeit zwischen den jeweiligen Leistungserbringenden und der Community Health Nurse sowie durch die Einbindung von Bezugspersonen erfolgt eine konsistente soziale Interaktion mit den betreffenden Personen (Burns und Haslinger-Baumann 2008; Hansmann et al. 2003). Die Community Health Nurse vermittelt zwar soziale Kontakte, versteht sich dabei aber auch selbst als ein solcher Kontakt (ZQP 2022). Dadurch werden mitunter zuvor verdeckte Tätigkeiten, welche die Person in Zeiten der Gefahr von Einsamkeit durchführen kann, offenbar. Dazu können z. B. innerhalb von sozialen Institutionen Spielrunden, Vereine oder Ähnliches gehören (Hansmann et al. 2003). Es zeigen sich dabei außerdem alternative Kommunikationsmöglichkeiten zur Förderung des Kontaktes mit Gleichgesinnten. Vor diesem Hintergrund kann die Community Health Nurse in ihrer Koordinationsfunktion sowohl analog als auch digital an Stellschrauben und Überleitungsknotenpunkten mittels Anleitung und Werkzeugen ihr Case und Care Management ansetzen, um eine passgenaue Versorgung zu realisieren (Aigner et al. 2024).

Konkrete Leistungen, welche die Community Health Nurse vermittelt, unterstützen dabei die Förderung des Wohlbefindens und eines positiven Selbstwertgefühls und sollen somit übergreifend Hoffnung geben (Burns und Haslinger-Baumann 2008). Es handelt sich um eine fokussierte, austausch- und netzwerkorientierte Unterstützung, in deren Zentrum das Angebot von Orientierung auf dem Weg durch das hybride Gesundheitssystem sowie die Stärkung sozialen Rückhalts und Ermöglichung eines Erfahrungsaustausches stehen (Schröder und König 2022). Möglich wären hierfür:

- Gruppeninterventionen mit einem fokussierten Bildungs- bzw. Informationsangebot oder mit zielgerichteten Aktivitäten, die Gruppenzusammenstellung erfolgt spezifisch und homogen (Burns und Haslinger-Baumann 2008); geeignete Aktivitäten innerhalb der Gruppe sind achtsamkeitsbasierte Interventionen, wie beispielsweise ein Tai-Chi-Qigong-Meditationskurs oder eine Lachtherapie-Intervention (Williams et al. 2021)

- Besuchsdienste, begleitete Aktivitäten und Selbsthilfegruppen (ZQP 2022) unter der Voraussetzung von gleichen Interessen, einem ungefähr gleichen Alter und ähnlichem kulturellem Hintergrund (Burns und Haslinger-Baumann 2008; Findlay 2003)
- Der Zugang zu positiv bewerteten Informationsquellen zum Erhalt und der Verbesserung der eigenen Gesundheit, das sind u. a. Angebote der gesetzlichen Krankenversicherungen (Schröder und König 2022)
- Auch der Vermittlungsservice zu weiterführenden Leistungsanbietenden an sich wird als passende Maßnahme verstanden (Schröder und König 2022)

Richtet sich der Blick zurück auf eine Pflegeprozess-geleitete Versorgung, so erfolgt neben der Identifikation der Defizite und der Umsetzung von passenden Maßnahmen zur Verbesserung der Sozialisation (Gordon und Georg 2020) – vor dem Hintergrund des Pflegeziels einer sozialen Eingebundenheit und einem damit verbundenen positiven Empfinden – stets ein Monitoring und eine Evaluation des erfolgten Prozesses durch die Community Health Nurse. Das betont erneut die Bedeutung eines kontinuierlichen und niedrigschwelligen Informationsaustauschs, welchen der Einsatz einer digitalen integrativen Vermittlungsplattform im sozialen Netzwerk ermöglicht (Abb. 13.1).

Dieser zielorientierte plattformgestützte Informationsaustausch erfolgt im Rahmen des Case Managements für den Einzelfall auf der Mikroebene (Jalaß et al. 2024; Burgi und Igl 2021). Er deckt Versorgungslücken auf und hebt fallspezifische Netzwerke im Rahmen des Care Managements auf die Mesoebene der Region. Übergeordnet, auf der Makroebene, erfolgt parallel ein Datenmonitoring, welches Daten zugänglich und nutzbar sowie Veränderungen messbar macht und die Grundlage für die Gestaltung weiterführender Gesundheitsförderungs- und Präventionsprogramme bietet (Jalaß et al. 2024; Völkel et al. 2022).

Neben der aktiven Rolle des Community Health Nursing in der Organisation der Versorgung benannter Pflegephänomene bedarf es auch der proaktiven Berücksichtigung von Bedürfnissen der weiteren Akteur:innen innerhalb des jeweiligen Sozialraums, um eine Akzeptanz der Leistungen zu ermöglichen. Dafür kann es beispielsweise hilfreich sein, im Zuge der Vermittlung von Leistungsangeboten eine Reduktion der Anforderungen im Umgang mit digitalen Gesundheitsinformationen zu erwirken (z. B. durch eine Diagnoseübersetzung; Schröder und König 2022). Damit begegnet die Community Health Nurse der Zielgruppe innerhalb ihrer Lebenswelt und erfordert nicht zwingend tiefgehende Digitalkompetenzen. Auch wird kooperierenden professionellen Akteur:innen innerhalb des Netzwerks mittels interoperabler Pflegetechnologien eine möglichst niedrigschwellige digitale Anbindung ihrer Angebote innerhalb der bestehenden analogen Strukturen ermöglicht. Insbesondere dem informellen Netzwerk wird bei der Versorgung von sozialer Isolation und dem Risiko von Einsamkeit eine tragende Rolle zugesprochen. Daher bieten sich weiterführend niedrigschwellige Informations- und Sensibilisierungsmaßnahmen zum Themenkomplex für die breitere Bevölkerung im Sozialraum an. Dafür sollte auf infrastrukturelle Gegebenheiten und gemeindebezogene Rahmenbedingungen zurück-

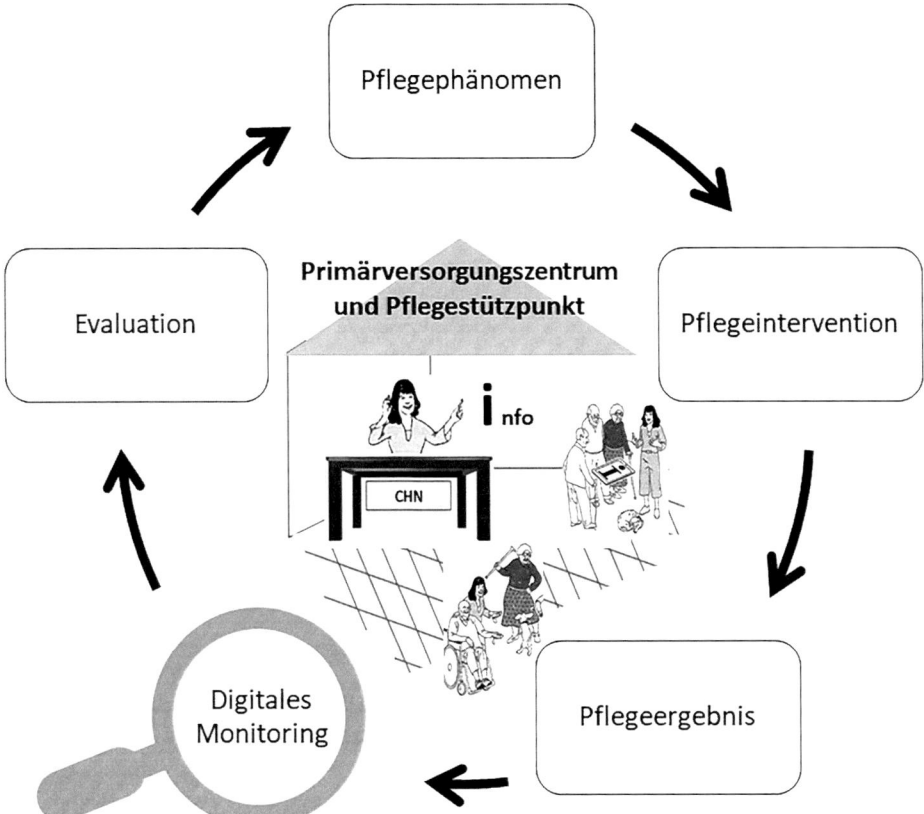

Abb. 13.1 Digital vernetzte und strukturierte Versorgung im Sozialraum mittels Community Health Nursing (CHN) (in Anlehnung an Haupeltshofer und Seeling 2021)

gegriffen werden, etwa über soziale Medien, die Gemeindezeitung oder themenspezifische Informationsmaterialien in Form von Flyern (Köllner 2023).

13.3 Fazit und Ausblick

Insgesamt gibt es eine Vielzahl digital gestützter Instrumente zur Messung von Interventionen gegenüber *sozialer Isolation* (Williams et al. 2021) und dem *Risiko von Vereinsamung*, die der Community Health Nurse als Grundlage zur Ausgestaltung passgenauer Pflegeprozesse dienen. Ihre Aufgabe ist es dabei, derlei Ressourcen auf der Basis ihrer Kernkompetenzen individuell auszuwählen und als Handreichung in ihrer täglichen Arbeit bezogen auf das jeweilige Pflegephänomen zu integrieren.

Innerhalb der Pflegediagnosen der NANDA-I-Klassifikation finden sich teilweise Überschneidungen in der Definition von *Sozialer Isolation* und dem *Risiko der Vereinsamung*.

Vordergründig finden sich Inhalte zu Symptomen und Risikofaktoren, welche Pflegefachpersonen innerhalb der Praxis darin unterstützen, die Pflegephänomene zu identifizieren, welches der in der Literatur als zentrale Intervention beschriebenen Maßnahme entspricht. Daneben bietet die Nursing Intervention Classification (NIC) eingeschränkt einen Maßnahmenkatalog. Diese Gegebenheiten eröffnen Pflegefachpersonen verschiedene Möglichkeiten. Jedoch ergibt sich daraus auch das Erfordernis, den Blick über die Angebote der professionellen Pflege hinaus zu weiten und die Evidenz verwandter Disziplinen und Professionen (z. B. Public Health und Soziale Arbeit) einzubeziehen, um eine zeitgemäße Versorgung integriert zu denken. Denn für die Nutzung einer weiteren Innovation in der Pflege – eine digitale Vermittlungsplattform – bedarf es zudem einer entsprechenden Innovationsbereitschaft.

Für das Beispiel einer digital gestützten pflegerischen Versorgung von *sozialer Isolation* und dem *Risiko der Vereinsamung* erweitert eine solche holistische Gestaltung von Gesundheitspflege den Wirkungsbereich der Community Health Nurse als Pflegefachperson. Neben der Kompensation von Versorgungs- und Lebensführungsdefiziten (Köllner 2023) kann sie auf gezielte, systematische und evidenzbasierte Maßnahmen der Gesundheitsförderung und Prävention zurückgreifen. Dieser erweiterte Handlungsspielraum ermöglicht es der Community Health Nurse, einen wesentlichen Beitrag zu einer zukunftsfähigen pflegerischen und gesundheitlichen Versorgung zu leisten (Burgi und Igl 2022; Burgi und Igl 2021).

Da Informations- und Hilfesuchende sich Maßnahmen wünschen, die ihnen im Umgang mit digitalen Gesundheitsangeboten helfen (Schröder und König 2022), erfüllt das Community Health Nursing genau diesen Zweck: Es bedeutet im Rahmen einer Gesundheitspflege keine Erweiterung der Angebotspalette auf dem bereits unübersichtlichen Markt der Gesundheitsangebote und -informationen, sondern stellt eine auf höchstem pflegerischem Standard agierende Vermittlungs- und Steuerungsrolle dar. Eine Community Health Nurse kann Personen in der gemeinsamen informierten Entscheidungsbildung für passgenaue Angebote unterstützen und integriert diese Maßnahmen in einen gesundheitsfördernden pflegerischen Prozess. Bestehende pflegerische Systeme wie Pflegediagnosen und deren zugehörige Ziele und Maßnahmen sowie digitale Technologien sind dabei als Strukturen innerhalb dieses Prozesses und als niedrigschwellige Kommunikationskanäle zu Akteur:innen außerhalb des Prozesses zu verstehen.

Wiederholt erschienene Publikationen zur Community Health Nurse konzeptionieren ihr Aufgabenfeld, überführen es aber nicht in die praktische Umsetzung. So wird mitunter beschrieben, dass die Community Health Nurse grundsätzlich für eine gemeindebasierte Gesundheitsversorgung, für bevölkerungsorientierte Gesundheitsförderung und Prävention und überdies für eine bedarfsgerechte, sichere und integrierte Gesundheitsversorgung stehe (DBfK 2022). In der Folge findet sich vielfach die Forderung nach einer professionsbezogenen Nachschärfung der Einsatzfelder u. a. im Bereich von wohnortnahen verantwortungsvollen Aufgabenfeldern in Communities. Dieser Beitrag gibt daher einen konkreten Einblick in eine mögliche Umsetzung des neuen Berufsbildes der Community Health Nurse unter der Verwendung eines etablierten pflegerischen Strukturwerkzeugs und einer innovativen digitalen Pflegetechnologie. Dabei wurde deutlich, dass es nicht um eine ‚pauschale' Gesundheitspflege für eine breite Masse geht, sondern um die Schaffung eines erweiterten Kompetenzeinsatzes für ein pflegerisches Berufsbild. Es gilt die Besonderheiten des Sozialraums, also der ‚Community', zu berücksichtigen und zu nutzen, um eine zielgerichtete Versorgung – auch unter Anwendung von Maßnahmen der Gesundheitsförderung und Prävention – zu erreichen. Dabei wurden die Notwendigkeiten des Einbezugs digitaler Unterstützung anhand eines Szenarios explizit dargestellt.

Zugleich zeigte der Beitrag auf, wie bestehende Evidenz aus den Gesundheitswissenschaften sinnvoll und systematisierend innerhalb des pflegerischen Aufgabenfelds integriert werden kann. Dies ist ein relevanter und notwendiger Schritt, um dem Anspruch einer Auflösung der bislang immer noch geltenden Diskrepanz zwischen Prävention und Pflege gerecht zu werden. Hingewiesen werden muss an dieser Stelle zuletzt noch auf das Konzept der ‚Digital Nurse' (Haupeltshofer und Seeling 2021), da das Aufgabenfeld der gesundheitspflegenden und kompetenzerweiternden Community Health Nurse an eben jenes Konzept erinnert. Mit dem Fokus der Prävention stellt die digital gestützte Versorgung sozial isolierter und von Einsamkeit bedrohter älterer Personen somit ein mögliches Einsatzfeld einer akademisch qualifizierten Pflegefachperson in Anlehnung an die ‚Digital Nurse' in einem Sozialraum dar. Ungeachtet entsprechender Überschneidungen in entsprechenden Berufsbildern sollten die Ausführungen als ein Aufruf zu einem kreativen Einsatz der vorhandenen Ressourcen – nicht zuletzt der Community Health Nurse selbst – innerhalb einer innovativen, digital gestützten und qualitativ hochwertigen Gesundheitspflege verstanden werden.

Literatur

Aigner J, Möbius-Lerch P, Amthor A-M, Fischer F (2024) Community Health Nursing in ländlichen Regionen: Digitale Unterstützung und Kompetenzen als Schlüssel? Pflege & Gesellschaft 29(1):100–104

Arlinghaus T, Bläser P, Cordes J, Herberg S, Hettler F, Jalaß I, Kajüter P, Kus K, Pfunt A, Ruppert N, Wirth LM (2022) Regionale Case Management-Organisation mit digitalem Ökosystem. V., Universität Osnabrück, Osnabrück, DAK-Gesundheit, Gesundheitsregion EUREGIO e. https://caas.content.dak.de/caas/v1/media/42758/data/099a916f7b87e14060b04c7f04db05e8/reko-projektbeschreibung-lang.pdf. Zugegriffen am 27.05.2025

Bartholomeyczik S (2006) Prävention und Gesundheitsförderung als Konzepte der Pflege. Pflege & Gesellschaft 11(3):210–223

Bartholomeyczik S, Brieskkorn-Zinke M, Eberl I, Schnepp W, Weidner F, Zegelin A (2007) Prävention als Aufgabe der Pflege: Konzepte und Projekte. In: Kirch W, Badura B, Pfaff H (Hrsg) Prävention und Versorgungsforschung: Ausgewählte Beiträge des 2. Nationalen Präventionskongresses und 6. Deutschen Kongresses für Versorgungsforschung. Springer, Berlin/Heidelberg, S 539–568

Baum F, Kufner N (2021) Widersprüchliche Subjektivierung in der Care-Gigwork: Eine Charakterisierung von Care-Arbeitskraftunternehmer:innen. In: Altenried M, Dück J, Wallis M (Hrsg) Plattformkapitalismus und die Krise. Westfälisches Dampfboot, Münster, S 168–185

Böckmann B, Czaplik M (2023) Implementierung telemedizinischer Innovationen in die Versorgung. In: Cluster Medizin NRW (Hrsg) Digitale Medizin in NRW: Best Practice for Translation. DLR Projektträger, Bonn, S 20–28

Böhmer-Breuer R (2023) Aufbauwissen Pflege: Lebensweltorientierung. Elsevier, Amsterdam

Budroni H, Daugardt K, Ohms R (2020) Community Health Nursing – Pflege in der Primärversorgung. G&S 3(20):27–32

Burgi M, Igl G (2021) Community Health Nursing – Wege für die Etablierung in Deutschland. In: Hildebrandt H, Stuppardt R (Hrsg) Zukunft Gesundheit – regional, vernetzt, patientenorientiert. medhochzwei, Heidelberg, S 261–274

Burgi M, Igl G (2022) Rechtliche Voraussetzungen und Möglichkeiten der Etablierung von Community Health Nursing (CHN) in Deutschland. Schriften zum Sozialrecht, Bd 61. Nomos, Baden-Baden

Burns E, Haslinger-Baumann E (2008) Evaluierung von Interventionen aufgrund der Pflegediagnose „Soziale Isolation" und Anwendung der Methode Evidence-based Nursing. Pflege 21(1):25–30

Deutscher Berufsverband für Pflegeberufe DBfK e. V., Agnes-Karll-Gesellschaft (2022) Community Health Nursing – Aufgaben und Praxisprofile. Deutscher Berufsverband für Pflegeberufe DBfK e. V, Agnes-Karll-Gesellschaft, Berlin

Deutscher Pflegerat e. V., Deutscher Berufsverband für Pflegeberufe, Verband der Schwesternschaften vom DRK e. V (2023) Zum Einsatz und der Zusammenarbeit von Community Health Nurses und Gesundheitslotsen in der regional orientierten Versorgung. Deutscher Pflegerat e. V, Berlin

Doppler J, Hutter B (2022) „Auch praktische Gesundheitsberufe und mobile Pflege brauchen digitale Kompetenzen": Jakob Doppler, Studiengangsleiter „Digital Healthcare" und Center-Koordinator des „Center for Digital Health and Social Innovation" an der FH St. Pölten, über Interdisziplinarität im Studium und Prozesse im Gesundheitssystem, AMS info, No. 547. Arbeitsmarktservice Österreich (AMS), Wien

DRK e. V. (2023) Wege zu Community Health Nursing in Deutschland – Szenarien für die Etablierung eines gemeindebasierten und gesundheitsfördernden Angebots. Thesenpapier. Deutsches Rotes Kreuz e. V., Berlin

Fakoya O, McCorry NK, Donnelly M (2020) Loneliness and social isolation interventions for older adults: a scoping review of reviews. BMC Public Health 20:129

Findlay RA (2003) Interventions to reduce social isolation amongst older people: where is the evidence? Ageing Soc 23(5):647–658

Fischer F, Kuhn J, Kuhlmey A (2023) Public Health und Pflegewissenschaft: Zwei Disziplinen mit gemeinsamen Zielen. Bundesgesundheitsblatt – Gesundheitsforschung – Gesundheitsschutz 66(5):477–478

Gasser L (2020) Der Marktstrukturmissbrauch in der Plattformökonomie. Informationsasymmetrien als Ausgangspunkt eines Verstoßes gegen Art. 102 AEUV. Nomos, Baden-Baden

Geukes C, Stark AL, Dockweiler C (2022) eHealth Literacy als Grundlage zur Entwicklung digitaler Technologien in der Gesundheitsförderung und Prävention? Eine systematische Übersicht der Literatur. Prävent Gesundheitsförderung 17(2):163–169

Gordon M, Georg J (2020) Handbuch Pflegediagnosen. Hogrefe, Göttingen

Görres S, Spieker G (2018) Prävention hat Potential. In: Görres S (Hrsg) Innovationen für die Pflege. Praxisimpulse aus Forschungsergebnissen und Studien. Vincentz, Hannover, S 57–59

Hansmann R, Jedelsky E, Michalek A, Münker-Kramer E, Pandzic R, Pichler G, Riel W, Tomacek D, Stefan H, Allmer F, Eberl J (2003) Praxis der Pflegediagnosen. Springer, Wien

Hasseler M (2011) Prävention und Gesundheitsförderung in der Pflege – ein konzeptioneller Ansatz. Beltz Juventa, Wienheim

Haupeltshofer A, Seeling S (2021) Gesundheitskompetenz stärken – durch digitales, vernetztes Bildungsmanagement, die „Digital Nurse". In: Weidmann C, Reime B (Hrsg) Gesundheitsförderung und Versorgung im ländlichen Raum. Hogrefe, Bern

Hegedüs A, Nonnenmacher L, Kunze C, Otto U (2021) Digitale Vermittlungsplattformen in Pflege und Betreuung. In: Meißner A, Kunze C (Hrsg) Neue Technologien in der Pflege – Wissen, Verstehen, Handeln. Kohlhammer, Stuttgart, S 113–130

Herdman HT, Kamitsuru S, Lopes CT (2022) NANDA-I-Pflegediagnosen: Definition und Klassifikation 2021–2023. RECOM GmbH, Ingolstadt

Jalaß I, Wirth L-M, Bläser P, Cordes J, Ruppert N, Hülsken-Giesler M (2024) Analyse der regionalen Versorgungsinfrastruktur als Basis für Lern- und Entwicklungsprozesse. Pflege & Gesellschaft 29(1):44–55

Kaspar R, Wenner J, Tesch-Römer C (2023) Einsamkeit in der Hochaltrigkeit. In: Kaspar R, Simonson J, Tesch-Römer C, Wagner M, Zank S (Hrsg) Hohes Alter in Deutschland. Springer, Berlin/Heidelberg, S 89–118

Kelley TF (2024) Advancing the Nursing Profession through Innovation. In: Xavier S, Nunes L (Hrsg) Nursing – Trends and Developments. InTechOpen, London, S 1–19

Klapper B (2024, 24. Januar) Community Health Nursing: Vom Konzept bis zur Einführung. [Ringvorlesung: Aktuelles aus der Versorgungsforschung]. Charité – Universitätsmedizin Berlin, Berlin

Köllner P (2023) Community Health Nurse: Alterseinsamkeit verhindern. Pflege Z 76:52–56

Lidauer H, Stummer H (2024) Prävention und Gesundheitsförderung als zentrale Kompetenz für Community Health Nurses. Prävent Gesundheitsförderung 19(4):537–544

Lubben JE (1988) Assessing social networks among elderly populations. Family Commun Health J Health Promot Mainten 11(3):42–52

Mayer M (2020) Pflegephänomen Einsamkeit: Dem schmerzhaften Gefühl des Alleinseins etwas entgegensetzen. Pflege Z 9:22–24

Meister S, Böckmann B (2023) Edukation und Weiterbildung. In: Cluster Medizin NRW (Hrsg) Digitale Medizin in NRW: Best Practice for Translation. DLR Projektträger, Bonn, S 33–36

NHS Health Education England (2019) The Topol Review – preparing the healthcare workforce to deliver the digital future: an independent report on behalf of the Secretary of State for Health and Social Care February 2019. Health Education England, London

Nonnenmacher L, Hedegüs A, Otto U (2020) Vermittlungsplattformen in der Pflege und Betreuung. CHSS Soziale Sicherheit 2:40–45

Pantel J (2021) Gesundheitliche Risiken von Einsamkeit und sozialer Isolation im Alter. Geriatrie-Report 16(1):6–8

Parker GG, Van Alstyne MW, Choudary SP (2017) Platform revolution. How networked markets are transforming the economy – and how to make them work for you. W.W. Norton & Company, New York/London

Schaeffer D, Hurrelmann K, Bauer U, Kolpatzik K (2018) Nationaler Aktionsplan Gesundheitskompetenz – Die Gesundheitskompetenz in Deutschland stärken. KomPart, Berlin

Scheydt S, Hegedüs A (2022) Dimensionen und konzeptuelle Merkmale des Community Health Nursing. Eine narrative Literatursynthese. HeilberufeScience 14:9–18

Schmidt S (2019) Einsame Menschen unterstützen: Pflegephänomen Einsamkeit. Heilberufe 12:30–32

Schröder J, König M (2022) Angebot ohne Nachfrage? – BKK-Befragung zur Digitalen Gesundheitskompetenz: Ergebnisse und Handlungsempfehlungen für Politik und Krankenkassen. Gesundh Sozial 76(2):27–34

Seibert K, Domhoff D, Huter K, Krick T, Rothgang H, Wolf-Ostermann K (2020) Application of digital technologies in nursing practice: Results of a mixed methods study on nurses' experiences, needs and perspectives. Z Evidenz Fortbild Qual Gesundh 158:94–106

Sørensen K, Van den Broucke S, Fullam J, Doyle G, Pelikan J, Slonska Z, Brand H (2012) Health literacy and public health: A systematic review and integration of definitions and models. BMC Public Health 12:80

Thye J, Shaw T, Hüsers J, Esdar M, Ball M, Babitsch B, Hübner U (2018) What are inter-professional eHealth competencies? Stud Health Technol Informat 253:201–205

Vogt D, Schmidt-Kaehler S, Berens E-M, Horn A, Schaeffer D (2018) Stärkung der Gesundheitskompetenz – Entwicklung einer Material- und Methodensammlung für die Pflege- und Patientenberatung. Pflege & Gesellschaft 23(1):55–68

Vogt D, Berens E-M, Schaeffer D (2020) Gesundheitskompetenz im höheren Lebensalter. Gesundheitswesen 82(5):407–411

Völkel M, Peters M, Daugardt K, Söhngen J, Primig M, Reuschenbach B, Metzing S, Weidner F (2022) Kernelemente für die Entwicklung eines Kerncurriculums zu Community Health Nursing – Ein Diskussionsbeitrag. Pflege & Gesellschaft 27(1):82–87

Williams CYK, Townson AT, Kapur M, Ferreira AF, Nunn R, Galante J, Phillips V, Gentry S, Usher-Smith JA (2021) Interventions to reduce social isolation and loneliness during COVID-19 physical distancing measures: a rapid systematic review. PLoS One 16(2):e0247139

Wolf-Ostermann K, Rothgang H (2024) Digitale Technologien in der Pflege –Was können sie leisten? Bundesgesundheitsblatt – Gesundheitsforschung – Gesundheitsschutz 67(3):324–331

ZQP (2022) Tipps gegen soziale Isolation und Einsamkeit. Zentrum für Qualität in der Pflege, Berlin

ZQP (2023) Assessment zur Prävention und Intervention in der häuslichen Pflege PIP-Assessment: Leitfaden für die professionelle Beratung. Zentrum für Qualität in der Pflege, Berlin

Teil IV

Lebensweltbezogene digital unterstützte Prävention und Gesundheitsförderung in verschiedenen Communities

Diversitätssensible Perspektiven auf Angebote der technologiegestützten Prävention und Gesundheitsförderung

14

Mariya Lorke

14.1 Einleitung

Wenn von diversitätssensiblen Perspektiven im Gesundheitswesen die Rede ist, sind vorwiegend der Umgang mit Verschiedenheiten und die Berücksichtigung dieser gemeint. Dabei geht es um die Verschiedenheiten derjenigen, die Gesundheitsversorgung erhalten, aber auch darum, die Ungleichheiten, die aufgrund dieser Verschiedenheiten entstehen können, insbesondere bezogen auf den Zugang zur Gesundheitsversorgung, zu überwinden und zu vermeiden. Die Berücksichtigung von Diversität im Gesundheitswesen umfasst eine Vielzahl von Bedeutungen. Einerseits werden damit Aspekte sozialer Gerechtigkeit berührt, insbesondere in Bezug auf die ungleiche Verteilung von Gesundheit und Krankheit innerhalb verschiedener Bevölkerungsgruppen. Weiter umfasst es Diskurse über die Befähigung zur Selbstbestimmung, die Unterschiede als positiv ansehen. Andererseits entstehen in der Praxis häufig Bedenken hinsichtlich der Effizienz der Gesundheitssysteme. Dabei werden die Unterschiede aus organisationaler Sicht vornehmlich als Defizite betrachtet. Obwohl sich inzwischen ein weithin geteilter Konsens über die Bedeutung von Diversität in der Forschung und im Gesundheitsbereich herausgebildet hat (Steger 2020) bleibt weiterhin unklar, wie dieses abstrakte Konzept operationalisiert und in die Praxis überführt werden könnte bzw. sollte.

Das Konzept der Diversität beinhaltet je nach disziplinärer Einbettung unterschiedliche Facetten, erfüllt verschiedene Funktionen und verlangt den Einsatz vielfältiger

---

M. Lorke (✉)
Hochschule Bielefeld, Fachbereich Ingenieurwissenschaften und Mathematik,
Bielefeld, Deutschland
E-Mail: mariya.lorke@hsbi.de

Handlungsansätze. Eine ausführliche Darstellung dieser konzeptionellen Vielschichtigkeit würde den Rahmen dieses Beitrags sprengen, allerdings ist eine Einordnung des Konzepts im Kontext von (technologiegestützter) Prävention und Gesundheitsförderung für die Nachvollziehbarkeit der nachfolgenden Ausführungen unabdingbar. Ein Einblick in die existierende Forschung zeigt, dass Diversität im Kontext von Prävention und Gesundheitsförderung drei Paradigmen[1] tangiert (Toepfer 2020): (1) Als ein Weg der Selbstentfaltung und als Streben nach individueller Gesundheitserhaltung und Optimierung, (2) als Mittel und Ergebnis einer gesellschaftlichen Gerechtigkeit in der Gesundheitsversorgung (Falge und Walter-Klose 2022; Krukowski et al. 2024; Pundt und Cacace 2019) sowie (3) als Mittel und Ergebnis einer Effizienz von Maßnahmen der Prävention und Gesundheitsförderung (Altgeld et al. 2006). Dieser Beitrag fokussiert vorrangig sowohl auf Diversität als einen Weg individueller Selbstentfaltung als auch auf die Versorgungsgerechtigkeit. Weniger Aufmerksamkeit wird der Effizienz konkreter Maßnahmen und Interventionen geschenkt.

In diesem Beitrag wird Diversität in Anknüpfung an diese Überlegungen als „eine nicht von einem Einheitspunkt gedachte oder auf einen solchen bezogene Pluralität" (Toepfer 2020, S. 143) an Perspektiven und Diversitätsmerkmalen gedacht. Strukturell orientiert sich der Beitrag daher an der Systematisierung des Vier-Dimensionen-Modells von Diversity von Gardenswartz und Rowe (1995). Diversität wird auf diese Weise in ihrer deskriptiven als auch normativen, emanzipatorischen und reflektierenden Funktion betrachtet (Bührmann 2020). Diese unterschiedlichen Aspekte und Funktionen der Diversität im Bereich der Gesundheitsförderung und Prävention können anhand der folgenden Fragestellungen auf eine praxisnahe Ebene projiziert werden: Welche konkreten Merkmale von Verschiedenheit zwischen Individuen sollten von Angeboten der Prävention und Gesundheitsförderung berücksichtigt werden (*deskriptive Funktion*)? Welche Normen und Perspektiven dominieren den Diskurs zur Prävention und zu gesundheitsförderndem Verhalten und bestimmen damit, wie mit Unterschieden umgegangen werden soll (*normative Funktion*)? Wie kann Verschiedenheit so berücksichtigt werden, dass Gesundheitsförderung und Präventionsangebote einen Zugang für alle bieten (*emanzipatorische Funktion*)? Wie kann die (Selbst-)Reflexion über Diversitätsmerkmale und vorherrschende Werte und Normen zu einer Verbesserung der Angebote zur Gesundheitsförderung und Prävention beitragen (*reflektierende Funktion*)?

In diesem Beitrag wird Diversität nicht nur anhand der Markierungen und Kategorisierung der Anderen betrachtet; vielmehr geht es mittels einer ‚anthropology of the otherwise' (Povinelli 2021) um ein Kennenlernen der Vielfalt an Möglichkeiten von Lebenswelten und Perspektiven sowie die Wege, wie Verschiedenheit entsteht und interpretiert wird. Ein Diversitätsansatz, der diese dyadische Funktion abbildet, stammt von Boris Nieswand (2020). Er stellt nicht die Benennungen und Merkmale der Diversität in den Vordergrund, sondern fragt, wie und nach welchen Maßgaben die „Welt von den Gesellschaftsteilnehmer:innen beobachtet und in Kraft gesetzt wird, dass sie als divers gesehen

---

[1] So bereits von Toepfer (2020) skizziert.

und verstanden werden kann" (Nieswand 2020, S. 16). In diesem Modell wird sowohl die Vielfalt der Differenzen als auch die Pluralität der Perspektiven auf diese Differenzen gesehen – es integriert eine situative und interaktionale Dimension. In der Praxis betont dieser Ansatz die Notwendigkeit kontextspezifischer Lösungen und bildet auch die Grundlage dieses Beitrags. Ein Angebot im Bereich der Gesundheitsförderung oder Prävention stellt aus diversitätssensibler Perspektive nicht nur Unterschiede (Diversitätsmerkmale) dar, die einfach ‚objektiv' vorhanden sind und darauf warten, erfasst zu werden, sondern macht auch für die Zielgruppe sichtbar, welche Fremdzuschreibungen mit bestimmten Diversitätsmerkmalen zusammentreffen. Aus diesem Grund scheint es für die Gestaltung von Maßnahmen zur Gesundheitsförderung und Prävention geboten, sich nicht nur mit den Diversitätsmerkmalen bestimmter Zielgruppen oder Individuen zu beschäftigen, sondern auch mit den damit einhergehenden Fremdzuschreibungen der Gestalter:innen und Anbieter:innen dieser Angebote.

Es ist weithin bekannt, dass der Gesundheitszustand des und der Einzelnen sowie der Zugang zu und die Inanspruchnahme von Angeboten zur Gesundheitsversorgung von einer Vielzahl von Faktoren beeinflusst werden, die vom individuellen Lebensstil über soziale und gemeinschaftliche Netzwerke, Lebens- und Arbeitsbedingungen bis hin zu allgemeinen sozioökonomischen, kulturellen und ökologischen Bedingungen reichen (Whitehead und Dahlgren 1991). Alle dieser Faktoren kennzeichnen verschiedene Merkmale von Diversität, die bei der Gestaltung von Angeboten berücksichtigt werden sollten. Speziell im Bereich der Prävention und der Gesundheitsförderung sind die einzelnen Angebote idealerweise bereits auf vielfältige Adressat:innen ausgerichtet – und zwar bezogen auf Alter, körperliche und geistige Fähigkeiten, Geschlecht, Hautfarbe, ethnische Herkunft und sexuelle Orientierung (Dockweiler et al. 2023). Auf Zielgruppen zugeschnittene Konzepte lösen jedoch nicht zwangsläufig die Herausforderungen des jeweiligen Zugangs. So bleibt das Präventionsdilemma – wonach insbesondere solche Gruppen nicht durch Präventionsmaßnahmen erreicht werden, die am meisten von ihnen profitieren würden – weiterhin Gegenstand von Wissenschaft und Praxis (Bauer 2005).

Der Einsatz von technologischen und digitalen Innovationen in der Gesundheitsförderung und Prävention bietet eine weitere Möglichkeit zur Bewältigung des Präventionsdilemmas. Dieser Einsatz hat die Bereiche der Gesundheitsförderung und Prävention multipliziert und diversifiziert (Urban 2021). Er verspricht mehr Zugang, mehr Erreichbarkeit und bessere Möglichkeiten für eine zielgruppenorientierte Ausrichtung der Angebote, welche individuelle Faktoren berücksichtigt. Der Einsatz digitaler Technologien im Kontext der Gesundheitsförderung und Prävention birgt zugleich eine bereits bekannte, große Herausforderung in Bezug auf Chancengleichheit und Teilhabe (Dockweiler und Albrecht 2020). Der Trend zur Digitalisierung und Technologisierung der Gesundheitsförderung kann gleichzeitig Teilhabe und Empowerment fördern, aber auch neue Barrieren errichten oder gar den Ausschluss einzelner Gruppen, Individuen oder Gesellschaften verursachen. Die Frage, inwieweit Diversitätsaspekte im Kontext technologiegestützter Angebote der Prävention und Gesundheitsförderung eine Rolle spielen und in welcher Form sie berücksichtigt werden, ist noch nicht ausreichend untersucht worden.

Dieser Beitrag richtet den Fokus auf die Potenziale und Herausforderungen eines diversitätsorientierten Ansatzes der digital unterstützen Gesundheitsförderung. Einerseits wird die Aufmerksamkeit auf mögliche Bias, Hürden und ethische Konsequenzen gerichtet, die mit technologiegestützten Interventionen einhergehen. Andererseits sollen mögliche Wege skizziert werden, einen diversitätsorientierten Ansatz bei der Konzeption, Entwicklung und Anwendung von digital unterstützten und technologiebasierten Interventionen in der Praxis zu implementieren.

14.2 Diversität, Technologie und Gesundheitsförderung

Eine Auseinandersetzung mit Diversität im Kontext der digital gestützten Gesundheitsförderung und Prävention erfordert sowohl eine differenzierte Betrachtung unterschiedlicher Diversitätsmerkmale der Zielgruppe und deren Intersektionalität als auch eine kritische sowie reflexive Analyse des konkreten Technologieansatzes. Die Entwicklung von gesundheitsfördernden und präventiven Angeboten befindet sich somit in einem Spannungsfeld zwischen Zielgruppenorientierung, Barrierefreiheit (technischer und inhaltlicher Art), technologischen Möglichkeiten und den daraus entstehenden Einschränkungen und Ausschlussmechanismen. Die Angebote sollen diversitätssensibel sein (folglich als ansprechend von der Zielgruppe anerkannt werden), eine Wirkung haben, welche die individuelle Gesundheit fördert, technisch zugänglich sein (demnach für unterschiedliche Technikeinstellungen und Nutzungspräferenzen responsiv sein) und zu einer gerechten Gesundheitsversorgung beitragen. Im Folgenden werden verschiedene Aspekte dieser Anforderungen skizziert, in bestehende Forschungen eingeordnet und hiervon ausgehend konkrete Folgen für die Praxis formuliert.

Das Interesse an der Untersuchung von Diversitätsfaktoren im Kontext der Gesundheitsversorgung hat in den letzten Jahrzehnten zugenommen. Die Entwicklungen in der Geschlechter- bzw. Gendermedizin (Seeland et al. 2016) sowie die Anforderungen zentraler Forschungsförderorganisationen und wissenschaftlicher Zeitschriften und Verlage, die Forschung und Antragstellung explizit auf Gender- und Diversitätsaspekte auszurichten, verdeutlichen die steigende Bedeutung von Diversität auf wissenschaftlicher und gesellschaftlicher Ebene. Dies zeigt sich beispielsweise in den ‚Forschungsorientierten Gleichstellungs- und Diversitätsstandards' der Deutschen Forschungsgemeinschaft von 2022 (Deutsche Forschungsgemeinschaft 2022) sowie in den Anforderung der Europäischen Kommission in Horizont Europa (European Commission 2021), welche die Integration von Sex, Gender und intersektionalen Analysen in das Forschungsdesign fordern – oder andernfalls eine Begründung verlangen, weshalb diese Aspekte nicht relevant sind. Trotz verstärkter Bemühungen in diese Richtung bleiben viele Bereiche in Bezug auf die Rolle von Diversitätsaspekten in der Gesundheitsversorgung unerforscht (Gießler und Voswinkel 2023). Insbesondere im Bereich der Gesundheitsförderung und Prävention und hier v. a. im Kontext technologiegestützter Angebote besteht erheblicher Nachholbedarf. Nachfolgend wird versucht, einen ersten Einblick in die bestehende Forschung zu erlangen.

Um die Lesbarkeit zu erleichtern, werden die Inhalte anhand einzelner Diversitätsmerkmale strukturiert (Gardenswartz und Rowe 1995) (vgl. *Charta der Vielfalt* und Vier-Dimensionen-Modell von Diversity). Die Intersektionalität der einzelnen Merkmale gilt es dabei stets zu berücksichtigen.

Im Kontext der Prävention und Gesundheitsförderung wurden v. a. die Diversitätsmerkmale *Geschlecht und geschlechtliche Identität* sowie *ethnische Herkunft und Nationalität* am häufigsten untersucht. Geschlechtsspezifische bzw. *Genderunterschiede* in Bezug auf Morbidität, Krankheitsverläufe und Mortalität sind mittlerweile gut untersucht und dokumentiert (Döring und Prinzellner 2016). Zudem ist bereits bekannt, dass die Nutzung präventiver Angebote je nach Geschlecht unterschiedlich ausfällt (Urban 2021). Im Bereich der technologiegestützten Prävention und Gesundheitsförderung zeigen die wenigen existierenden Untersuchungen, dass Adressat:innen gendersensibel/responsiv auf digitale Angebote reagieren (Prediger et al. 2022). Beispielsweise müssen Angebote für Suchtprävention unter Berücksichtigung von Genderaspekten im Kontext des Substanzkonsums konzipiert werden, um die Gleichstellung der Geschlechter zu fördern (Stinson et al. 2020). In einem im Jahr 2021 erschienenen Scoping Review untersucht Urban (2021) Angebote der digitalen Gesundheitsförderung auf Genderaspekte und Perspektiven und zeigt eindrücklich, dass gendersensible Ansätze für digitale Interventionen von hoher Relevanz sind, wenn es darum geht, negative Effekte zu reduzieren und eine Verstärkung von gesellschaftlichen Ungleichheiten zu vermeiden. Ein besonderes Augenmerk wird auf das Zusammenwirken von Gender mit weiteren Diversitätsmerkmalen (z. B. besonders bezogen auf die sexuelle Orientierung, den kulturellen Hintergrund, Bildungsvoraussetzungen, etc.) gelegt. Aus Diversitätsperspektive bedeuten diese Erkenntnisse, dass alle digitalen Gesundheitsförderungsangebote gendersensible Aspekte berücksichtigen sollten, unabhängig davon, ob die Zielgruppe anhand des Geschlechts als Diversitätsmerkmal definiert wird oder nicht. Für die Praxis bedeutet dies, dass eine Gendersensibilität und -perspektive seitens der Anbieter bei der Entwicklung von Angeboten stets eingesetzt und weiterentwickelt werden muss. Da Technologien nicht geschlechtsneutral sind (Urban 2021), gilt diese Konsequenz gleichermaßen für den Einsatz von Technologien in der Gesundheitsförderung und Prävention.

In Bezug auf das Diversitätsmerkmal der *ethnischen Herkunft und Nationalität* (hierzu werden in der Forschung häufig und abhängig vom Land auch ethnische Zugehörigkeit, Sprache, Nationalität, Migrationshintergrund oder auch *race* mitgezählt) finden sich in der Literatur viele Studien, die den Migrationshintergrund als eine Begründung für eine Vulnerabilität der Zielgruppe, für ihre ‚schwere Erreichbarkeit' oder geringere Gesundheits- bzw. digitale Kompetenz sehen. Aus ‚praktischer Sicht' mag diese unterkomplexe Reduzierung auf ein Diversitätsmerkmal während der Konzeption von gesundheitsfördernden Angeboten hilfreich erscheinen, langfristig kann jedoch ein kritisches Hinterfragen dieser Vorgehensweise ein gewinnbringendes Umdenken initiieren. Es ist bekannt, dass Menschen mit Migrationshintergrund aufgrund unterschiedlicher Barrieren eine geringere Inanspruchnahme präventiver und gesundheitsfördernder Angeboten aufweisen

(Tallarek et al. 2020),² einen Bedarf an kultursensiblen Gesundheitsinformationen haben (Geldermann et al. 2024) und eine Gesundheitskompetenz zeigen, die nicht ausreichend untersucht und operationalisiert worden ist, um sie zu messen (Islertas 2023). Diese Erkenntnisse sprechen jedoch mehr für eine starke Heterogenität der Zielgruppe und ein Zusammenwirken mehrerer Diversitätsmerkmale als für eine eindeutige Dominanz des Diversitätsmerkmals *Migrationshintergrund*. Eine kulturelle Sensibilität der Angebote kann auf jeden Fall zu einer Verbesserung des Gesundheitsverhaltens von ethnischen Minderheiten führen, wie eine Studie zur Nutzung gesundheitsbezogener digitaler Anwendungen unter weißen („caucasian'), philippinischen, koreanischen und lateinamerikanischen³ Amerikaner:innen zeigt (Bender et al. 2014). Ähnliches gilt für Arbeiten zur Mehrsprachigkeit der Angebote (Geldermann et al. 2024) oder zur Repräsentation von Menschen mit unterschiedlichen Diversitätsmerkmalen (wie Hautfarbe, Geschlecht oder körperliche Verfassung) in der visuellen Gestaltung der Angebote.

Ein weiteres Diversitätsmerkmal, das neben *Geschlecht und geschlechtlicher Identität* sowie *ethnischer Herkunft und Nationalität* häufig im Kontext von digitalen Angeboten adressiert wird, ist das *Alter*. Es gibt nur wenige Studien, die die Nutzung von Gesundheits-Apps bei Kindern und Heranwachsenden (Feierabend et al. 2016) oder bei deren Familien (Meixner et al. 2023) untersuchen. Wenig Forschung gibt es auch zur Zielgruppe der über 50-Jährigen (De Santis et al. 2023). Im Kontext vieler Forschungsdisziplinen wird Alter seltener als Diversitätsmerkmal thematisiert, sondern dient vielmehr als Klassifikationsmerkmal einer Zielgruppe und wird als Instrument für das ‚Tailoring' einer Maßnahme operationalisiert. Die wenigen Studien in diesem Bereich zeigen einerseits, dass es Untersuchungspotenzial bzgl. des Diversitätsmerkmals gibt. Andererseits kann Alter allein als Diversitätsmerkmal nur wenig Aussagekraft über die Zielgruppe haben. Speziell im Kontext der Nutzung technologiegestützter Angebote zur Prävention und Gesundheitsförderung spielt *Alter* als Diversitätsmerkmal eine Rolle und sollte mithilfe intersektionaler Ansätze entsprechend untersucht und berücksichtigt werden.

Im Bereich der digitalen Gesundheitsförderung und Prävention sind zwei weitere Klassifikationsmerkmale besonders relevant und werden regelmäßig in Studien adressiert: die *Gesundheitskompetenz* und die *digitale Gesundheitskompetenz*. Die Fähigkeiten, Gesundheitsinformationen und digitale Technologien effektiv zu finden, zu nutzen, zu verstehen, zu bewerten und kritisch zu hinterfragen (Sørensen et al. 2012) kann die Bedürfnisse bzw. den Bedarf der Zielgruppe sowie mögliche Wege der Gestaltung mitbestimmen. Anhand dieser Definition können diese Merkmale in der Charta der Vielfalt zu unter-

---

²Barrieren für die Inanspruchnahme präventiver und gesundheitsfördernder Angebote seitens Menschen mit Migrationshintergrund: tendenzielle Orientierung an der Mittelschicht, Vorbehalte gegenüber Zielgruppen, mangelndes ethnokulturelles Verständnis, unterschiedliches Kommunikationsverhalten, unterschiedliche Gesundheits- und Krankheitskonzepte, die Tabuisierung bestimmter Themen, migrationsspezifische Hintergründe (z. B. Pendelmigration), rechtliche Barrieren, Erfahrungen von Diskriminierung, Unverständnis oder Unerwünschtheit sowie Angst (Tallarek et al. 2021).
³Wiedergabe der in der Studie verwendeten Klassifikationsmerkmale.

schiedlichen Diversitätsmerkmalen aus der Kerndimension, aber auch zur äußeren und organisationalen Ebene gezählt werden. In bestehenden Debatten über die Operationalisierung des Konzepts der Gesundheitskompetenz macht sich eine zentrale Bedeutung von Diversität bemerkbar, die sich gleichsam auf der äußeren und der persönlichen Ebene einordnen lässt: Werte und Normen. In der interdisziplinären Forschung der Gesundheitskompetenz wird in diesem Kontext kritisiert, dass westlich-dominierte Normen und Werte in Bezug auf den Umgang mit Gesundheitsinformationen als universal angenommen werden, wobei nicht-westliche Weltvorstellungen und Lebenswelten tendenziell unberücksichtigt bleiben (Geldermann et al. 2024; Islertas 2023; Lorke 2021; Samerski 2019). Insbesondere hinsichtlich der digitalen Gesundheitskompetenz ist weiterhin Forschungsbedarf zu verzeichnen. Erste Anhaltspunkte darüber bietet die Studie von Geldermann et al. (2024), die Community-spezifische Zugänge zu Online-Gesundheitsinformationen untersucht. Mehrsprachigkeit, eine Resonanzbeziehung mit Inhalten und Gestaltung sowie Multimedialität und Barrierefreiheit werden als wesentliche Merkmale ausgemacht, die den Zugang zu Online-Gesundheitsinformationen bedingen (Geldermann et al. 2024). Diese Erkenntnisse können eine erste Orientierung für die Gestaltung digitaler Gesundheitsförderung und Prävention bieten und weiterführende Impulse für künftige Forschung und Praxis liefern.

Abgesehen von der Diversität in Bezug auf *digitale Gesundheitskompetenz* stellen der Umgang mit und die *Einstellungen zu Gesundheitstechnologien* ein weiteres Merkmal von Vielfalt dar. Es ist bekannt, dass bei technologiebasierten Interventionen der Aspekt des Zugangs zu Technologie (Stinson et al. 2020), Nutzungspräferenzen und Gewohnheiten (Bender et al. 2014) sowie Anwendungskompetenzen (Eppes et al. 2023) berücksichtigt werden müssen. Bezogen auf den Einsatz von Technologien im Bereich der Prävention und Gesundheitsförderung raten Dockweiler et al. (2023) dazu, zu prüfen, ob in den Lebenswelten der Adressat:innen die technischen Voraussetzungen für die Einführung digitaler Tools gegeben sind. Ein weiterer Aspekt sind die individuellen Einstellungen zur Technik. Untersuchungen weisen darauf hin, dass solche Einstellungen auch seitens des Konzeptionsteams berücksichtigt werden müssen, da sie unbemerkt in den Entwicklungsprozess einfließen und einen entsprechenden Einfluss auf deren Effektivität und Akzeptanz ausüben könnten (Heckes et al. 2024). Aufseiten der Zielgruppe deuten einige Studien daraufhin, dass die Nutzung digitaler Gesundheitsangebote von der Sorge vieler Nutzer:innen bezüglich des Schutzes ihrer Daten abhängig ist, insbesondere bei Zielgruppen, die sich in einer vulnerablen Situation befinden (wenn diese z. B. unter einer Suchterkrankung leiden oder Angst vor Stigmatisierung haben (Stinson et al. 2020)). Diese Studien betonen die Bedeutung einer stetigen Überprüfung der Einhaltung datenschutzrechtlicher Vorgaben (Dockweiler et al. 2023). In diesem Kontext reicht es in der Praxis nicht aus, den Datenschutz lediglich bei der Konzeption der Angebote zu berücksichtigen und dieses Konzept regelmäßig zu reevaluieren. Vielmehr ist es notwendig, die Informationen darüber diversitätssensibel aufzubereiten und zu kommunizieren.

Die Diversitätsmerkmale der *sozialen Herkunft*, *Religion und Weltanschauung* sowie *körperliche und kognitive Fähigkeiten* wurden im Kontext von technologiegestützter Prävention und Gesundheitsförderung bislang nicht explizit untersucht.

14.3 Diversitätsorientierte Ansätze der digital unterstützten Gesundheitsförderung

Da es im Sinne der Förderung gesundheitlicher Chancengleichheit essenziell ist, der Heterogenität der Zielgruppen und ihren Bedürfnissen Rechnung zu tragen (Dockweiler et al. 2023), ist es unabdingbar Diversität und Gesundheitsförderung zusammenzudenken. Dabei ist es wichtig, Diversität nicht als Merkmal von sogenannten ‚Randgruppen' oder ‚schwer erreichbaren' Zielgruppen zu operationalisieren, sondern von allen Gruppen, die Ziel einer Prävention und Gesundheitsförderung sind. Bei der Gestaltung gesundheitsfördernder Angebote ist sowohl eine Zielgruppen- bzw. Personenorientierung als auch eine Beachtung möglicher Exklusions- bzw. Ausschlussmechanismen geboten. Dies bedeutet, dass eine gesundheitsfördernde Maßnahme auch gleichzeitig eine diskriminierungsvermeidende Maßnahme sein sollte (Dockweiler et al. 2023) und, dass Diversität aus einer diskriminierungssensiblen Perspektive betrachtet werden muss. In Bezug auf das Diversitätsmerkmal der *ethnischen Zugehörigkeit und Nationalität* ist es für die Praxis der Gesundheitsförderung und Prävention essenziell, eine postmigrantische Perspektive[4] einzunehmen, um Menschen mit Migrationshintergrund auf eine barriere- und diskriminierungsarme Art und Weise zu erreichen. In der konkreten Praxis bedeutet das, Menschen mit Migrationshintergrund nicht grundsätzlich ‚kränker' oder ‚gesünder' als die Mehrheitsbevölkerung (Abubakar et al. 2018) und sie auch nicht per se als vulnerabel (Lorke 2021) wahrzunehmen. Vielmehr kann die Migrationserfahrung spezifische Gesundheitsressourcen oder Krankheitsrisiken mit sich bringen, die sich (neben weiteren Einflussfaktoren) positiv oder negativ auf die Gesundheit auswirken können (Razum und Spallek 2014). Der Migrationshintergrund allein eignet sich folglich nur begrenzt als Klassifikationsmerkmal einer Zielgruppe und dessen Adressierung erfordert eine tiefergehende Reflexion auf mehreren Ebenen: Diversität darf nicht als Begründung genutzt werden, um existierende Vorurteile, gesellschaftliche Asymmetrien und Ungerechtigkeiten zu verfestigen oder zu reproduzieren. Ähnliche Argumentationen gelten für jedes Diversitätsmerkmal. Hierbei kann es hilfreich sein, das Konzept der Diversität aus einer reflexiven Perspektive zu operationalisieren (Bührmann 2020) und praktische Implikationen davon abzuleiten. Im Kontext der digital gestützten Gesundheitsförderung und Prävention ist es darüber hinaus essenziell, weitere diversitätsrelevante Aspekte der Techno-

---

[4] Eine postmigrantische Perspektive (Foroutan et al. 2018) fokussiert die Pluralität in Gesellschaften und deren Zusammenleben als Normalfall und den Migrationsdiskurs als omnipräsent. Migration dient dabei als Aushandlungsfläche für Chancengleichheit, Anerkennung und Teilhabe und nicht als Klassifikationsmerkmal, das ‚Migrant:innen' von ‚Einheimischen' trennt.

logie, wie z. B. Einstellungen zur Technik und individuelle Nutzungspräferenzen, zu berücksichtigen und diese während der Konzeption von Angeboten zu untersuchen. In Bezug auf die Form der Angebote zeigt eine Studie, dass eine Kombination verschiedener Interventionsarten (digital und analog) für diverse Zielgruppen ansprechend sein kann (Han et al. 2023). Für den Einsatz von Technologie aus diversitätssensibler Sicht ist es bedeutsam, als Forschende:r eine technologiekritische Perspektive einzunehmen. Diese zielt darauf ab, ein ausgewogenes Verständnis der Auswirkungen von Technologie zu fördern und auf diese Weise dazu beizutragen, dass Technologieentwicklung und -einsatz im Einklang mit den Bedürfnissen und Werten der Gesellschaft und des einzelnen Individuums stehen. In der Literatur gibt es vereinzelte Vorschläge, wie eine solche Herangehensweise gelingen kann. Diese werden in dem folgenden Abschnitt anhand von vier Beispielen skizzenhaft vorgestellt und diskutiert.

Kultursensibler Ansatz: Der kultursensible Ansatz bezieht sich auf eine Herangehensweise, welche die Vielfalt kultureller Hintergründe, Werte, Normen und Lebensweisen in einer Gesellschaft oder Gemeinschaft berücksichtigt. Dabei wird Kultur als erweiterter und offener Begriff im Sinne einer Lebenswelt verstanden und beschränkt sich nicht nur auf die Faktoren Ethnie, Nationalität oder Herkunftsland. Geldermann et al. (2024) schlagen die Kultursensibilität als eine mögliche Lösung vor, um den Zugang zu und den Umgang mit Online-Gesundheitsinformationen, insbesondere deren Bewertung und Anwendung für Menschen mit unterschiedlichen kulturellen Hintergründen, zu erleichtern. Zentral dabei sei, dass die Adressat:innen sich angesprochen fühlen oder mitgemeint sind. Dies kann erreicht werden, indem Angebote in mehreren Sprachen verfügbar gemacht werden. Dabei ist es wichtig, nicht nur eine reine 1:1-Übersetzung der Inhalte anzuvisieren, sondern auch kulturelle Besonderheiten, spezifische Informationsbedürfnisse oder Konzepte von Gesundheit/Krankheit zu berücksichtigen (Reiss et al. 2017). Zusätzlich kann eine visuelle Repräsentativität von Menschen mit unterschiedlichen Diversitätsmerkmalen die kulturelle Sensibilität von Angeboten und deren Akzeptanz fördern (Bronheim und Sockalingam 2003). Im Kontext digital gestützter Prävention und Gesundheitsförderung ist es wesentlich, einen kultursensiblen Ansatz für die Technikentwicklung zu wählen und relevante Diversitätsaspekte bereits in der Konzeptionsphase zu berücksichtigen, anstatt bestehende Entwicklungen (nachträglich) kultursensibel anzupassen.

Intersektionaler Ansatz: Der intersektionale Ansatz bezeichnet eine Herangehensweise, welche die Wechselwirkungen zwischen verschiedenen sozialen Identitäten und strukturellen Formen der Ungleichheit berücksichtigt (Aulenbacher 2010). Dabei werden nicht einzelne Diversitätsmerkmale, sondern ihre Verflechtung adressiert. Geschlecht, *race*, Klasse, sexuelle Orientierung, ethnische Zugehörigkeit, Behinderung und andere Merkmale werden hinsichtlich ihrer Interdependenz und ihrer Zusammenwirkung untersucht (Al-Faham et al. 2019). In Bezug auf die geschlechtersensible Gestaltung digitaler Gesundheitsförderung zeigt Urban (2021) auf, wie häufig Gender als Diversitätsmerkmal in Kombination mit anderen Faktoren auftritt und plädiert für die Anwendung intersektionaler und gendersensibler Ansätze in der Prävention und Gesundheitsförderung. Solche Ansätze sind auch im Kontext von Migration und kulturellem Hintergrund unerlässlich (Tallarek et al. 2020). In der Technologieentwicklung gewinnt die Intersektionalität auch zunehmend an Bedeutung (Elberfeld 2019). Es fehlen jedoch Vorschläge, wie dieser Ansatz in die konkrete Entwicklungspraxis integriert werden kann. Für die Schnittstelle zwischen Gesundheitsförderung und Technologie wären künftige empirische Untersuchungen und Transferforschung lohnenswert, um konkrete Empfehlungen zu formulieren und Erfahrungen aus konkreten Anwendungsfeldern zu berichten.

Partizipative/nutzer:innenorientierte Forschung und Technikentwicklung: Dieser Ansatz betont die Beteiligung der sogenannten Zielgruppe in der Erforschung, Konzeption und Umsetzung von digital gestützten Angeboten zur Prävention und Gesundheitsförderung. Der Einsatz kollaborativer Forschung hat bereits positive Effekte im Bereich von Community Health verzeichnen können (Falge und Walter-Klose 2022). Wie bereits erwähnt, kann der Einsatz von Technologie im Bereich der Prävention und Gesundheitsförderung zur Herausbildung einer weiteren Kluft im Gesundheitswesen beitragen – speziell im Bereich der digitalen Gesundheit. Als eine mögliche Ursache wird die fehlende Partizipation und Inklusion bei der Erforschung solcher Technologien genannt (Krukowski et al. 2024). Im Hinblick auf die digitale Gesundheitskompetenz legt die Forschung ebenfalls nahe, dass es einen Ansatz gibt, um sicherzustellen, dass digitale Kommunikationskampagnen auch für Menschen mit geringerer digitaler Gesundheitskompetenz zugänglich sind: die aktive Einbeziehung von Mitgliedern der Zielbevölkerung in die Gestaltung von Informationen und anderen Inhalten (Stark et al. 2022). Ein solcher partizipativer Ansatz kann mittels *Community-Based Research*, *Living Labs*, *(partizipativem) Design Thinking* sowie *Citizen Science* umgesetzt werden.

Diversity-driven Innovations: Ein weiterer Ansatz beruht auf der Annahme, dass ein diverses Team das Innovationspotenzial im Bereich Forschung und Entwicklung steigern könnte (Martinez et al. 2017). Insbesondere bei der Entwicklung von technologiegestützten Angeboten zur Prävention und Gesundheitsförderung sollte dieser Ansatz auf zwei Ebenen verfolgt werden. Erstens sollten Menschen mit unterschiedlichen Diversitätsmerkmalen in den Konzeptions- und Entwicklungsteams inkludiert werden. Dabei sollte einerseits eine Perspektivenpluralität ermöglicht (Heckes et al. 2024) und andererseits die Repräsentativität von Menschen mit unterschiedlichen Diversitätsmerkmalen erhöht werden. Studien deuten darauf hin, dass die höhere Repräsentativität zu einer besseren Inanspruchnahme der Angebote führen kann. So zeigten Alsan et al. (2019), dass eine Beratung durch schwarze Ärzte den Unterschied in der kardiovaskulär-bedingten Sterblichkeit zwischen schwarzen und weißen Männern um 19 % verringern könnte. Die zweite Ebene dieses Ansatzes betrifft die Gender- und Diversitätskompetenzen des Forschungs- und Entwicklungsteams (Urban 2021). Obwohl das Vorhandensein bestimmter Diversitätsmerkmale eine Pluralität an Perspektiven begünstigen kann, garantiert es nicht eine diversitätssensible Konzeption und Umsetzung. Die Förderung dieser Kompetenzen soll daher immer einen Teil des Prozesses ausmachen, unabhängig davon, wie divers ein Team zusammengestellt wurde.

Die oben aufgeführten Ansätze zeigen lediglich eine vereinfachte Zusammenfassung verschiedener Strategien im Umgang mit der Diversität in verschiedenen Kontexten der

Prävention und Gesundheitsförderung. In Anbetracht des immensen Entwicklungspotenzials im dynamischen Bereich der digital gestützten präventiven und gesundheitsfördernden Angebote kann weitere Forschung zu einer besseren Systematisierung und Operationalisierung dieser Ansätze beitragen. In der Praxis kann sich eine Kombination verschiedener Ansätze, basierend auf spezifischen Kontextfaktoren, als sinnvoll erweisen. Erste Impulse, wie die Entwicklung einer Diversitätsstrategie in konkreten Prozessschritten umgesetzt werden kann, werden im nächsten Kapitel vorgestellt.

14.4 Fragen und Herausforderungen für die Praxis

Die skizzierten Ansätze verdeutlichen die Relevanz der Berücksichtigung von Diversitätsaspekten in der Konzeption und Entwicklung technologiegestützter Angebote zur Gesundheitsförderung und Prävention. Sie ergänzen auf interdisziplinäre Weise die zunehmend relevanten Diskurse über diversitätsorientierte, nicht diskriminierende und gerechte Technologieentwicklung (Zaga und Lupetti 2022). Dennoch gibt es in der Literatur kaum konkrete Hinweise, Modelle oder Empfehlungen, wie diese Ansätze in die Praxis transferiert und umgesetzt werden können.

Dieser Beitrag kann keinen Anspruch darauf erheben, eine solche Modellierung vorzunehmen, möchte jedoch in gebotener Kürze erste Impulse für die aktuelle Praxis und künftige Forschung diskutieren. Zentral für alle Bemühungen ist es, Diversität von Anfang an zu berücksichtigen, durch (1) Offenlegung der Machtverhältnisse in Bezug auf die Deutungen von Gesundheit und Krankheit, (2) das Kennen der Zielgruppe, (3) die Ermöglichung ihrer Partizipation in der Entwicklung von Interventionen, (4) das Reflektieren des Kontexts der Gesundheitsförderung mit (5) Respekt und Wertschätzung Unterschieden gegenüber, und zwar auf eine ressourcen- statt defizitorientierte Art und Weise (Abb. 14.1). Für konkrete Angebote reicht es nicht aus, die Diversitätsmerkmale wie z. B. Gender und Migrationshintergrund zu identifizieren und zu adressieren – viel wichtiger sind die Wechselwirkungen zwischen Interpretationen und Bedeutungen und deren Auswirkung auf die Konstruktion von Diversität.

(1) *Offenbarung von Asymmetrien in Bezug auf die Deutungen von Gesundheit und Krankheit:* Die Kritik an einer einseitigen biomedizinischen und expertokratischen Ausrichtung im Umgang mit Krankheit und Gesundheit sowie eine beginnende Erweiterung der Medizin und Prävention um psychosoziale Perspektiven und ein Verständnis der Prävention als Gemeinschaftsaufgabe sind Trends, welche die Entwicklungen des Gesundheitssystems in den letzten Jahrzehnten begleiten. Sie richten die Aufmerksamkeit auf Asymmetrien und die Distribution von Deutungsmacht über Gesundheit. Eine diversitätsorientierte Gesundheitsförderung muss diese Asymmetrien offenlegen, aufgreifen und in jedem Schritt der Interventionsentwicklung reflektieren. Um diversitäts- und kultursensibel gestaltet zu werden, muss die technologiegestützte Prävention und Gesundheitsförderung bei der Gestaltung der Angebote

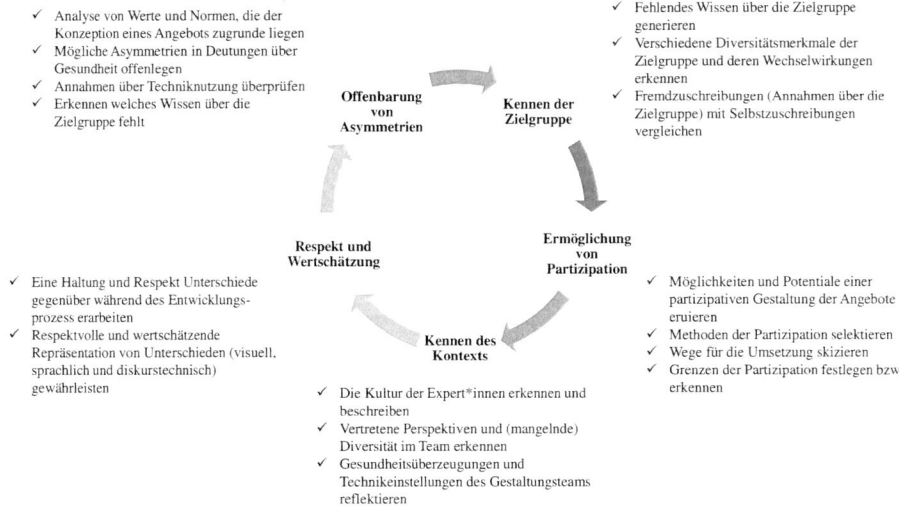

Abb. 14.1 Diversitätssensible Konzeption von technologiegestützten Angeboten zur Prävention und Gesundheitsförderung

offenlegen, welche Normen, Werte und Vorstellungen des Konzeptionsteams zugrunde liegen und welche potenziellen Adressat:innen aus diesem Grund möglicherweise ausgeschlossen bleiben. Ähnlich sollte mit den Annahmen und Einstellungen in Bezug auf die Technologienutzung umgegangen werden.

(2) *Kennen der Zielgruppe*: Die Auseinandersetzung mit der Zielgruppe und ihre Erreichbarkeit ist ein zentrales Thema im Bereich der Gesundheitsförderung. Dies beinhaltet nicht nur, Kenntnisse über die Zielgruppe zu haben, sondern auch über die Merkmale ihrer Verschiedenheit. Bei der Konzeption technologiegestützter Angebote zur Gesundheitsförderung und Prävention müssen diese Verschiedenheiten in ihren Wechselwirkungen untersucht werden. Intersektionale und kultursensible Ansätze müssen demnach bereits in der Entwicklungsphase integriert werden. Um dies zu gewährleisten, muss eine Reflexion über Eigen- und Fremdzuschreibungen der Zielgruppe ebenso stattfinden wie über deren Auswirkung auf die Inklusion bzw. Exklusion einzelner Individuen oder Gruppen.

(3) *Ermöglichung ihrer Partizipation in der Entwicklung von Interventionen*: Einen weiteren Ansatz zur Mobilisierung der Überzeugungen und Praktiken der Zielgruppe für die Entwicklung von Gesundheitsförderungsangeboten ist die Partizipation von ‚Laien' an Forschung und Praxis, wie sie beispielsweise im Rahmen einer Communityorientierten Gesundheitsförderung praktiziert wird. Hier könnten bewährte Methoden der ethnologischen Forschung weiterentwickelt (wie z. B. teilnehmende Beobachtung und Forscher:innenreflexion) und in der Gesundheitsförderung eingesetzt werden. Für die Praxis bedeutet das, die Entwicklung partizipativer Methoden zur Erarbeitung von Angeboten sowie die Erkundung partizipativer Wege zur Nutzung dieser Angebote.

(4) *Kennen des Kontexts der Angebotsentwicklung*: Die Forschung ist immer noch stark von der Prämisse dominiert, dass nur Patient:innen bzw. die Zielgruppe eine Kultur ‚haben' und Expert:innen nicht (Napier et al. 2014). Sowohl in der Forschung als auch in der Praxis wird eine Perspektivenerweiterung im Kontext der Diversität benötigt. Expert:innen bringen auch ihre Kultur in die Gesundheitsförderung mit, die zwingend ebenfalls mitberücksichtigt, miterforscht und mitgedacht werden muss. In der Praxis bedeutet dies, die Überzeugungen und Prämissen der Forschenden, die der Gesundheitsförderung und dem Einsatz von Technologien zugrunde liegen, transparent darzulegen und als Angebot zu formulieren, statt als eine Aufforderung zur Überwindung oder Kompensation von Defiziten.

(5) *Respekt und Wertschätzung*: Eine solche Perspektivenerweiterung fördert Gesundheitsbegegnungen zwischen Laien und Expert:innen auf Augenhöhe und transportiert Respekt und Wertschätzung gegenüber den existierenden Unterschieden. Eine Möglichkeit, Respekt für Vielfalt zu demonstrieren ist die Repräsentation gesellschaftlicher Vielfalt in Sprache, Bildern und Diskursen. Gesundheitsförderungsmaterialien sollten sprach- und kultursensibel konzipiert werden, sodass sie die Gesundheitsüberzeugungen und -praktiken der Zielgruppe widerspiegeln (Bronheim und Sockalingam 2003).

Die hier lediglich skizzierten Prozessschritte können den Rahmen für eine diversitätssensible Konzeption von Angeboten zur Prävention und Gesundheitsförderung bieten, stellen aber dennoch nur einen möglichen Ausgangspunkt dar. Wie die einzelnen Schritte in den konkreten Vorhaben umgesetzt und ausgefüllt werden können, muss je nach Inhalt, Zielgruppe und Kontext stets individuell neu verhandelt werden.

14.5 Fazit und Ausblick

In der Praxis der digital und technologiegestützten Gesundheitsförderung ist ein Umdenken notwendig, damit Diversität nicht nur als der Ansatz der Wahl für vermeintliche ‚Randgruppen' wahrgenommen wird. Kultur- und diversitätssensible Interventionen sind wichtig für alle Gesellschaften, Gruppen und Individuen und sollten die Regel sein. Um dies zu ermöglichen, können verschiedene Disziplinen methodisch beitragen, indem sie eine Forschung auf Augenhöhe anstreben und die eigene Fachkultur selbstreflexiv mituntersuchen. So können nicht nur detaillierte Einblicke in Mikroräume gewonnen und bedarfsorientierte Interventionen kollaborativ entwickelt, sondern auch Machtasymmetrien offengelegt und in der Forschung reflektiert werden.

Eine Möglichkeit dazu diskutierten Kreps und Kunimoto (1994) bereits Anfang der 1990er-Jahre: Professionelle im Gesundheitswesen müssten auf die Existenz vielfältiger Interpretationen der Realität in Bezug auf Gesundheit weltweit sensibilisiert werden. Es bleibt weiterhin eine große Aufgabe für die Forschung und die Praxis, jene Komplexität und Pluralität von Selbstverständlichkeiten entsprechend aufzugreifen und zu operationalisieren. Im Kontext der Digitalisierung soll dabei deren Gestaltbarkeit als Kulturwandel (Dockweiler et al. 2023) als Potenzial aufgegriffen und in den einzelnen Angeboten für technologiegestützte Prävention und Gesundheitsförderung bewusst eingesetzt werden.

Falls wir Diversität nur als Aneinanderreihung verschiedener Diversitätsdimensionen und Merkmale betrachten und die Wechselwirkungen zwischen den einzelnen Merkmalen vernachlässigen, tragen wir – nolens volens – zu einer Stereotypisierung von bestimmten Gruppen bei. Dies könnte Stigmatisierungs- und Diskriminierungserfahrungen verstärken, reproduzieren und legitimieren. Die Frage, wie genau die verschiedenen Dimensionen von Diversität systematisch und qualitätsgesichert berücksichtigt werden können, bleibt in der Forschung offen. Hier besteht, ähnlich wie bei der Entwicklung weiterer erprobter Instrumente und Methoden, noch dringender Handlungsbedarf.

Literatur

Abubakar I, Aldridge RW, Devakumar D, Orcutt M, Burns R, Barreto ML et al (2018) The UCL–Lancet Commission on Migration and Health: the health of a world on the move. Lancet 392(10164):2606–2654

Al-Faham H, Davis AM, Ernst R (2019) Intersectionality: from theory to practice. Ann Rev Law Soc Sci 15:247–265

Alsan M, Garrick O, Graziani G (2019) Does diversity matter for health? Experimental evidence from Oakland. Am Econ Rev 109(12):4071–4111

Altgeld T, Bächlein B, Deneke C (2006) Diversity Management in der Gesundheitsförderung. Nicht nur die leicht erreichbaren Zielgruppen ansprechen? Mabuse, Frankfurt am Main

Aulenbacher B (2010) Intersektionalität – Die Wiederentdeckung komplexer sozialer Ungleichheiten und neue Wege in der Geschlechterforschung. In: Aulenbacher B, Meuser M, Riegraf B (Hrsg) Soziologische Geschlechterforschung – Eine Einführung. Springer VS, Wiesbaden, S 211–224

Bauer U (2005) Das Präventionsdilemma: Potenziale schulischer Kompetenzförderung im Spiegel sozialer Polarisierung. VS Verlag für Sozialwissenschaften, Wiesbaden

Bender MS, Choi J, Arai S, Paul SM, Gonzalez P, Fukuoka Y (2014) Digital technology ownership, usage, and factors predicting downloading health apps among Caucasian, Filipino, Korean, and Latino Americans: the digital link to health survey. JMIR mHealth uHealth 2(4):e43

Bronheim S, Sockalingam S (2003) A guide to… Choosing and adapting culturally and linguistically competent health promotion materials. National Center for Cultural Competence, Georgetown University Center for Child and Human Development, Washington D.C.

Bührmann A (2020) Reflexive Diversitätsforschung. Eine Einführung anhand eines Fallbeispiels. Barbara Budrich, Opladen

De Santis KK, Mergenthal L, Christianson L, Busskamp A, Vonstein C, Zeeb H (2023) Digital technologies for health promotion and disease prevention in older people: scoping review. J Med Internet Res 25:e43542

Dockweiler C, Albrecht J (2020) Gesundheitstechnologien zwischen Präventionsdilemma und Chancengerechtigkeit. Impulse 109:14–15

Dockweiler C, Stark AM, Albrecht J (Hrsg) (2023) Settingbezogene Gesundheitsförderung und Prävention in der digitalen Transformation – Transdisziplinäre Perspektiven. Nomos, Baden-Baden

Döring N, Prinzellner Y (2016) Gesundheitskommunikation auf YouTube: Der LGBTIQ-Kanal „The Nosy Rosie". In: Camerini AL, Ludolph R, Rothenfluh F (Hrsg) Gesundheitskommunikation im Spannungsfeld zwischen Theorie und Praxis. Nomos, Baden-Baden, S 248–259

Elberfeld J (2019) How to boost intersectionality in tech. https://www.forbes.com/sites/forbestech-council/2019/02/08/how-toboost-intersectionality-in-tech (25.03.2024)

Eppes EV, Augustyn M, Gross SM, Vernon P, Caulfield LE, Paige DM (2023) Engagement with and acceptability of digital media platforms for use in improving health behaviors among vulnerable families: systematic review. J Med Internet Res 25:e40934

European Commission (2021) Horizon Europe, gender equality: a strengthened commitment in Horizon Europe. European Commission – Directorate-General for Research and Innovation

Falge C, Walter-Klose C (2022) Der Diversitätsansatz im Rahmen von Community Health. In: Department of Community Health (Hrsg) Community Health: Grundlagen, Methoden, Praxis. Beltz Juventa, Weinheim, S 49–55

Feierabend S, Plankenhorn T, Rathgeb T (2016) KIM-Studie: Kindheit, Internet, Medien. Basisuntersuchung zum Medienumgang. Medienpädagogischer Forschungsverbund Südwest, Stuttgart

Foroutan N, Karakayalı J, Spielhaus R (2018) Postmigrantische Perspektiven. Ordnungssysteme, Repräsentationen, Kritik. Campus, Frankfurt am Main/New York

Forschungsgemeinschaft D (2022) Die Forschungsorientierten Gleichstellungs- und Diversitätsstandards der DFG. Deutsche Forschungsgemeinschaft, Bonn

Gardenswartz L, Rowe A (1995) Diverse teams at work. Irwin Professional, Burr Ridge

Geldermann A, Falge C, Betscher S, Jünger S, Bertram C, Woopen C (2024) Diversitäts- und kultursensible Gesundheitsinformationen für mehr digitale Gesundheitskompetenz: Eine kollaborative Community-Forschung zu Barrieren und Bedarfen. Prävent Gesundheitsförderung 19(1):75–94

Gießler W, Voswinkel M (2023) Gesellschaftliche Singularitäten – wie umgehen mit kultureller und ethnischer Diversität bei Krebspatienten und ihren Angehörigen? Die Onkologie 30(Suppl. 1):13–18

Han M, Wang Y, Zhang Y, Wang Y, Ou J, Ren D, Cai C, Liu K, Li R, Han J, Chen R (2023) A multicomponent digital intervention to promote help-seeking for mental health problems and suicide in sexual and gender diverse young adults: A randomized controlled trial. PLoS Med 20(3):e1004197

Heckes K, Lorke M, Siegler M (2024) Reflexionen über die transdisziplinäre und diversitätssensible Arbeit mit Care-Technologien im Gesundheits- und Sozialwesen. In: Klingler C, Pichl A, Ranisch R (Hrsg) Ethik der Partizipation. Gesundheitsforschung – Digitaltechnologie – Biotechnologie. transcript, Bielefeld

Islertas Z (2023) Gesundheitskompetenz und Kultur – Wie ist der Zusammenhang zwischen diesen Konstrukten zu beschreiben? In: Rathmann K, Dadaczynski K, Okan O, Messer M (Hrsg) Gesundheitskompetenz. Springer, Berlin/Heidelberg. https://doi.org/10.1007/978-3-662-67055-2_107

Kreps GL, Kunimoto EN (1994) Effective communication in multicultural health care settings. Sage, London

Krukowski RA, Ross KM, Western MJ, Cooper R, Busse H, Forbes C, Kuntsche E, Allmeta A, Macedo Silva A, John-Akinola YO, König LM (2024) Digital health interventions for all? Examining inclusivity across all stages of the digital health intervention research process. Trials 25:98

Lorke M (2021) Culture – Risk – Health: Culture-sensitive approach towards health literacy, health communication and risk in the fields of preventive and predictive medicine. Dissertation an der Universität zu Köln, Köln

Martinez MG, Zouaghi F, Marco TG (2017) Diversity is strategy: the effect of R&D team diversity on innovative performance. R&D Manag 47(2):311–329

Meixner C, Baumann H, Wollesen B (2023) Gesundheitsbezogene Ziele der digitalen Prävention und Gesundheitsförderung in Familien. Gesundheitswesen 85(5):371–379

Napier AD, Ancarno C, Butler B, Calabrese J, Chater A, Chatterjee H et al (2014) Culture and health. Lancet 384(9954):1607–1639

Nieswand B (2020) Die Diversität der Diversitätsdiskussion. In: Röder A, Zifonun D (Hrsg) Handbuch Migrationssoziologie. Springer, Wiesbaden, S 419–444

Povinelli EA (2021) Routs & Worlds. Sternberg Press, London

Prediger C, Hrynyschyn R, Iepan I, Stock C (2022) Adolescents' perceptions of gender aspects in a virtual-reality-based alcohol-prevention tool: a focus group study. Int J Envir Res Public Health 19(9):5265

Pundt J, Cacace M (2019) Diversität und gesundheitliche Chancengleichheit. Apollon University Press, Bremen

Razum O, Spallek J (2014) Addressing health-related interventions to immigrants: migrant-specific or diversity-sensitive? Int J Public Health 59(6):893–895

Reiss K, Güttes J, Flothkötter M (2017) Informationsmaterialien zu einem gesundheitsförderlichen Lebensstil für junge Familien mit Migrationshintergrund. Prävent Gesundheitsförderung 12(2):96–103

Samerski S (2019) Health literacy as a social practice: social and empirical dimensions of knowledge on health and healthcare. Soc Sci Med 226:1–8

Seeland U, Nauman AT, Cornelis A, Ludwig S, Dunkel M, Kararigas G, Regitz-Zagrosek V (2016) eGender – from e-Learning to e-Research: a web-based interactive knowledge-sharing platform for sex- and gender-specific medical education. Biol Sex Differences 7(Suppl. 1):39

Sørensen K, van den Broucke S, Fullam J, Doyle G, Pelikan J, Slonska Z, Brand H (2012) Health literacy and public health: a systematic review and integration of definitions and models. BMC Public Health 12:80

Stark AL, Geukes C, Dockweiler C (2022) Digital health promotion and prevention in settings: scoping review. J Med Internet Res 24(1):e21063

Steger F (2020) Diversität im Gesundheitswesen. Karl Alber, Baden-Baden

Stinson J, Wolfson L, Poole N (2020) Technology-based substance use interventions: opportunities for gender-transformative health promotion. Int J Envir Res Public Health 17(3):992

Tallarek M, Mlinarić M, Spallek J (2020) Migration – Bedeutung und Implikationen für die Prävention und Gesundheitsförderung. In: Tiemann M, Mohokum M (Hrsg) Prävention und Gesundheitsförderung. Springer, Berlin/Heidelberg. https://doi.org/10.1007/978-3-662-55793-8_28-1

Tallarek M, Mlinaric M, Spallek J (2021) Migration – Bedeutung und Implikationen für die Prävention und Gesundheitsförderung. In: Tiemann M, Mohokum M (Hrsg) Prävention und Gesundheitsförderung. Springer, Berlin/Heidelberg, S 1–13

Toepfer G (2020) Historische Perspektiven auf einen Schlüsselbegriff der Gegenwart. Zeithistorische Forschungen 17:130–144

Urban M (2021) Geschlechtersensible Gestaltung digitaler Gesundheitsförderung. Prävent Gesundheitsförderung 16(2):157–162

Whitehead M, Dahlgren G (1991) What can be done about inequalities in health? Lancet 338(8774):1059–1063

Zaga C, Lupetti ML (2022) Diversity equity and inclusion in embodied AI: reflecting on and re-imagining our future with embodied AI. https://ris.utwente.nl/ws/portalfiles/portal/285680270/DEI4EAIBOOKLET_WEB_SINGLEPAGES.pdf (25.03.2024)

Die Rede von der Schwererreichbarkeit dekonstruieren: Die digitale Diversitätslücke bei Gesundheitsinformationen als Hürde für Prävention und Gesundheitsförderung

15

Christiane Falge, Silke Betscher, Anna Geldermann und Saskia Jünger

15.1 Einleitung

Dass soziale Ungerechtigkeit im großen Stil krank macht und töten kann, zeigte uns der Epidemiologe Michael Marmot anhand der *Whitehall Studie* bereits in den 1980er-Jahren (1984). Dies ist eine Erkenntnis, die seitdem durch zahlreiche Studien vertieft wurde (Marmot 1991; Richter und Hurrelmann 2009; Lampert et al. 2022). Was ohnehin für die Zusammenhänge zwischen Armut und Gesundheit gilt, potenziert sich bei neu zugewanderten Personen. Neben der allgemeinen gesundheitlichen Belastung durch die so-

---

C. Falge (✉)
Hochschule Bochum, Fachbereich Gesundheitswissenschaften, Professur für Gesundheit und Diversity, Bochum, Deutschland
E-Mail: christiane.falge@hs-bochum.de

S. Betscher
Hochschule für Angewandte Wissenschaften Hamburg, Department Soziale Arbeit, Professur für die Wissenschaft der Sozialen Arbeit mit den Schwerpunkten Gemeinwesenarbeit, Community Development und Macro Social Work, Hamburg, Deutschland
E-Mail: silke.betscher@haw-hamburg.de

A. Geldermann
Universität zu Köln, Cologne Center for Ethics, Rights, Economics, and Social Sciences of Health, Köln, Deutschland
E-Mail: anna.geldermann@uni-koeln.de

S. Jünger
Hochschule Bochum, Fachbereich Gesundheitswissenschaften, Professur für Forschungsmethoden im Kontext Gesundheit, Bochum, Deutschland
E-Mail: saskia.juenger@hs-bochum.de

© Der/die Autor(en), exklusiv lizenziert an Springer-Verlag GmbH, DE, ein Teil von Springer Nature 2025
F. Fischer, K. Wrona (Hrsg.), *Technologiegestützte Ansätze in der Community-basierten Prävention und Gesundheitsförderung*,
https://doi.org/10.1007/978-3-662-71115-6_15

zialen Determinanten von Gesundheit sind ihre Teilhabemöglichkeiten an präventiven und gesundheitsfördernden Angeboten u. a. aufgrund von struktureller Diskriminierung und Sprachbarrieren geringer. Diese Mehrfachbelastungen führen dazu, dass Neuzugewanderte selten bis kaum an (digitalen oder analogen) Präventionsangeboten teilnehmen, kränker sind und größere Schwierigkeiten haben, sich im Gesundheitssystem und im Umgang mit Gesundheitsinformationen zurechtzufinden (Berens et al. 2022).

Vor diesem Hintergrund untersuchte eine digitale kollaborative Community-Forschung im Stadtteillabor Bochum Hustadt im Winter 2021[1] die Inanspruchnahme von deutschsprachigen Online-Gesundheitsinformationen durch neuzugewanderte Personen (CF-OriGes I). Die Studie kam zu dem Ergebnis, dass ein wesentlicher Teil der deutschsprachigen Gesundheitsinformationen im Internet für Neuzugewanderte[2] wenig bis gar nicht zugänglich ist. Mit Blick auf den ohnehin schon vorhandenen sogenannten *digital divide* wird die Relevanz von zugänglichen Online-Gesundheitsinformationen insbesondere für diese Gruppe deutlich (Bachmann et al. 2022). Dies bestärkt die im Stadtteillabor Bochum vielfach gewonnene Erkenntnis, dass nicht primär die als schwererreichbar markierten Communities (Berchem et al. 2022) ursächlich für ihre Vulnerabilität sind, sondern dass die insgesamt schlechtere Gesundheit Neuzugewanderter neben sozialen Gradienten durch eine systembedingte Diversitätslücke auch hinsichtlich des Zugangs zu Gesundheitsinformationen bedingt ist (Falge et al. 2022). Denn während es den sozialen und gesundheitlichen Dienstleistungsanbietern häufig an Wissen über heterogene Bedarfe und diversitätsspezifische Zugänge fehlt, gibt es auf der Seite der Nutzer:innen häufig eine große Systemfremdheit und fehlendes Vertrauen in die Institutionen der Mehrheitsgesellschaft. Beide Phänomene bedingen und verstärken sich wechselseitig.

In diesem Beitrag soll aufgezeigt werden, wie die Rede, Markierung bzw. Zuschreibung der Schwererreichbarkeit migrantischer Gruppen mithilfe von Community-Forschung und diversitätssensiblen Angeboten dekonstruiert werden kann. Denn aus ihrer Perspektive erscheint die Mehrheitsgesellschaft einschließlich ihrer Ressourcen als *schwer zugänglich*. Zudem wird dafür plädiert, die mit digital gestützter Prävention und Gesundheitsförderung einhergehenden Potenziale auch für Neuzugewanderte nutzbar zu machen, damit sie Gesundheitsinformationen in ihren individuellen (digitalen) Lebenswelten finden, verstehen, bewerten und im Sinne ihrer Gesundheit anwenden können (Sørensen et al. 2012). Im Sinne der Befähigungsgerechtigkeit nach Martha Nussbaum (1998) sehen wir dies als Grundlage für das Funktionieren einer pluralen Gesellschaft an.

Am Beispiel von kollaborativ produzierten Filmen zu unterschiedlichen Themen im Stadtteillabor Bochum-Hustadt werden in diesem Beitrag die Prozesse näher beleuchtet, welche den Zugang zu gesundheitsrelevanten Ressourcen erleichtern sollen. Dieser Artikel blickt dabei aus einer postmigrantischen Perspektive auf den *digital divide* und möchte auf eine diesbezügliche Forschungslücke aufmerksam machen. Die postmigrantische Per-

---

[1] Diese Forschung wurde im Rahmen der diversitätssensiblen Erweiterung des Projekts ‚Orientierungshilfen im Umgang mit Gesundheitsinformationen im Internet' (OriGes) durchgeführt.
[2] Unter dem Begriff der ‚Neu-Zugewanderten' fassen wir Migrant:innen der ersten Generation zusammen, die nicht aus dominanzkulturellen Herkunftsländern des globalen Nordens kommen und auf Grund ihrer gesellschaftlichen Positionierung von Exklusionsprozessen in ihrem Zugang zu gesellschaftlichen Ressourcen beeinträchtigt werden.

spektive geht davon aus, „dass eine Gesellschaft sich als Einwanderungsland bekennt und damit zusammenhängende gesamtgesellschaftliche Veränderungen im Sinne eines völlig neu entstehenden Beziehungszusammenhangs befürwortet" (Foroutan 2023, S. 11). Diese Veränderungen gilt es im Kontext von Prävention und Gesundheitsförderung auch in Bezug auf die Neuordnung digitaler Strukturen zu denken, da angesichts der beständig zunehmenden Bedeutung von *Digital Health* neben sozialen auch digitale Determinanten von Gesundheit in den Fokus rücken. Noch ist jedoch wenig dazu bekannt, wie sich das Zusammenspiel von beidem auf spezifische Gruppen, wie z. B. migrantische Communities, auswirkt und wie potenziellen negativen Effekten entgegengewirkt werden kann (Chidambaram et al. 2024; Morley et al. 2020). Mit diesem Beitrag soll auch die Bedeutung von Community-Wissen zur Verringerung des *digital divide* aufgezeigt und für Community-Forschung als eine methodische Nutzbarmachung dieses Wissens geworben werden.

Die im Folgenden dargestellten Ergebnisse des kollaborativen „Film-Making" bieten im Rahmen des Folgeprojekts des CF-OriGes II tiefere Einblicke in die thematischen und gestalterischen Informationsbedürfnisse verschiedener Communities und mögliche Ansätze zu ihrer Erreichbarkeit durch Kollaboration und Koproduktion.

15.2 Koproduktion digitaler Gesundheitsvideos und die Fallstricke der Partizipation

Das Stadtteillabor Bochum entwickelte digitale Gesundheitsvideos nach dem Prinzip des Participatory Design, was bedeutet, „human action and people's rights to participate in the shaping of the worlds in which they act" (Simonsen und Robertson, S. 4–5), in das Zentrum zu stellen. Gemeinsam mit verschiedenen Communities wurden im Sommer 2022 mehrsprachige Erklärvideos mit Gesundheitsinformationen aus den Bereichen Prävention und Gesundheitsförderung entwickelt. Als *Digital Health Interventions* (Radu et al. 2023) transformieren die produzierten Videos Ergebnisse der ersten Phase der Community-Forschung und geben Auskunft über Gesundheitspraktiken und den Umgang mit Gesundheitsinformationen im Alltag von Menschen in der Hustadt sowie über Informationen zu Beratungs- und Versorgungsstrukturen zu ausgewählten Themen. Durch die Umsetzung im Rahmen der langfristig angelegten Forschungsinfrastruktur des Stadtteillabors Bochum adressiert dieses Vorgehen auch die Kritik an der Nachhaltigkeit partizipativer Forschung (Schlingmann 2022). Denn viele partizipative Forschungsansätze werden für ihre fehlende Aufhebung struktureller Ungleichheiten und die Hierarchien zwischen Forschenden und Co-Forschenden kritisiert (Schlingmann 2022). Eine zentrale Kritik betrifft die Deutungs- und Interpretationshoheit von erhobenen Daten, die im Namen der Gütekriterien empirischer Sozialwissenschaft das Privileg der Wissenschaftler:innen bleibt. Anhand einiger während der Community-Forschung erfahrener Fallstricke werden diese Kritik relativierende Perspektiven aufgezeigt.[3] Dazu nehmen wir Bezug auf ein Modell

---
[3] Derzeitige Forschungsförderung und Vergaberichtlinien erschweren oder verhindern, dass den Communities eine tragende Rolle in der Wissensproduktion zukommt. Die über Aufwands-

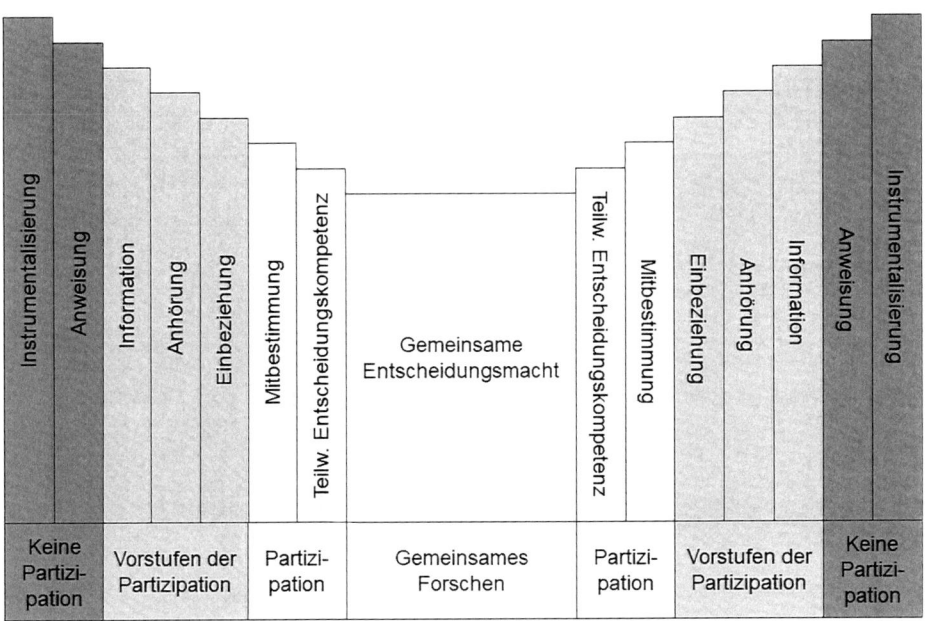

Abb. 15.1 Gleichberechtigte Vorstellung von Partizipation nach Schlingmann (2022)

der gleichberechtigten Partizipation (Schlingmann 2022), das dem viel zitierten Stufenmodell (Wright et al. 2007) gegenübergestellt wurde. Kollaborative Forschung wird hier als ein Aufeinandertreffen zweier Gruppen verstanden, die beide über ein vergleichbares Maß an Ressourcen verfügen und sich auf Augenhöhe begegnen (Abb. 15.1).

Die Entscheidungskompetenzen von Wissenschaftler:innen und Co-Forschenden sind in diesem Modell im Sinne eines dialogisch-dialektischen Aushandlungsprozesses wechselseitig verteilt. So können Co-Forschende potenziell Anweisungen an Wissenschaftler:innen geben, und Wissenschaftler:innen verfügen nur teilweise über Entscheidungskompetenz. Dieser Ansatz verweist auf Hierarchien der Wissensproduktion, die bestimmte Wissensformen zum Schweigen bringen, während sie andere, dominantere wiederum reproduziert. Der Ansatz der Community-Forschung des Stadtteillabors orientiert sich mit Offenheit, gegenseitiger Wertschätzung, Lernbereitschaft und kritischer Selbstreflexivität aller Beteiligten an einer gleichberechtigten Verteilung der Entscheidungsmacht partizipativer Forschung (Unger 2023; Falge 2018). Forschungsdesigns werden kollaborativ entwickelt und Ergebnisse gemeinsam mit der Community vor Ort

---

entschädigungen der Stadtteilforscher:innen finanzierte Community-Forschung im Stadtteillabor findet daher oftmals im Rahmen von Lehrforschungsprojekten statt, die über Hochschulmittel zur Qualitätsverbesserung der Lehre finanziert werden. In Bezug auf den partizipativen Anspruch müssen Kompromisse eingegangen werden. Das dabei tolerierte Abweichen von der optimalen Umsetzung partizipativer Forschung stellt jedoch unterm Strich einen Ermöglichungsraum her, auch wenn nicht immer alle Ansprüche optimal (ein-)gelöst werden können.

aufbereitet und lokalen Stakeholdern vorgestellt. Auf diese Weise wird im Stadtteillabor universitäres Wissen mit situiertem Community-Wissen durch eine dynamische, zyklische Wissensproduktion verbunden und werden aus den Ergebnissen kultursensible Interventionen abgeleitet. Zwar bleiben Machthierarchien und strukturelle Ungleichheiten in diesem Kontext bestehen; auch ist die Hoheit über die Themenwahl im Kontext drittmittelfinanzierter Forschungen mitunter bei Mittelgebern verortet. Jedoch ermöglicht das Stadtteillabor für die Beteiligten einen Raum, der durch Wertschätzung und eine Haltung des Forschens und gegenseitigen Lernens auf Augenhöhe geprägt ist.

In dem hier vorgestellten CF-OriGes II verteilte sich die Entscheidungsmacht über Themen und Inhalte kollaborativer Gesundheitsvideos zwischen Stadtteilforscher:innen (STF), Studierenden, Wissenschaftler:innen und einem Filmteam. Bezugnehmend zu Schlingmanns (2022) Kritik wird hier argumentiert, dass die ungleiche Verteilung der Entscheidungsmacht nicht so sehr aus einer Loyalität gegenüber den Gütekriterien empirischer Sozialwissenschaft entsteht, sondern auch gesellschaftlich verankerten Exklusionsprozessen und begrenzten Forschungsressourcen geschuldet ist. Mehrheitsgesellschaftliches Wissen[4] und finanzielle Ressourcen sind wichtige Voraussetzungen von Entscheidungsmacht und für Handlungsfähigkeit. Beides steht Neuzugewanderten angesichts struktureller Ungleichheiten und institutionell verankerter Diversitätslücken jedoch nicht oder nur in geringem Maße zur Verfügung. Dies macht sich u. a. an den oben genannten gesundheitlichen Problemlagen dieser Gruppen bemerkbar. Angesichts einer solchen Ungleichverteilung gehört die sozialwissenschaftliche und gesundheitswissenschaftliche Wissensvermittlung auf der Basis einer langfristig strukturell gleichberechtigten Verteilung von Forschungsmacht im Stadtteillabor zu den Eckpfeilern von Community-Forschung und steht in direktem Zusammenhang mit Community Empowerment.

Die im Rahmen von CF-OriGes I erhobenen Ergebnisse zeigen, dass sich die digitale Diversitätslücke in einer Nicht-Inanspruchnahme digitaler Gesundheitsinformationen durch Neuzugewanderte in deutschsprachigen Internetseiten manifestiert und der Zugang zu und Umgang mit (digitalen) Gesundheitsinformationen durch sprachliche Barrieren und ein geringes Vertrauen in Online-Gesundheitsinformationen erschwert wird (Geldermann et al. 2024). Zudem bevorzugten viele der befragten Personen audiovisuelle Informationsformen gegenüber textlastigen (und monolingualen) Internetseiten. Um dieser Informationslücke zu begegnen, wurde in Koproduktion und unter Anleitung erfahrener STF Community-Wissen über Gesundheitspraktiken zusammengetragen und relevante Themen ausgewählt. Letztere geben Auskunft über Beratungs- und Versorgungsstrukturen und sind somit sowohl präventiv als auch beratend-versorgend ausgerichtet. Im Folgenden soll nun der Entstehungsprozess der digitalen Interventionen von der Themen-

---

[4] Mit mehrheitsgesellschaftlichem Wissen als Gegenstück zum Community-Wissen ist v. a. systemisches Wissen gemeint, dass Zugang zu Ressourcen ermöglicht (z. B. das Wissen über eine Pflegeversicherung) und Zusammenhänge zwischen bestimmten Exklusionsmechanismen und daraus entstehenden Ungleichheiten (z. B die Wirkung sozialer Determinanten auf Gesundheit) herstellt.

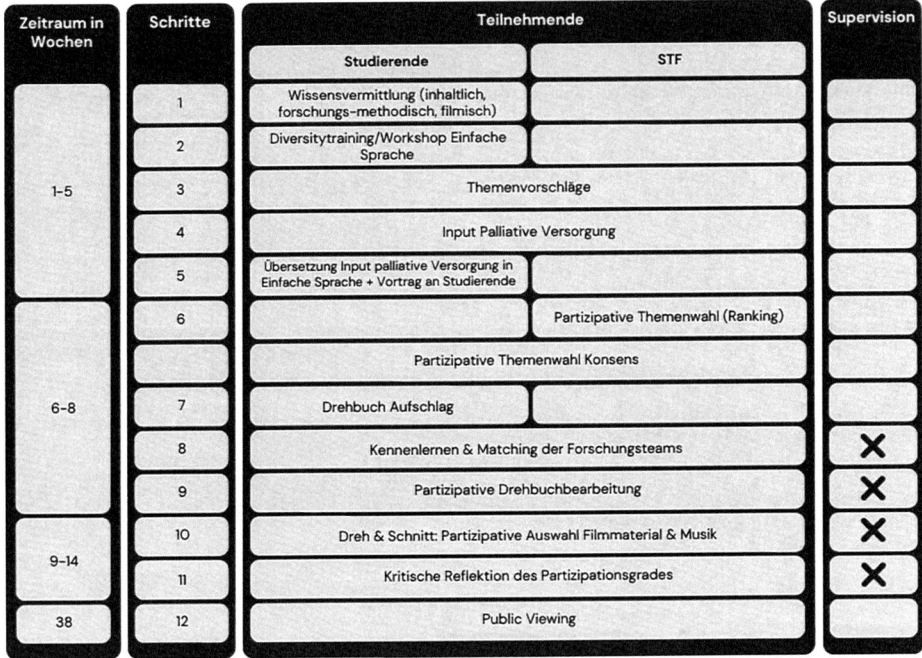

Abb. 15.2 Ablauf der kollaborativen Filmproduktion

wahl bis zur öffentlichen Vorstellung der Filme dargestellt (Abb. 15.2) und gleichzeitig eine Orientierung für zukünftig zu entwickelnde diversitätssensible digitale Gesundheitsinformationen gegeben werden.

15.2.1 Wissensvermittlung

Die beteiligten STF hatten sich bereits in vorangegangenen Projekten mit den Grundprinzipien partizipativer Forschung vertraut gemacht, haben in zahlreichen Projekten gemeinsam mit Studierenden zu verschiedenen gesundheitsbezogenen Themen geforscht (Betscher und Falge 2022) und sich im Rahmen der ersten Phase der CF-OriGes I mit der digitalen Diversitätslücke befasst. Daher richtete sich die erste Phase der Wissensvermittlung für dieses Projekt zunächst ausschließlich an Studierende, um ihnen die Grundprinzipien partizipativer Forschung zu vermitteln. Zudem wurden sie sensibilisiert für Diskurse zur Gesundheitskompetenz, für gesundheitliche Ungleichheit im Kontext von Migration und Armut sowie für die Bedeutung von Integration und Medien und den *digital divide* im Kontext gesellschaftlicher Heterogenität.

15.2.2 Diversity-Training/Workshop ‚Einfache Sprache'

Zur Herstellung eines Gruppengefühls und einer Haltung des Zuhörens zwischen Studierenden und STF als zentralem Aspekt kollaborativer Forschung (Jünger et al. 2022) wurden Studierende neben der inhaltlichen Vorbereitung für die Zusammenarbeit mit den STF sensibilisiert. Dies beinhaltete theaterpädagogische Elemente zum Erkennen unbewusster Deutungsstrukturen, Inputs zu machtkritischem Reflektieren sowie einen Workshop der Servicestelle Deutsch am Arbeitsplatz[5] über die Grundprinzipien Einfacher Sprache. Nach dieser mehrwöchigen Vorbereitungsphase startete das OriGes II Projekt mit einer ersten gemeinsamen Sitzung zwischen STF und Studierenden an der Hochschule.

15.2.3 Themenvorschläge

In fünf gemischten Gruppen (Studierende und STF) wurden zunächst relevante Themen im Sinne ihrer größten gesundheitsbeeinträchtigenden Wirkung und damit einhergehenden Wissenslücken für die Filme gesammelt und im Plenum auf Wandtafeln vorgestellt. Die sieben Themen, aus denen später vier für die Filmproduktion ausgewählt wurden waren:

1. Gesundheitskompetenzförderung: Palliative Versorgung, Impfaktionen im Stadtteillabor/Impfaufklärung, Pflegeversicherung
2. Rassismus (und Gesundheit): Selbsthilfe/Community Empowerment/Opferberatung
3. Wie informieren wir (Hustädter) uns über Gesundheit?
4. Welche digitalen Informationen nutzen wir und warum?
5. Woran erkenne ich vertrauenswürdige Quellen im Internet?
6. Pflege
7. Haustürverträge

Da die Finanzierung auf vier Filme beschränkt war, sollten diese vier Themen in einem späteren Schritt aus den sieben Themenvorschlägen ausgewählt werden.

15.2.4 Input zu palliativer Versorgung

Wie oben erwähnt beschränkte sich die Wissensvermittlung für die STF zunächst auf das Thema Palliativversorgung. Wissen über die anderen Themen lag in begrenzter Form vor und sollte über die Expert:innenbefragungen im Rahmen der Filmvorbereitung weiter vertieft werden. Das Thema Palliativversorgung wurde im Rahmen eines palliativärztlichen Vortrags zum Thema ‚Leben und Sterben in Würde' an Studierende und STF vermittelt.

---

[5] https://www.rkw-bremen.de/unsere-themen/servicestelle-deutsch-am-arbeitsplatz/

15.2.5 Übersetzung des Inputs zu palliativer Versorgung in Einfache Sprache und Vortrag an Studierende

Der sprachlich herausfordernde Vortrag des Arztes wurde im Nachgang von Studierenden und mit Unterstützung der Servicestelle ‚Deutsch am Arbeitsplatz' in Einfache Sprache übersetzt. Studierende trugen die übersetzte Version den STF vor, was Letzteren ein größeres Verständnis des Themas ermöglichte und zugleich einen Zwischenschritt für die Produktion von leicht verständlichen Videos darstellte.

15.2.6 Partizipative Themenwahl

Nach diesem Wissensinput wurden aus den sieben Themen vier zur filmischen Bearbeitung ausgewählt. Die Entscheidungsmacht hierfür lag bei den STF. Die Studierenden hatten jedoch die Möglichkeit, die Entscheidungen zu kommentieren und ggf. zu hinterfragen. In einem mehrstufigen Verfahren wurden schließlich die Themen ‚Rassismus', ‚Palliativversorgung', ‚Pflege' und ‚Häusliche Gewalt' ausgewählt. Das Thema ‚Häusliche Gewalt' wurde auf Grund seiner hohen Alltagsrelevanz und geringem Wissen um Unterstützungsmöglichkeiten im Umfeld der STF ausgewählt. Auch zum Thema ‚Pflegeversicherung' argumentierten STF, dass der Wissensstand diesbezüglich im Stadtteil sehr gering sei und einige STF und/oder ihr soziales Umfeld Angehörige aufgrund fehlenden Wissens ohne Pflegeversicherung pflegten oder gepflegt hatten. Das Thema ‚Haustürverträge' wurde ebenfalls hoch bewertet, weil viele STF in der Vergangenheit mit illegalen Türgeschäften betrogen wurden und hier Handlungsbedarf sahen. Das Thema ‚Rassismus' hingegen erhielt eine geringe Punktzahl, obwohl rassistische Diskriminierung zu den Alltagserfahrungen vieler STF gehörte und es im Rahmen einer vorangegangenen Forschung als gesundheitsbelastender Faktor identifiziert wurde (Abb. 15.3).

Die Dozentin, die im Rahmen des Stadtteillabors Einblicke in vielfache Formen rassistischer Diskriminierung von STF hat, sah es an diesem Punkt als angebracht, sich im Sinne eines dynamischen Aushandlungsprozesses einzumischen. Sie informierte über die Forschungsergebnisse aus der Hustadt und regte damit eine Diskussion über die Definition von Rassismus an, die verdeutlichte, dass die STF anti-muslimischen Rassismus nicht als Teil von Rassismus ansahen. Die Verständigung über diese Definition ließ bei ihnen eine Offenheit gegenüber dem Thema entstehen. Während ihr Interesse daran nun anstieg, argumentierten weiß-deutsche Studierende wiederum dagegen mit der Begründung seiner medialen Überrepräsentation. Die daraus entstehende Diskussion führte schließlich zur Überstimmung der Studierenden durch die STF. Dieser zeitintensive Prozess soll aufzeigen, dass ein dynamischer Aushandlungsprozess die Oszillation zwischen gegenseitigem Vermitteln von Wissen sowie dem Teilen subjektiver Perspektiven und von Entscheidungsmacht beinhaltet. Statt einer Gefährdung von Community-Entscheidungsmacht im partizipativen Prozess entspricht dieses Vorgehen eher ihrem Schutz. Insbesondere der Rassis-

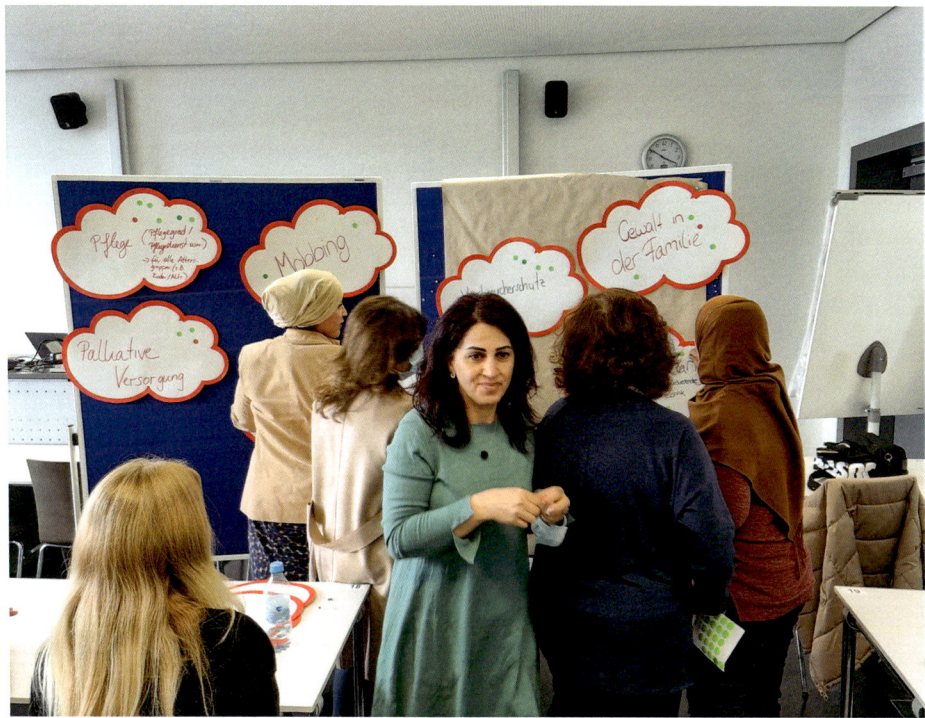

Abb. 15.3 Die Stadtteilforscher:innen beim Ranking der Filmthemen

mus-Film enthält eindringliche, persönliche Schilderungen aus dem rassistischen Alltag einer muslimischen und einer von rassistischer Mehrfachdiskriminierung betroffenen Schwarzen,[6] muslimischen STF.

Das Thema ‚Palliativversorgung' wurde anfänglich ebenfalls nicht priorisiert. Die Hustadt ist palliativ unterversorgt und palliative Versorgungsstrukturen sind den Bewohner:innen nicht bekannt. Auch hier brachte sich die Dozentin daher ein und informierte darüber sowie über eine ähnlich geringe Inanspruchnahme palliativmedizinischer stationärer Versorgung durch muslimische Patient:innen in Bochum. Im Hinblick auf die bestehende Versorgungslücke und im Zusammenhang mit einer in der Antragsstellung befindlichen Projektförderung zur palliativen Versorgung konnte die Dozentin die STF für das Thema erwärmen und es wurde als projektrelevant eingestuft.

Der Themenfindung folgte eine selbstständige, interessen- und erfahrungsgeleitete Einteilung fünf themenspezifischer Studierenden-STF-Tandems mit jeweils fünf bis sieben Teilnehmenden.

---

[6] Die Schreibweise Schwarz mit großem ‚S' bezieht sich auf ein politisches Verständnis von Schwarzsein im Sinne gemeinsamer Diskriminierungserfahrungen.

15.2.7 Aufschlag des Drehbuchs

Da diese Form der Community-Forschung und Intervention ressourcenbedingt nur durch die Integration in die Lehre realisierbar ist, muss die Forschung/Intervention immer unterschiedlichen Anforderungen gerecht werden. Im konkreten Fall ging es darum, für die Studierenden Aufgaben im Kontext der Lehre zu formulieren. Zugleich waren die finanziellen Mittel für die Aufwandsentschädigungen der STF so gering, dass sie nicht für alle Arbeitsschritte reichten. Aus diesen Gründen entschied sich die Dozentin für einen pragmatischen Weg, indem die Studierenden erste Entwürfe für die Drehbücher schrieben. Dass dies im Sinne der Partizipation nur ein Kompromiss war, wurde auch in der abschließenden Projektreflexion kritisch von den STF angemerkt. Unter anderen Rahmenbedingungen (mehr Zeit, mehr finanzielle Mittel) wäre sicherlich ein anderes Vorgehen wünschenswert gewesen.

15.2.8 Kennenlernen und Matching der Forschungsteams

Die entstandenen Studierenden-STF-Tandems arbeiteten nun kollaborativ zusammen und trafen sich regelmäßig in der Hochschule, an den Drehorten und teilweise privat bei den STF zu Hause. Die Dozentin war bei allen Drehterminen dabei und begleitete und supervidierte die Teams individuell mit dem Ziel, den STF-fokussierten Entstehungsprozess der Filme zu ermöglichen. Hierfür führte sie regelmäßige Reflexionstreffen mit einzelnen Studierenden und STF durch (vgl. Fontanari et al. 2014). In den Treffen ging es um Partizipation, Positionalisierung, Machthierarchien, Kritikfähigkeit und Mitbestimmung.

Nach der Festlegung der Themen und der Erstellung einer Grundstruktur für das Drehbuch intensivierte sich die Zusammenarbeit mit dem Medienzentrum jfc, den Filmemachern Christian Wischnjewsky und Eduard Starcic sowie der Medienreferentin Dörte Schlottmann, die den Prozess mit ihrer Expertise begleiteten. Die Gruppen erhielten zur Inspiration ihrer Filme Einblicke in vorhandene Medienprojekte, in filmrechtliche Aspekte (Drehgenehmigungen), Details zur Drehbuchentwicklung, Auswahl der Darsteller:innen (Anzahl der fachlichen Expert:innen), zu Filmszenen und zur Musikauswahl. Die Medienreferentin und die beiden jungen People-of-Colour-Filmemacher waren aufgrund einer hohen Diversity-sensiblen Kompetenz eine Bereicherung für die Teams und trugen maßgeblich zum Gelingen des Projektes bei, indem sie sowohl zu den STF als auch zu den Studierenden vertrauensvolle, freundschaftliche Beziehungen entwickelten.

15.2.9 Partizipative Drehbuchbearbeitung

Die Studierenden hatten die Aufgabe, die ersten Drehbuchentwürfe gemeinsam mit den STF zu überarbeiten. Hier stand die Beachtung des Community-Wissens im Vordergrund und die Entscheidungsmacht sollte v. a. bei den STF verortet sein. Die Dozentin musste in diesem Prozess die Studierenden anhalten, den STF Raum zum Sprechen zu überlassen. In diesem Zusammenhang stand auch zur Debatte, ob sich neben den STF auch Studierende als Darsteller:innen einbringen sollten. Obwohl einige Studierende sich gerne in den Filmen ausprobiert hätten, entschied sich die Gruppe zur Erreichung eines größtmöglichen Grades an Diversity-Sensibilität und Mit-gemeint-fühlen der Adressat:innengruppe, dass die Protagonist:innen auf die Gruppe der STF und Expert:innen begrenzt werden würde.

STF brachten zahlreiche Fallbeispiele ein und wählten diese nach Kriterien der Community-Relevanz gemeinsam mit den Studierenden aus. Ein Fallbeispiel der Dozentin aus ihrer ethnografischen Forschung wurde von den Studierenden abgelehnt. Die erarbeitete Grundstruktur der vier Filme bestand jeweils aus einem von einer STF vorgenommenen einführenden Intro, einem Hauptteil mit Expert:innenbefragung und einem abschließenden Outro der STF mit einem Verweis auf Beratungsmöglichkeiten. Die Gruppen überlegten sich passend zu den Filmthemen Drehorte. Dreherlaubnisse wurden mithilfe der Studierenden über Recherchen und Kontaktaufnahmen eingeholt. Diese Aufgabenverteilung ergab sich aus zeitlichen und pragmatischen Gründen, kombiniert mit einem größeren Maß an Vertrautheit mit Strukturen aufseiten der Studierenden.

15.2.10 Dreh

Mehrsprachigkeit als ein zentrales Diversitätsmerkmal wurde durch das Filmen aller Intros und Outros in fünf in Bochum hauptsächlich gesprochenen Sprachen (Arabisch, Deutsch, Kurdisch, Persisch und Somali) für alle Filme (Rassismus, Häusliche Gewalt, Pflegeversicherung, Palliativversorgung) hergestellt. Die Befragungen der deutschen Expert:innen wurden mit fünf verschiedenen Sprachtonspuren hinterlegt. Um eine größtmögliche Identifikation der Communities zu erreichen, wurde an verschiedenen Orten ihrer Lebenswelt, Beratungsstellen (IFAK e.V., Plan B), dem Jugendamt und im Raum der Stille mit einem Iman gedreht. Die beiden Filmemacher vom jfc-Medienzentrum nahmen eine grobe Vorauswahl des Materials vor, übergaben dann an die Filmteams für eine kollaborative Feinabstimmung einschließlich Musikauswahl und nahmen anschließend die Fertigstellung der Filme vor.

15.2.11 Kritische Reflexion

Nach Abschluss des Drehs reflektierten die Filmteams über den Prozess der kollaborativen Erstellung des Films. Dabei setzten sie sich mit Gelingensbedingungen kollaborativer Projekte sowie den Wirkungen von Machthierarchien und deren Veränderung im Verlauf des Prozesses auseinander und ordneten die unterschiedlichen Phasen des Projekts in das Modell gleichberechtigter Partizipation nach Schlingmann (2022) ein. Insgesamt waren die Rückmeldungen zum Projekt trotz studentischer Kritik am hohen Zeitaufwand sehr positiv. Die im Verlauf des kollaborativen Prozesses entstehenden Bindungen halten in manchen Fällen über das Studium hinaus. So schrieb eine Studentin in ihr ‚Feldtagebuch': „Ich habe das Gefühl, dass wir mittlerweile zu einer richtigen Gruppe zusammengewachsen sind. Die Zusammenarbeit hat heute sehr gut funktioniert." Wie oben bereits beschrieben richtete sich die Hauptkritik der STF an ihre fehlende Einbeziehung in die Drehbuchentwicklung. Das Argument der Dozentin eines begrenzten Budgets ließen sie nicht gelten und argumentierten dagegen, dass ihnen Partizipation wichtiger sei als die Aufwandsentschädigung. Diese Position betont den empowernden Aspekt von Community-Forschung und wirkte sich positiv auf die Beziehungen zwischen den Communities und den Wissenschaftler:innen im Stadtteillabor aus.

Studierende waren in der Lage, der partizipativen Herangehensweise zu folgen und lernten deren positive Auswirkungen zu schätzen, wie eine Studierende in ihrem ‚Feldtagebuch' notierte: „Beim heutigen Treffen haben wir gemerkt, dass wir unser Drehbuch in einigen Punkten umändern müssen. Für uns war es sehr wichtig, dass N. von ihren Erfahrungen erzählt hat." Als Teil der kritischen Reflexion wurde schließlich auch der Zeitaspekt benannt, denn obwohl viel Aufwand in die Herstellung einer Vertrauensbasis zwischen den Beteiligten und konsensbasierten Entscheidungen investiert wurde, reichte die Zeit doch nicht aus, wie etwa im Fall der finalen partizipativen Auswahl der Interviewszenen.

15.2.12 Public Viewing: Wissenstransfer oder wie gelangt das Wissen in die Community?

Die fertig produzierten vier Filme in fünf Sprachen wurden in einer *Preview* den Projektbeteiligten präsentiert. Eingeladen waren alle in den Videos sprechenden Expert:innen bzw. Interviewpartner:innen, die STF, interessierte Community-Mitglieder und Bekannte der STF. Die Videos wurden zunächst gemeinsam in verschiedenen Sprachen angesehen und anschließend erneut in Kleingruppen entsprechend den Sprachen der Videos angeschaut und diskutiert.

Die persisch-sprachige Community merkte an, dass im Video ‚Häusliche Gewalt' die Institution ‚Das Jugendamt' missverständlich übersetzt sei. Dies führte zu einer Diskussion darüber, ob deutschsprachige Begriffe, welche in die Sprachen der Videos nur schwer zu übersetzen sind, in der deutschen Sprache genannt werden sollten. Die Übersetzung wurde auf Wunsch der Community überarbeitet. Als besonders hilfreich wurde die Information hervorgehoben, dass das Jugendamt Kinder nicht zwangsläufig und sofort aus der Familie herausnimmt. Dies sei eine große Sorge von Betroffenen, welche die Inanspruchnahme von Hilfe oder Beratungsangeboten im Falle von häuslicher Gewalt präge. Das Video zum Thema ‚Rassismus'[7] führte ebenfalls zu einer regen Diskussion und viele

---

[7] In diesem Video teilt eine persische Mutter ihre Erfahrung bei der schulischen Beratung zur weiterführenden Schule ihrer Tochter. Diese erhielt trotz guter Noten eine Hauptschulempfehlung. Die El-

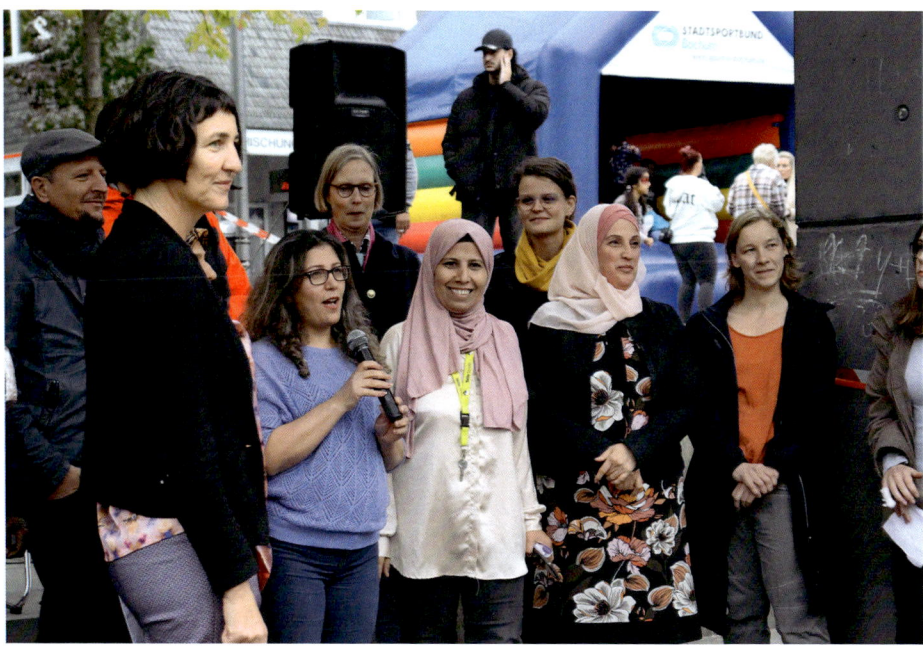

Abb. 15.4 Mehrsprachige Ankündigung der Premiere auf dem Stadtteilfest durch die Stadtteilforscher:innen 2022

beteiligte Mütter berichteten von ähnlichen Diskriminierungserfahrungen bei der Beratung des Lehrpersonals zur Auswahl der weiterführenden Schulform. Das Teilen dieser Erfahrung und die Aufmerksamkeit für das Thema Rassismus wurden als sehr hilfreich wahrgenommen.

Nach dem kritischen Feedback der Communities wurden die Videos abschließend überarbeitet und produziert.

Premiere am 24. September 2022
Die öffentliche Videopremiere der kollaborativen und kultursensiblen Videos fand auf dem jährlichen Hustadt-Fest statt. Nach einer Ankündigung und Vorstellung des Projekts auf der Hauptbühne in Deutsch, Arabisch, Kurdisch, Persisch und Somali durch die STF und Projektleitung kamen viele Interessierte zur Filmvorführung in die dafür vorbereiteten Räumlichkeiten (Abb. 15.4 und 15.5).

Über diesen Link können die Videos erreicht werden: https://www.youtube.com/channel/UCuTh0WaXHnDKCtfaK-wRqkA/videos.

---

tern weigerten sich letztlich der Empfehlung zu folgen, sodass die Tochter, die heute Bauingenieurin ist ihr Abitur und das darauffolgende Studium erfolgreich abschließen konnte. https://www.youtube.com/watch?v=e9ETpltalW0&list=PLWu9BQFqR00t_Bn4J91LmKOrI3EbVrTT2&index=11

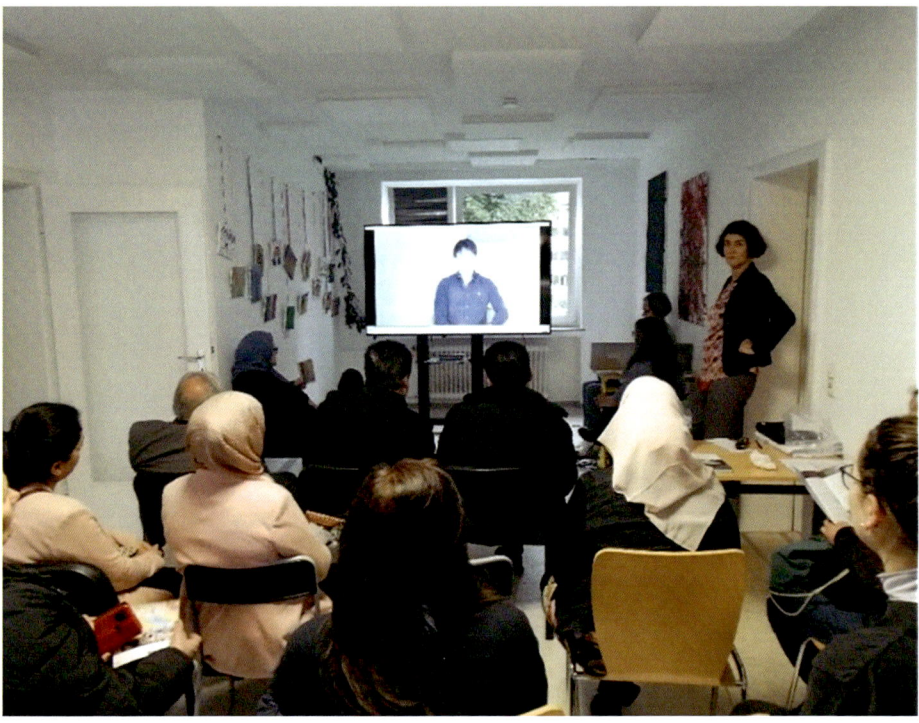

Abb. 15.5 Premiere auf dem Stadtteilfest 2022

Die Filme wurden zunächst nacheinander in den fünf Sprachen präsentiert. Nach der Filmschau wurde in der jeweiligen Sprache zu einer Diskussion zur Wahrnehmung der Filme und bezüglich weiterer Impulse eingeladen. Diese Diskussionen verliefen sehr aktiv und lebendig, und es gab ein großes Interesse an einem Austausch zu den präsentierten Themen. In der kurdisch-sprachigen Community wurde beispielsweise erneut intensiv über das Thema ‚Häusliche Gewalt' diskutiert und das Video wurde insbesondere von männlichen Mitgliedern der Community als äußerst wichtig bezeichnet. Das Thema ‚Rassismus'[8] wurde insbesondere in der somalischen Community sehr hitzig diskutiert. Nach der Videopräsentation solidarisierten sich viele Zuschauer:innen mit den von einer Mutter aus der somalischen Community geschilderten persönlichen Erfahrungen im Video und berichteten von ähnlichen Erfahrungen und großer Unsicherheit bezüglich ihrer Handlungsmöglichkeiten bei der Begegnung mit Rassismus im Alltag. Insbesondere der Erfahrungsbericht zu Diskriminierungserfahrungen bei der Auswahl der Schulform nach der vierten Klasse wurde von Eltern in allen Sprachen rege in Bezug zu eigenen ähnlichen Er-

---

[8] In diesem Video berichtet eine Mutter, dass sie und ihre Kinder vor einer Arztpraxis rassistisch beleidigt wurden: https://www.youtube.com/watch?v=e9ETpltalW0&list=PLWu9BQFqR00t_Bn4J91LmKOrI3EbVrTT2&index=11

fahrungen diskutiert. Hier wurde angemerkt, wie schön und wichtig es sei, zu erfahren, dass Eltern und Schüler:innen mit diesen Erfahrungen nicht allein seien.

15.3 Fazit und Ausblick

Zur besseren Nutzung der mit digital gestützter Prävention und Gesundheitsförderung einhergehenden Potenziale für Neuzugewanderte hat dieses Kapitel den kollaborativen Entwicklungsprozess diversitätssensibler digitaler Gesundheitsinformationen beleuchtet. Die Verringerung des *digital divide* in den Themenbereichen Prävention und Gesundheitsförderung ist insbesondere für die Gruppe der Neuzugewanderten eine notwendige, Teilhabe ermöglichende Maßnahme in der postmigrantischen Gesellschaft. Das Projekt basierte auf der Überzeugung, dass Community-Forschung zu dieser Verringerung beitragen und das Nutzungspotenzial digitaler Informationen vergrößern kann. Die hier beschriebene detaillierte Darstellung der Videoproduktion sollte dabei sowohl die hohen Anforderungen partizipativer Ansprüche an Wissensproduktion als auch deren Relevanz für die Gruppe der Neuzugewanderten verdeutlichen. Die Bedeutsamkeit von Community-Forschung in diesem Themenbereich zeigte sich in diesem Projekt sowohl in der Priorisierung von Partizipation über Aufwandsentschädigungen seitens der STF als auch in den Rückmeldungen der Community zur Relevanz der Filme während der *Preview* und während des Public Viewing. Die Reflexion machte deutlich, dass Participatory Design während aller Prozessschritte respektvolle Aushandlungsprozesse aufseiten aller beteiligter Akteur:innen sowie ein gemeinsam getragenes Maß an Sensibilität und Pragmatismus erfordert. Hierdurch konnten implizite Ebenen sogenannter ‚Schwererreichbarkeit' expliziert und gemeinschaftliche Lösungen im Sinne verbesserter Zugangsmöglichkeiten zu digitalen Gesundheitsangeboten erarbeitet werden. Zudem wurden noch ungelöste Fragen im Hinblick auf die machtkritische Entwicklung diversitätssensibler digitaler Gesundheitsangebote offenbar, beispielsweise im Sinne möglicher Konflikte zwischen dem Anspruch an Barrierefreiheit und Kultursensibilität. Hier können zukünftige Projekte ansetzen, um innovative und adressat:innengerechte Perspektiven zu eröffnen.

Literatur

Bachmann R, Hertweck F, Kamb R, Lehner J, Niederstadt M (2022) Digitale Kompetenzen in Deutschland. Zeitschrift für Wirtschaftspolitik 71(3):266–286

Berchem D, Falge C, Pajonk Y (2022) Community Health in der Bochumer Hustadt: Wider eine vermeintliche Kultur der Schwer-Erreichbarkeit und der Nicht-Partizipation marginalisierter Communities. In: Department of Community Health (Hrsg) Community Health: Grundlagen, Methoden, Praxis. Beltz Juventa, Weinheim, S 314–326

Berens EM, Klinger J, Mensing M, Carol S, Schaeffer D (2022) Gesundheitskompetenz von Menschen mit Migrationshintergrund in Deutschland: Ergebnisse des HLS-MIG. Interdisziplinäres Zentrum für Gesundheitskompetenzforschung (IZGK), Bielefeld

Betscher S, Falge C (2022) Forschen mit Studierenden und Stadtteilforscher*Innen in Zeiten von Corona. Curare 44(1–4):90–93

Chidambaram S, Jain B, Jain U, Mwavu R, Baru R, Thomas B et al. (2024) An introduction to digital determinants of health. PLOS Digital Health 3(1):e0000346

Department of Community Health (Hrsg) (2022) Community Health: Grundlagen, Methoden, Praxis. Beltz Juventa, Weinheim

Falge C (2018) Diversity im Kontext gesundheitlicher Vulnerabilität: Ethnografische Gesundheitsforschung im Stadtteillabor Bochum. Z Diversitätsforschung Management 1(3):1–13

Falge C (2021) Medizinethnologie im Anwendungskontext: Theoretische und Methodische Orientierungen im Stadtteillabor Bochum. In: Spallek J, Zeeb H (Hrsg) Handbuch Migration und Gesundheit: Grundlagen, Perspektiven und Strategien. Hogrefe, Göttingen, S 397–405

Falge C, Betscher S, Berchem D, Betscher S, Gorch D, Müller F, Köckler H, Pajonk Y, Simon D, Sprünken M, Schramm A, Strauss A (2022) Kultursensible Prävention mit Stadtteilforschung: Gesundheitsbezogene Ressourcen, Barrieren und Handlungsempfehlungen in einer multidiversen Nachbarschaft. Hochschule für Gesundheit, Bochum. https://doi.org/10.4126/FRL01-006511376

Fontanari E, Karpenstein J, Schwarz NV, Sulimma S (2014) Kollaboratives Forschen als Methode in der Migrations- und Sozialarbeitswissenschaft im Handlungsfeld Flucht und Migration. In: Labor Migration (Hrsg) Vom Rand ins Zentrum. Perspektiven einer kritischen Migrationsforschung. Panama Verlag, Berlin, S 111–130

Foroutan N (2023) Es wäre einmal deutsch – Über die postmigrantische Gesellschaft. Ch. Links Verlag, Berlin

Geldermann A, Falge C, Betscher S, Jünger S, Bertram C, Woopen C (2024) Diversitäts- und kultursensible Gesundheitsinformationen für mehr digitale Gesundheitskompetenz: Eine kollaborative Community-Forschung zu Barrieren und Bedarfen. Prävention und Gesundheitsförderung 19(1):75–94

Haring R (Hrsg) (2022) Gesundheitswissenschaften. Springer, Berlin/Heidelberg

Jünger S, Kutschmann M, Betscher S, Falge C (2022) Forschen mit und für Communities – Wissenschaft diversitätssensibel gestalten. In: Department of Community Health (Hrsg) Community Health: Grundlagen, Methoden, Praxis. Beltz Juventa, Weinheim, S. 84–97

Lampert T, Hoebel J, Kuntz B, Waldhauer J (2022) Soziale Ungleichheit und Gesundheit. In: Haring R (Hrsg) Gesundheitswissenschaften. Springer, Berlin/Heidelberg, S 159–168

Marmot M, Shipley MJ, Rose G (1984) Inequalities in death – specific explanations of a general pattern? Lancet 323(8384):1003–1006

Marmot M, Smith GD, Stansfeld S, Patel C, North F, Head J, White I, Brunner E, Feeney A, Marmot MG, Smith GD (1991) Health inequalities among British civil servants: the Whitehall II study. Lancet 337(8754):1387–1393

Mesch G, Mano R, Tsamir J (2012) Minority status and health information search: a test of the social diversification hypothesis. Soc Sci Med 75(5):854–858

Morley J, Cowls J, Taddeo M, Floridi L (2020) Public health in the information age: recognizing the infosphere as a social determinant of health. J Med Internet Res 22(8):e19311

Nussbaum M (1998) Gerechtigkeit oder Das gute Leben. Suhrkamp, Frankfurt a. M.

Radu I, Scheermesser M, Spiess MR, Schulze C, Händler-Schuster D, Pehlke-Milde J (2023) Digital health for migrants, ethnic and cultural minorities and the role of participatory development: a scoping review. Int J Envir Res Public Health 20(20):6962

Richter M, Hurrelmann K (2009) Gesundheitliche Ungleichheit. VS Verlag für Sozialwissenschaften, Wiesbaden

Samkange-Zeeb F, Borisova L, Padilla B, Bradby H, Phillimore J, Zeeb H (2020) Superdiversity, migration and use of internet-based health information – results of a cross-sectional survey conducted in 4 European countries. BMC Public Health 20:1263

Schlingmann T (2022) Über Partizipation hinaus. Spannungsfelder und Widersprüche im System Forschung. In: Brenssell A, Lutz-Kluge A (Hrsg) Partizipative Forschung und Gender. Emanzipatorische Forschungsansätze weiterdenken. Verlag Barbara Budrich, Opladen, S 7–16

Simonsen J (Hrsg) (2013) Routledge international handbook of participatory design. Routledge, Milton Park

Sørensen K, van den Broucke S, Fullam J, Doyle G, Pelikan J, Slonska Z, Brand H (2012) Health literacy and public health: a systematic review and integration of definitions and models. BMC Public Health 12:80

Spallek J, Zeeb H (Hrsg) (2021) Handbuch Migration und Gesundheit: Grundlagen, Perspektiven und Strategien. Hogrefe, Göttingen

von Unger H (2023) Partizipative Forschung. In: Selke S, Neun O, Jende R, Lessenich S, Bude H (Hrsg) Handbuch Öffentliche Soziologie. Springer VS, Wiesbaden, S 229–236

Wright M, Block M, von Unger H (2007) Stufen der Partizipation in der Gesundheitsförderung. Dokumentation 13. Bundesweiter Kongress Armut und Gesundheit, Berlin 2007. https://www.armut-und-gesundheit.de/uploads/tx_gbbkongressarchiv/Wright__M..pdf

16
Digitale Technologien im kommunalen Präventionssystem ‚Communities That Care' – CTC

Dominik Röding, Ricarda Brender, Katharina Bremer, Nadya-Daniela Schmidt, Sibel Ünlü, Frederick Groeger-Roth und Ulla Walter

16.1 Einleitung

Der Beitrag erörtert den Einsatz von digitalen Technologien in der kommunalen Gesundheitsförderung am Beispiel des Mehrebenenansatzes ‚Communities That Care' (CTC) in Deutschland. CTC ist ein kommunales Präventionssystem zur Prävention von jugendlichem Problemverhalten (z. B. Substanzkonsum, Mobbing, Gewalt, Delinquenz) (Röding et al. 2021; Röding et al. 2023; Walter et al. 2023). Kommunen, die CTC einführen, werden in einem fünfphasigen Prozess, der etwa 24 Monate dauert, von einer CTC-Transferstelle begleitet, geschult und technisch unterstützt (Röding et al. 2023; Walter et al. 2023). In Niedersachsen ist diese Stelle der Landespräventionsrat Niedersachsen und

---

D. Röding (✉) · R. Brender · K. Bremer · S. Ünlü · U. Walter
Medizinische Hochschule Hannover, Institut für Epidemiologie, Sozialmedizin und Gesundheitssystemforschung, Forschungsschwerpunkt Prävention und Rehabilitation, Hannover, Deutschland
e-mail: roeding.dominik@mh-hannover.de; brender.ricarda@mh-hannover.de; bremer.katharina@mh-hannover.de; uenlue.sibel@mh-hannover.de; walter.ulla@mh-hannover.de

N.-D. Schmidt
Universität Hildesheim, Institut für Psychologie, Hildesheim, Deutschland
e-mail: schmidtn@uni-hildesheim.de

F. Groeger-Roth
Landespräventionsrat Niedersachsen, Hannover, Deutschland
e-mail: frederick.groeger-roth@mj.niedersachsen.de

© Der/die Autor(en), exklusiv lizenziert an Springer-Verlag GmbH, DE, ein Teil von Springer Nature 2025
F. Fischer, K. Wrona (Hrsg.), *Technologiegestützte Ansätze in der Community-basierten Prävention und Gesundheitsförderung*,
https://doi.org/10.1007/978-3-662-71115-6_16

im restlichen Bundesgebiet bei der FINDER Akademie in Berlin angesiedelt. CTC baut auf zwei grundlegenden präventionswissenschaftlichen Erkenntnissen auf:

(1) Jugendliches Problemverhalten wird nachweislich nicht nur durch Persönlichkeitsmerkmale hervorgerufen, sondern auch durch soziokulturelle Umweltfaktoren. Es wurden über 20 solcher Faktoren identifiziert und in wohnort-, schul-, familien- sowie freund:innenkreis- und individuumbezogene Risiko- und Schutzfaktoren unterteilt. Längsschnittstudien belegen, dass die meisten davon jeweils eine Vielzahl von Problemverhaltensweisen und die mentale Gesundheit beeinflussen.

(2) Es wurden bereits zahlreiche Programme und Maßnahmen entwickelt, mit denen diese Faktoren nachweislich wirksam beeinflusst werden können. Sie diffundieren allerdings kaum von selbst in die Praxis der verschiedenen Lebenswelten, weshalb es geeignete Disseminations-, Translations- und Transferansätze benötigt, um evidenzbasierte Maßnahmen in die Fläche zu bekommen.[1]

- *Phase 1 – CTC vorbereiten:* Interessierte Vertreter:innen der Kommune werden dabei begleitet, eine Lenkungsgruppe (lokale Entscheidungsträger:innen) und ein Gebietsteam (Präventionsakteur:innen und Praktiker:innen) zu finden oder neu aufzubauen. Zudem muss vor Ort eine Person gefunden werden, die den CTC-Prozess in der Kommune koordiniert. Die lokale CTC-Koordination und ggf. weitere interessierte Mitglieder der Lenkungsgruppe und des Gebietsteams erhält bzw. erhalten eine erste Schulung zu folgenden Inhalten: (1) Grundlagen und Ziele von CTC, (2) Rolle des Gebietsteams und der Lenkungsgruppe, (3) Modell der Risiko- und Schutzfaktoren von jugendlichem Problemverhalten, (4) CTC-Schüler:innenbefragung, (5) evidenzbasierte Programme sowie Entwicklung einer Vision für die Kommune. Die lokale CTC-Koordination gibt dieses Wissen an die Lenkungsgruppe und das Gebietsteam weiter und informiert auch die lokale Öffentlichkeit darüber.
- *Phase 2 – Organisationsstrukturen einrichten:* Das Gebietsteam wird darin geschult, die Ergebnisse der CTC-Schüler:innenbefragung zu interpretieren, lokale Sekundärdaten einzubeziehen sowie Risiko- und Schutzfaktoren zu priorisieren. Anschließend initiiert das Gebietsteam vor Ort an den Schulen die Online-Befragung der Schüler:innen und erhält einen vom Deutschen Forschungszentrum für Künstliche Intelligenz (DFKI) automatisiert generierten Ergebnisbericht zur lokalen Verbreitung (Prävalenzen) der Problemverhaltensweisen sowie der Risiko- und Schutzfaktoren. Unter Hinzuziehung lokaler Statistiken und Einschätzungen lokaler Expert:innen legt das Gebietsteam die zu priorisierenden Risiko- und Schutzfaktoren fest.
- *Phase 3 – Gebietsprofil erstellen:* Das Gebietsteam erhält eine Schulung zur Bestandsaufnahme der Präventionsangebote vor Ort, zur Bewertung des Angebots sowie zur Analyse von Lücken, Überschneidungen und Doppelungen in Bezug auf die priorisierten Risiko- und Schutzfaktoren. Danach führt das Gebietsteam vor Ort die Bestandsaufnahme und Analysen durch.

---

[1] Weitere Details zu CTC in Deutschland sind über www.ctc-info.de öffentlich zugänglich.

- *Phase 4 – Aktionsplan erstellen:* Das Gebietsteam und Vertreter:innen der Lenkungsgruppe erhalten eine Schulung zu folgenden CTC-Arbeitsschritten: Bestimmung überprüfbarer gebietsbezogener Präventionsziele, bedarfsorientierte Auswahl evidenzbasierter Programme aus dem Evidenzregister *Grüne Liste Prävention*, Stärken-/Schwächenanalyse zu bereits vor Ort implementierten Programmen, Entwicklung und Evaluierung eines Aktionsplans auf Programm- und Gebietsebene. Anschließend setzen die geschulten Personen diese Schritte für ihre Kommune praktisch um.
- *Phase 5 – Aktionsplan umsetzen und evaluieren:* Das Gebietsteam und Vertreter:innen der Lenkungsgruppe erhalten eine Schulung zu Bestandteilen eines effektiven Aktionsplans (Quantität und Qualität), zum logischen Modell von CTC, der Umsetzung von Programmen, Bedingungen der Umsetzung des Aktionsplans und den jeweiligen Rollen der Lenkungsgruppe, des Gebietsteams und der Projektkoordination. Anschließend realisieren die geschulten Personen diese Schritte vor Ort und wiederholen in drei- bis vierjährigem Rhythmus die Phasen 2 bis 5 im Sinne eines kontinuierlichen Public Health Action Cycle.

16.2 Digitale Technologien im CTC-Prozess

16.2.1 Webinare und digitale Materialien für Kommunen

Die für die Einführung und Umsetzung von CTC notwendigen zeitlich umfangreichen Schulungen der lokalen CTC-Koordination (ggf. nehmen auch Mitglieder der Lenkungsgruppe und des Gebietsteams teil) erfolgen derzeit noch ausschließlich in Präsenzveranstaltungen, in denen allerdings selbstverständlich digitale Medien eingesetzt werden. Zukünftig sollen diese durch eine E-Learning-Plattform ersetzt werden, welche die nationale CTC-Transferstelle aktuell entwickelt (https://communities-that-care.de). Falls nur die CTC-Koordination die Schulungen in Anspruch nimmt, werden diese – zumindest in Niedersachsen – mittels Eins-zu-eins-Videokonferenzen durchgeführt. Neben diesen herkömmlichen Schulungen für kommunale Akteur:innen gibt es mittlerweile auch Schulungen zur Ausbildung von Landesmultiplikator:innen. Diese werden v. a. in Präsenzveranstaltungen durchgeführt; digitale Arbeitsblätter und ein digitales Handbuch (zukünftig ggf. weitere digitale Materialien) werden über die oben genannte Plattform zur Verfügung gestellt.

Die lokale CTC-Koordination erhält zudem das sogenannte Milestones & Benchmarks Tool (MBT), ein Instrument zur Planung und Qualitätssicherung, in Form eines Excel-Sheets, um die fünf Phasen der Implementation formativ zu evaluieren. Aktuell wird in einem Landkreis ein Online-Monitoring-System (inkl. Dashboard) erprobt, mit dem z. B. die Umsetzung der Maßnahmen in Phase 5 erfasst und analysiert werden kann. Diese Plattform ist u. a. mit der Schulstatistik (z. B. Schüler:innenzahlen pro Klasse) verknüpft und erlaubt es, einfach zu erfassen, in welchem Umfang die anvisierte Zielgruppe mit der geplanten Maßnahme erreicht wurde.

16.2.2 CTC-Schüler:innenbefragung

Die Befragungen der Schüler:innen (Phase 2) erfolgen online im Rahmen einer Schulstunde. Sie können von Kommunen oder Schulen beim Deutschen Forschungszentrum für Künstliche Intelligenz (DFKI) inklusive Ergebnisberichten eingekauft werden. In Niedersachsen ist diese Leistung für die Kommunen im Moment kostenfrei. Die Befragung bzw. der dazugehörige Ergebnisbericht gibt Auskunft über die lokalen Prävalenzen der Risiko- und Schutzfaktoren, problematischen Verhaltensweisen und das Wohlbefinden. Die Universität Hildesheim führt zweijährlich eine Befragung in Niedersachsen durch, um Referenzwerte für dieses Bundesland zu erhalten. Zudem befragt sie seit 2021 in drei Bundesländern Schüler:innen, um die Effektivität von CTC zu überprüfen (Soellner et al. 2018, 2023). Ferner hat sie einen für Grundschulkinder adaptierten Fragebogen pilotiert.

Die Fragebögen für die Grundschule, für den fünften Jahrgang und ab dem sechsten Jahrgang sind jeweils an die Entwicklung der Heranwachsenden angepasst. Der Aufbau sowie die Durchführung sind gleich, eine Teilnahme ist am PC sowie am Tablet möglich. Am Befragungstag helfen die Lehrkräfte beim Aufrufen des Fragebogens, bei der Eingabe der bereitgestellten TANs (jede:r Schüler:in nutzt eine individuelle TAN, um Zugriff zu erlangen) und stehen für Fragen zur Verfügung. Dem Fragebogen ist eine Ausfüllanleitung vorangestellt, sodass er selbstständig bearbeitet werden kann. Die Fragen haben mehrheitlich ein mehrstufiges Antwortformat (z. B. *NEIN! – nein – ja – JA!*), einige wenige sind mittels Zahleingabefeldern oder Schiebereglern zu beantworten. Am Ende gibt es ein Freitexteingabefeld. Von den Schulen wird die Online-Befragung meist sehr gut angenommen, hauptsächlich aufgrund des vergleichsweise geringen organisatorischen Aufwands: Die Lehrkräfte müssen keine Fragebögen austeilen, einsammeln und verschicken. Der Zugang zu einem Computerraum oder zu einem Klassensatz Tablets und WLAN ist in der Regel gegeben.

Online-Befragungen zeichnen sich durch mehrere Vorteile aus, allem voran durch (1) die sofortige Verfügbarkeit der Daten auf der Durchführungsplattform. (2) Im Vergleich zu Papierfragebögen entfällt ein Einscannen oder händisches Eingeben, was beides aufwendig und fehleranfällig ist. (3) Die Anonymität der Schüler:innen wird besser gewahrt, da sie nicht anhand handschriftlicher Antworten identifiziert werden können. (4) Auch lassen sich elektronisch Filterfragen leicht implementieren, von deren Beantwortung abhängt, ob eine Folgefrage angezeigt wird (beispielsweise erscheint die Frage, wie oft man in den letzten vier Wochen die Schule geschwänzt habe, nur, wenn man die grundsätzliche Frage nach Schulschwänzen in diesem Zeitraum bejaht hat). (5) Ferner lässt sich online die Reihenfolge der Fragen ohne viel Aufwand variieren. So kann ein Effekt der Reihenfolge der Frageinhalte kontrolliert werden (z. B. ob Fragen zum Selbstwert anders beantwortet werden, wenn zuvor Fragen zum elterlichen Drogenkonsum gestellt wurden).

Perspektivisch eröffnet eine Online-Befragung die Möglichkeit, eine Vorlesefunktion für Personen mit Leseschwierigkeiten und ein- und ausklappbare Erklärungen zu bestimmten Fragen vorzusehen. Hierdurch könnte eine stärkere Barrierefreiheit erreicht werden. Sollte der Fragebogen irgendwann in weitere Sprachen übersetzt werden, ließe sich auch die bevorzugte Anzeigesprache auswählen.

16.2.3 Automatisierte Berichtslegung und digitaler Kommunalbericht

Das DFKI hat im Auftrag des Landespräventionsrates Niedersachsen (LPR) eine Softwarelösung programmiert, bei der die Datenanalyse und die Berichterstellung für regionale Schüler:innenbefragungen weitgehend automatisiert abläuft. Dadurch lassen sich Berichte wesentlich schneller (i. d. R. innerhalb weniger Tage anstelle von Wochen und Monaten) und kostengünstiger erstellen. So ist der LPR auch mit seinen beschränkten Ressourcen in der Lage, den Kommunen in Niedersachsen die Schüler:innenbefragung kostenfrei anzubieten.

Im Rahmen der vom Bundesministerium für Bildung und Forschung geförderten Effektivitätsstudie von CTC erstellte die Universität Hildesheim die Kommunen- und Schulberichte mit der Analysesoftware *R* und dem Textsatzsystem *LaTeX*. Diese kostenfrei verfügbaren Programme ermöglichen die Kombination von generischen Textbausteinen mit individuellen Abbildungen, aber auch die Integration von Analyseergebnissen in Texte (z. B. Stichprobengröße, Geschlechterverteilung) und die Auswahl unterschiedlicher Textbausteine je nach Ausprägung bestimmter Variablen. Auch hier wurde die Berichtlegung über die Kommunen bzw. Schulen hinweg automatisiert.

Sowohl die vom DFKI als auch die von der Universität Hildesheim erstellten Berichte enthalten Informationen zum theoretischen Hintergrund von CTC, zu den erfassten Untersuchungsdimensionen, zum Untersuchungsrahmen sowie zu den soziodemografischen Angaben der teilnehmenden Schüler:innen der Kommune bzw. Schule. Die erfassten Problembereiche sowie Risiko- und Schutzfaktoren werden mithilfe von Abbildungen dargestellt, welche die Ausprägung in der Kommune bzw. Schule mit Referenzwerten im Sinne eines Benchmarkings vergleicht (beispielsweise die Angabe depressiver Symptome in einer bestimmten Kommune X und in Niedersachsen). Die Berichte werden im PDF-Format zur Verfügung gestellt. Sie nicht drucken zu lassen spart Zeit und Ressourcen, außerdem lassen sie sich als PDF leicht in den Kommunen bzw. Schulen weitergeben.

16.2.4 Online-Evidenzregister sowie digitale oder hybride Präventionsprogramme

Ein wichtiger Aspekt bei CTC ist die Verwendung eines öffentlich zugänglichen, kostenfreien Online-Evidenzregisters, welches auf die Daten der CTC-Schüler:innenbefragung bzw. den digitalen Kommunalbericht abgestimmt und besonders anwendungsfreundlich ist. In Deutschland ist dies die *Grüne Liste Prävention* (www.gruene-liste-praevention.de) (Walter et al. 2023). Die Nutzer:innen können hier direkt die Risiko- und Schutzfaktoren, Problemverhaltensweisen, Altersgruppen etc., die sie in ihrer Kommune adressieren möchten, per Mausklick anwählen und erhalten eine Liste entsprechender Programme. Das Register ist nach folgenden Evidenzgraden sortiert: (3) Effektivität nachgewiesen, (2) Effektivität wahrscheinlich und (1) Effektivität theoretisch gut begründet (Bremer et al. 2022; Groeger-Roth und Hasenpusch 2011). Mit einem Mausklick auf einen der Einträge, werden für den jeweiligen Eintrag alle Informationen in laienverständlicher Sprache dargestellt, die für eine Entscheidungsfindung nötig sind. Diese Informationen werden für jedes Programm gleichartig präsentiert, sodass die Einträge relativ mühelos hinsichtlich ihrer Unterschiede und Gemeinsamkeiten verglichen werden können.

Stand Februar 2024 sind in der *Grünen Liste Prävention* 102 Programme gelistet (Brender et al. 2024). Für 18 dieser Programme werden digitale oder hybride Schulungen für die Personen angeboten, die das Programm durchführen möchten. Für die übrigen Programme wird entweder keine digitale oder hybride Schulung angeboten, oder es konnte von der *Grünen Liste Prävention* dazu keine Informationen ermittelt werden. Eine Möglichkeit zur digitalen Programmdurchführung ist bei elf Programmen vorgesehen. Weitere vier der gelisteten Programme ermöglichen eine digitale Durchführung von nur einzelnen Programmkomponenten, da analoge Komponenten notwendig sind, damit das Programm seine Wirksamkeit entfaltet (Brender et al. 2024).

Die *Grüne Liste Prävention* wird stetig aktualisiert und derzeit systematisch hinsichtlich digitaler Präventions- und Gesundheitsförderungsmaßnahmen erweitert. Noch nicht gelistete Programme können von allen für eine Überprüfung vorgeschlagen werden. Zudem recherchiert das Team der *Grünen Liste Prävention* selbstständig nach potenziell neuen Programmen. Erfüllen die neu vorgeschlagenen oder recherchierten Maßnahmen die grundsätzlichen Einschlusskriterien (z. B. Zielgruppe Heranwachsende), werden sie hinsichtlich ihrer Konzept-, Umsetzungs- und Evaluationsqualität geprüft. Wenn die Maßnahmen die Kriterien erfüllen, werden sie in das Evidenzregister aufgenommen und bekommen einen der drei Evidenzgrade zugewiesen.

16.2.5 Online-Meetings lokaler CTC-Teams

Die Covid-19-Pandemie beschleunigte die Digitalisierung in CTC. So musste z. B. die Zusammenarbeit der in den Kommunen entstandenen Gebietsteams innerhalb kürzester Zeit auf digitale Plattformen verlagert werden. Diese Herausforderungen haben die CTC-Kommunen in Eigenregie für sich und teils recht unterschiedlich gelöst. Wissenschaftliche Auswertungen liegen hierzu jedoch nicht vor. Es ist aber bekannt, dass die CTC-Gebietsteams in den einzelnen Kommunen meist mehrere Online-Tools getestet und eingesetzt haben. Wichtig war, dass die verschiedenen Phasen eines analogen Meetings auch online abwechslungsreich gestaltet und die Teilnehmenden zur aktiven Mitarbeit motiviert werden konnten. Hierfür setzten die Gebietsteams vielzählige Tools ein, die auch bei einem Online-Meeting ein gegenseitiges Kennenlernen, gemeinsame Kaffeepausen, Gruppenarbeiten, Abstimmungen, Reflexionsrunden etc. gut ermöglichten. Zusätzlich wurden den Gebietsteammitgliedern vorab postalisch Materialien, wie z. B. Reflexionskarten, Teebeutel, Schokolade oder eine Tröte zum gemeinsamen Feiern (z. B. von Erfolgen), verschickt.

Die aus den Herausforderungen der Pandemie entwickelten Online-Meetings der lokalen CTC-Gebietsteams sind auch heute ein noch gern genutztes Instrument, da sie einen orts- und zeitungebundenen Informationsaustausch ermöglichen. Für einen kreativen Kooperationsprozess bleibt die persönliche und direkte Zusammenarbeit jedoch nach wie vor unersetzlich.

16.2.6 Digitalisierung der lokalen Öffentlichkeitsarbeit

Innerhalb der Kommunen war die Öffentlichkeitsarbeit für CTC während der Covid-19-Pandemie von untergeordneter Priorität. Es oblag den Kommunen wie und in welchem Umfang sie für CTC warben. Einige, wie Braunschweig und der Landkreis Breisgau-Hochschwarzwald, erstellten ein Informationsvideo über CTC und verbreiteten dieses über das Internet.

Ein Problem ist, dass in den meisten Kommunen die Durchführung von komplexen Präventionsmaßnahmen wie CTC zu den bestehenden beruflichen Pflichten hinzukommt und die Öffentlichkeitsarbeit vom Engagement und den zeitlichen Ressourcen Einzelner abhängt. Hilfreich wären deshalb Informationsmaterialien in Form von Videos und Beiträgen für Social Media, die den lokalen CTC-Akteur:innen zentral von der CTC-Transferstelle zur Verfügung gestellt werden. Vorgefertigte Materialien, die den komplexen CTC-Prozess und die Erhebungsergebnisse leicht zugänglich veranschaulichen, könnten auch zur Information und Gewinnung von Entscheidungsträgern eingesetzt werden. Weitere Adressat:innen entsprechender Materialien könnten Eltern und Heranwachsende in den Kommunen sein, die über die Ergebnisse der CTC-Schüler:innenbefragung bisher nur unzureichend informiert werden.

16.3 Bedarf an weiteren digitalen Technologien

16.3.1 Ausbau digitaler Schulungsangebote

Wie zuvor erwähnt, erfolgen die Schulungen mit Stand März 2024 noch in Präsenzveranstaltungen; eine E-Learning-Plattform befindet sich in Vorbereitung. Auch wenn es bislang keine systematische Bedarfserhebung für digitale Schulungsangebote zu CTC gibt, werden vermutlich über digitale Schulungsformate für die lokalen CTC-Koordinator:innen sowie Landesmultiplikator:innen hinaus weitere Bedarfe entstehen. Hier ist z. B. an kurze Videotutorials zu denken, die für zunehmend mehr Menschen nicht mehr aus ihrem

Alltag wegzudenken sind. Diese zeichnen sich nicht nur durch ihre Kürze (drei bis zehn Minuten) aus, sondern auch durch ihren Fokus auf ein sehr eng umrissenes konkretes Praxisproblem, für das sie eine äußerst kleinschrittige Anleitung zur praktischen Umsetzung der Problemlösung anhand eines realen Falls geben. Im CTC-Prozess wird es vermutlich sehr viele solcher kleinen Praxisprobleme geben, für die solche Tutorials hilfreich sind. So z. B., wenn an Schulen die CTC-Schüler:innenbefragung umgesetzt werden soll. Tutorials mit einer Dauer von mehr als drei Minuten sollten sogenannte Timestamps haben, die in der Videobeschreibung inhaltlich benannt werden.

16.3.2 Ausbau digitaler oder hybrider Präventionsprogramme

Um den Kommunen eine vielfältige Auswahl präventiver Maßnahmen zu ermöglichen, ist auch der Ausbau digitaler und hybrider Angebote zu allen Präventionsthemen relevant. Hybrid meint, dass die Angebote sowohl Online- als auch Offline-Elemente haben (Scherenberg 2022). Gerade für die Zielgruppe der Kinder und Jugendlichen als ‚Digital Natives' bieten sich digitale Interventionen an, um z. B. gesundheitsbezogene Themen leichter zu adressieren. Hier sind Erklärvideos, Erinnerungsfunktionen, Selbsttests und Expert:innen-Chats ebenso vermehrt verwendete Methoden wie Virtual Reality, Gamification oder Serious Games. Digitale Angebote oder Elemente haben die Vorteile der Orts- und Zeitunabhängigkeit, des niedrigschwelligen Zugangs und der großen Reichweite.

Aufgrund dieser positiven Eigenschaften ist ein Ausbau digitaler oder hybrider Präventionsprogramme wichtig, damit sich v. a. auch Zielgruppen, die über andere Zugangswege schwer erreichbar sind, angesprochen fühlen. Dies kann, neben der primären Zielgruppe des Programms, auch sekundäre Zielgruppen (wie Fachkräfte oder Eltern) betreffen, die z. B. aufgrund knapper Ressourcen zeitlich und örtlich gebunden sind. Flexible Online-Formate können diesen Gruppen eine Teilnahme erleichtern.

Um Präventionsakteur:innen in den Kommunen einen Überblick zu qualitätsgeprüften und wirksamen digitalen und hybriden Präventionsprogrammen zu bieten und auf diese Weise deren Anwendung zu fördern, ist eine Integration solcher Maßnahmen in die *Grüne Liste Prävention* wichtig. Aufgrund einer fehlenden standardisierten Vorgehensweise werden derzeit v. a. Prozessevaluationen zu digitalen Maßnahmen in der Prävention und Gesundheitsförderung durchgeführt. Hier besteht ein großer Bedarf einer stärkeren Qualitätssicherung und Wirksamkeitsevaluation von digitalen Interventionen (Fischer 2020). Zudem ist sicherzustellen, dass die jeweilige Maßnahme als theoretische Basis ein logisches Modell (z. B. zur Verhaltensänderung) aufweist. Außerdem müssen bei der Umsetzung z. B. datenschutzrelevante Standards eingehalten werden und darüber hinaus wissenschaftliche Evaluationen zu den digitalen Interventionen vorliegen.

16.3.3 Aufbau digitaler Dateninfrastruktur für kommunale Gesundheitsförderung

Der CTC-Prozess könnte erheblich von einer webbasierten, interaktiven Repräsentation von Gesundheitsförderungsdaten profitieren, die für Informations-, Steuerungs- und Benchmarking-Zwecke genutzt werden können. Zunächst könnten die bislang statisch angelegten digitalen Kommunalberichte der CTC-Schüler:innenbefragung durch ein Dashboard ersetzt werden, das es den Kommunen ermöglicht, zwischen verschiedenen Auswertungs- und Visualisierungsvarianten ihrer Daten zu wählen. Im Idealfall ließen sich in dieses Dashboard relevante Daten aus der Lokalstatistik sowie für Evaluationszwecke Vergleichsdaten aus anderen Kommunen integrieren. Damit könnten die oft kritisierten ‚Datensilos' aufgebrochen und ‚Daten für Taten' sichtbarer und zugänglicher gemacht werden. Zens et al. (2020) weisen hier auf Innovationsmöglichkeiten hin, wenn Daten neuartig integriert, strukturiert und disseminiert werden. Die zahlreichen Herausforderungen und Hürden, die hierfür zu überwinden wären, lassen sich in Zens et al. (2020) nachlesen.

Für die im Rahmen von CTC-Phase 3 durchzuführende Stärken-/Schwächenanalyse wurde bereits ein erster Prototyp eines digitalen Monitoring-Systems (inkl. Dashboard) zu in der jeweiligen Kommune laufenden Präventionsprogrammen entwickelt und erprobt. Das Monitoring-System ist mit schulbezogenen sowie kleinräumigen Geodaten verknüpft, um die Programmdaten (z. B. Programmname, Anzahl erreichter Personen, adressierte Risiko- und Schutzfaktoren sowie Problemverhaltensweisen) damit in Verbindung zu bringen. Dies ist ein erster Schritt in Richtung des von Zens et al. (2020) vorgeschlagenen Konzepts einer digitalen Dateninfrastruktur für Community Capacity Building. Derartige Systeme sind erst im Entstehen und ihnen wird ein großes Potenzial für die lebensweltbezogene Prävention und Gesundheitsförderung zugeschrieben (Zens et al. 2020; Stark et al. 2023a, b).

16.4 Hemmende Faktoren für stärkere Digitalisierung von CTC

16.4.1 Mangelhafter Ausbau von Glasfaserleitungen

Die zunehmende Digitalisierung in der Prävention und Gesundheitsförderung ermöglicht niedrigschwellige Zugänge zu qualitativ hochwertigen Angeboten und Gesundheitsinformationen. Der Einsatz innovativer Technologien erfordert jedoch auch flächendeckende, leistungsfähige und sichere digitale Infrastrukturen. So stieg von 2014 bis 2022 das im Festnetz verbrauchte Datenvolumen um durchschnittlich 32 % pro Jahr. Auch hohe Bandbreiten von über 100 Mbit/s wurden in dem Zeitraum immer wichtiger und machten 2022 bereits 45 % aller gebuchten Anschlüsse aus (Bundesverband Breitbandkommunikation e. V. 2023).

Der Aufbau der digitalen Infrastruktur erfolgt mehrheitlich durch privatwirtschaftliche Unternehmen, die 2022 insgesamt 13,1 Mrd. € in den Breitbandausbau investierten (Bundesverband Breitbandkommunikation e. V. 2023). In für die Unternehmen unrentablen Gebieten wird der Transformationsprozess im Rahmen der Gigabit-Richtlinie 2.0 der Bundesregierung unterstützt. Dieses Förderprogramm hat zum Ziel, dass bis zum Jahr 2030 alle deutschen Haushalte, Unternehmen und öffentliche Einrichtungen mit Glasfaseranschlüssen bis ins Haus versorgt werden.

Mitte 2023 hatten bereits 35,6 % der Haushalte eine Glasfaserinfrastruktur, die auf öffentlichem Grund durchgängig bis an die Grundstücksgrenze reichte (‚homes passed'). Im Ländervergleich zeigten sich dabei große Unterschiede: Während die Spitzenreiter Schleswig-Holstein, Hamburg und Brandenburg jeweils eine Glasfaserquote von über 50 % hatten, bildete Berlin mit 19 % das Schlusslicht (Bundesverband Breitbandkommunikation e. V. 2023). Eine Glasfaserinfrastruktur, die bis ins Haus (‚homes prepared') oder im Haushalt angeschlossen ist (‚homes connected') haben hingegen nur 19 % der Haushalte – und hier gibt es starke regionale Unterschiede. Damit liegt Deutschland weit unter dem EU-weiten Durchschnitt von 56 % (FTTH Council Europe 2023).

Um den Rückstand Deutschlands bei der digitalen Infrastruktur aufzuholen, brauchen Kommunen eine möglichst zeitnahe und flächendeckende Erschließung ohne Folgekosten und mit minimaler Inanspruchnahme kommunaler Ressourcen. Immer mehr im Glasfaserausbau aktive Netzbetreibende weiten ihre eigenwirtschaftlichen Ausbauaktivitäten mit hohen Investitionen aus. Aufgrund des dadurch erhöhten Wettbewerbs werden auch ländliche Regionen beim Ausbau stärker berücksichtigt. Ein erhöhter Ausbauwettbewerb um den Markt birgt aber die Gefahr eines Doppelausbaus, bei dem ein Wettbewerber ein bereits errichtetes Glasfasernetz eines anderen Wettbewerbers überbaut oder dies ankündigt. Mitte 2023 waren 223 Kommunen in 13 Bundesländern von Doppelausbau betroffen. In jedem zehnten Fall wird ein Glasfasernetz überbaut, das staatlich gefördert wurde. In 12 % der Fälle, in denen zwei Netze nicht rentabel betreibbar sind, haben Wettbewerber ihr Ausbauvorhaben zurückgezogen. Das gefährdet langfristig die Ausbauziele der Bundesregierung (Bundesverband Breitbandkommunikation e. V. 2023).

Im schulischen Kontext wird der breitbandige Internetzugang bis zum Schulgelände ebenfalls durch die Gigabit-Richtlinie 2.0 gefördert. Die Vernetzung auf dem Schulgelände bis in die Klassenräume wird hingegen seit 2019 mit 7 Mrd. € aus Bundes- und Landesmitteln im Rahmen des Digitalpakt Schule unterstützt. Mit dieser Investition in die digitale Bildungsinfrastruktur sind alle allgemeinbildenden und berufsbildenden Schulen in öffentlicher und privater Trägerschaft berücksichtigt.

16.4.2 Öffentliche Zugänglichkeit relevanter kleinräumiger Daten

Im Rahmen von CTC werden für die Ermittlung der lokalen Präventionsbedarfe nicht nur die mittels der CTC-Schüler:innenbefragung erhoben Daten herangezogen, sondern idealerweise auch lokale Statistiken und Daten. Dies können z. B. Statistiken der vor Ort ansässigen Schulen oder der örtlichen Polizei und des Ordnungs- und Jugendamts sein oder ggf. auch lokale Daten zu Notfalleinsätzen etc. Häufig sind solche lokalen Daten aber selbst für die lokalen Akteur:innen – zum Teil aus missverstandenen Datenschutzauflagen – nur schwer zugänglich, oder sie liegen nicht in aufbereiteter Form vor. Wären diese

Daten in Deutschland bereits besser erschlossen und zugänglich, dann könnten darauf basierend digitale Monitoring-Systeme entwickelt werden, die ein sehr kleinräumiges Monitoring ermöglichen, ohne dass die Daten von den lokalen CTC-Teams aufwändig aufbereitet werden müssten. Kleinräumige Daten, die für CTC relevant sind, können in jedem Fall bereits heute aus der Polizeilichen Kriminalstatistik (PKS) online bezogen werden. Für Gesundheits- und Sozialindikatoren liegen zudem für einige Bundländer kommunale Portale vor, wie z. B. Gesundheitsatlas Bayern oder Gesundheitsatlas NRW (Röding et al. 2024). Zudem werden in Deutschland zunehmend kleinräumige Indikatoren-Sets entwickelt und erprobt. Hierzu gehören der StadtRaumMonitor[2] sowie die Portale Wegweiser Kommune,[3] KECK-Atlas[4] und SDG-Portal.[5] Kleinräumige Indikatoren aus dem Bereich Gesundheit und Sustainable Development Goals (SDGs) können außerdem über das IN-KAR-Portal[6] abgerufen werden.

16.5 Fazit und Ausblick

Digitale Technologien kommen an zahlreichen Stellen im gesamten CTC-Prozess zum Einsatz. Sie erleichtern die Umsetzung des CTC-Prozesses wesentlich und werden daher beständig weiterentwickelt. Am Beispiel des Mehrebenenansatzes CTC wird deutlich, dass v. a. bei der Schulung von Fachkräften (Videos, Videokonferenzen, digitales Schulungsmaterial), der Ermittlung des lokalen Präventionsbedarfs (Online-Befragung, automatisierte Berichtslegung), der Auswahl von Präventionsprogrammen (online zugängliches Evidenzregister) und der Kommunikation (Online-Meetings für Teamtreffen, digitale Medien für Öffentlichkeitsarbeit) digitale Technologien von besonderem Wert für die kommunale Gesundheitsförderung sind. Besondere Entwicklungsbedarfe werden am Beispiel von CTC aktuell v. a. im Ausbau von digitalen Schulungsangeboten für kommunale Akteur:innen, im Ausbau von digitalen und hybriden Präventionsprogrammen sowie im Ausbau von digitaler Infrastruktur für kommunale Gesundheitsförderung (z. B. digitale Monitoring-Systeme) gesehen. Hemmende Faktoren für den Einsatz digitaler Technologien in CTC sind (zumindest im ländlichen Raum) zum Teil ein mangelhafter Ausbau von Glasfaserleitungen und ganz allgemein eine auf falschen Vorstellungen von Datenschutz basierende mangelhafte Zugänglichkeit von lokalen Statistiken und Daten. Alle diese Entwicklungsbedarfe und hemmenden Faktoren werden derzeit aber bereits von verschiedenen Akteur:innen bearbeitet und weiterentwickelt. Digitalen Technologien wird in der kommunalen Gesundheitsförderung daher künftig voraussichtlich ein noch größeres Gewicht zukommen.

---

[2] https://stadtraummonitor.bzga.de.
[3] http://www.wegweiser-kommune.de.
[4] http://www.keck-atlas.de.
[5] https://sdg-portal.de.
[6] http://www.inkar.de.

Literatur

Bremer K, Brender R, Groeger-Roth F, Walter U (2022) Grüne Liste Prävention – Eine Datenbank evidenzbasierter Präventionsprogramme. Gesundheitswesen 84(8–9):864

Brender R, Bremer K, Kula A, Groeger-Roth F, Walter U (2024) Evidenzregister Grüne Liste Prävention – Analyse der gelisteten wirksamkeitsgeprüften Programme. Gesundheitswesen 86(7):474–482

Bundesverband Breitbandkommunikation e. V. (2023) BREKO Marktanalyse 2023. https://www.brekoverband.de/site/assets/files/37980/breko_marktanalyse_2023-1.pdf. Zugriff 18.03.2024

Fischer F (2020) Digitale Interventionen in Prävention und Gesundheitsförderung: Welche Form der Evidenz haben wir und welche wird benötigt? Bundesgesundheitsblatt – Gesundheitsforschung – Gesundheitsschutz 63(6):674–680

FTTH Council Europe (2023) FTTH/B market panorama in Europe. https://www.ftthcouncil.eu/resources/all-publications-and-assets/1707/european-ftth-b-market-panorama-2023. Zugriff 18.03.2024

Groeger-Roth F, Hasenpusch B (2011) Die „Grüne Liste Prävention" – effektive und erfolgversprechende Präventionsprogramme im Blick. Forum Kriminalprävention 4:54–58

Röding D, Gerlich M G, Walter U (2024) Gesundheitsindikatoren. In: Bundeszentrale für gesundheitliche Aufklärung (Hrsg) Leitbegriffe der Gesundheitsförderung und Prävention. Glossar zu Konzepten, Strategien und Methoden. https://doi.org/10.17623/BZGA:Q4-i055-3.0

Röding D, Soellner R, Reder M, Birgel V, Kleiner C, Stolz M, Groeger-Roth F, Krauth C, Walter U (2021) Study protocol: a non-randomised community trial to evaluate the effectiveness of the communities that care prevention system in Germany. BMC Public Health 21:1927

Röding D, Reder M, Soellner R, Birgel V, Stolz M, Groeger-Roth F, Walter U (2023) Evaluation des wissenschaftsbasierten kommunalen Präventionssystems Communities That Care: Studiendesign und Baseline-Äquivalenz intermediärer Outcomes. Prävention und Gesundheitsförderung 18(3):316–326

Scherenberg V (2022) Digitalisierung in Prävention und Gesundheitsförderung. In: Bundeszentrale für gesundheitliche Aufklärung (Hrsg) Leitbegriffe der Gesundheitsförderung und Prävention. Glossar zu Konzepten, Strategien und Methoden. https://doi.org/10.17623/BZGA:Q4-i130-1.0

Soellner R, Reder M, Frisch JU (2018) Communities that care. Schülerbefragung in Niedersachsen 2015. Universitätsverlag Hildesheim, Hildesheim

Soellner R, Schlüter H, Kollek M (2023) Communities That Care: Jugendbefragung in Niedersachsen 2021/2022. Universitätsverlag Hildesheim, Hildesheim

Stark AL, Geukes C, Albrecht J, Dockweiler C (2023a) Digitale Anwendungen in der Planung und Umsetzung von verhältnisorientierter Gesundheitsförderung und Prävention in Settings: Ergebnisse eines Scoping Reviews. Gesundheitswesen 85(4):380–387

Stark AL, Albrecht J, Dongas E, Choroschun K, Dockweiler C (2023b) Zukunftstrends und Einsatzmöglichkeiten digitaler Technologien in der settingbezogenen Prävention und Gesundheitsförderung – eine Delphi-Befragung. Bundesgesundheitsblatt – Gesundheitsforschung – Gesundheitsschutz 66(3):320–329

Walter U, Groeger-Roth F, Röding D (2023) Evidenzbasierte Prävention für die psychische Gesundheit von Kindern und Jugendlichen: Der Ansatz „Communities That Care" (CTC) für Deutschland. Bundesgesundheitsblatt – Gesundheitsforschung – Gesundheitsschutz 66(7):774–783

Zens M, Shajanian Zarneh Y, Dolle J, de Bock F (2020) Digital Public Health – Hebel für Capacity Building in der kommunalen Gesundheitsförderung: Ausgangslage, Entwicklungsfragen, TEAviisari als modellhafte Implementierung. Bundesgesundheitsblatt – Gesundheitsforschung – Gesundheitsschutz 63(6):729–740

Soziotechnische Innovationen zur Prävention und Gesundheitsförderung für und mit Sorgegemeinschaften partizipativ entwickeln: Der Elefant im Raum

Florian Fischer und Michael Schaller

17.1 Einleitung

In einer Zeit, in der individuelle Verantwortung und persönliche Leistungen oft im Vordergrund stehen, gewinnt ein ‚altes', aber zukunftsweisendes Konzept wieder an Bedeutung: die Kraft der Gemeinschaft. Besonders deutlich wird dies in den Bereichen der Prävention, Gesundheitsförderung und sozialen Fürsorge, in denen sich zeigt, dass kollektive Handlungen oft wirksamer als isolierte Einzelbemühungen sind. Die Förderung von Gesundheit wurde lange primär als individuelle Aufgabe – oder gar als individuelle moralische Verpflichtung – betrachtet (Füllgraff 1994). Man ging davon aus, dass jeder Mensch für den eigenen Lebensstil und damit für die eigene Gesundheit verantwortlich sei. Doch diese Sichtweise greift zu kurz, da sie die komplexen sozialen, ökonomischen, kulturellen und physischen Determinanten übersieht, die unsere Gesundheit maßgeblich beeinflussen (Dahlgren und Whitehead 1991).

In Wirklichkeit sind Prävention und Gesundheitsförderung gesamtgesellschaftliche Aufgaben und bieten zugleich gesamtgesellschaftliche Chancen (Müller 2008). Um ihr Wirkpotenzial entfalten zu können, erfordern sie aber auch ein Umdenken auf allen Ebenen. Eine Gesellschaft, die Gesundheit als gemeinsames Gut begreift, schafft Rahmenbedingungen, die es allen Menschen ermöglichen, gesund zu leben. Dieses Prinzip der gemeinschaftlichen Verantwortung lässt sich auch auf den Bereich der sozialen Fürsorge übertragen. Hier kommen die sogenannten Sorgegemeinschaften (‚Caring Communities')

F. Fischer (✉) · M. Schaller
Hochschule für angewandte Wissenschaften Kempten, Bayerisches Zentrum Pflege Digital, Kempten, Deutschland
e-mail: florian.fischer@hs-kempten.de; michael.schaller@hs-kempten.de

© Der/die Autor(en), exklusiv lizenziert an Springer-Verlag GmbH, DE, ein Teil von Springer Nature 2025
F. Fischer, K. Wrona (Hrsg.), *Technologiegestützte Ansätze in der Community-basierten Prävention und Gesundheitsförderung*,
https://doi.org/10.1007/978-3-662-71115-6_17

ins Spiel, bei denen es sich um Gemeinschaften handelt, die auf gegenseitiger Unterstützung und Fürsorge basieren. Diese Gemeinschaften erkennen an, dass die Sorge für andere nicht allein die Aufgabe Einzelner sein kann, sondern eine gesamtgesellschaftliche Herausforderung darstellt (Zängl 2023).

Sorgegemeinschaften schaffen dabei Strukturen, die es ermöglichen, Verantwortung zu teilen und Unterstützung dort zu leisten, wo sie benötigt wird. Die Idee der Sorgegemeinschaft umfasst alle Bereiche des menschlichen Lebens bzw. der (informellen) Care-Arbeit, von der Kinderbetreuung über die Unterstützung von Menschen mit Behinderungen bis hin zur Altenhilfe und -pflege. Sie fördert ein Klima der gegenseitigen Achtsamkeit und Verantwortung (Ackermann et al. 2023), das letztlich allen zugutekommt, indem Mitglieder der Gesellschaft miteinander füreinander sorgen (Haußmann und Hoffmann 2024). Dabei geht es nicht ausschließlich um praktische Hilfe, sondern auch um emotionale Unterstützung und soziale Einbindung. Ganz im Sinne der Gesundheitsförderung stehen somit Faktoren im Vordergrund, die als Ressourcen genutzt werden können und Resilienz fördern.

Die Bedeutung solcher Gemeinschaften wird in Gesellschaften des langen Lebens immer offensichtlicher (Knöpfel 2023). Traditionell wurde Pflege oft als individuelle oder familiäre Aufgabe betrachtet, insbesondere wenn es um die Pflege älterer oder kranker Angehöriger ging. Auch die Baby-Boomer-Generation zeigt eine hohe Bereitschaft, Familienmitglieder, Bekannte oder Nachbar:innen regelmäßig im Alltag zu unterstützen (Klie 2014). Trotzdem kann eine (ausschließliche) Fokussierung auf pflegende An- und Zugehörige aus mehreren Gründen problematisch und nicht mehr zeitgemäß sein: Angesichts der demografischen Alterung und sich wandelnder Familienstrukturen können traditionelle Sorgearrangements die zunehmenden Bedarfe an (pflegerischer) Unterstützung nicht mehr allein bewältigen. Zudem werden in unserer Gesellschaft nicht nur die professionellen sondern auch die unbezahlten Tätigkeiten der Sorgearbeit zumeist von Frauen geleistet (BMFSFJ 2018) und dabei der immense gesellschaftliche Wert dieser Tätigkeiten nicht berücksichtigt. Darüber hinaus erfordert professionelle Pflege spezifische Fachkenntnisse und Ressourcen, die von Laien nicht erwartet werden können (Fischer et al. 2022). Dies führt insgesamt zu einer hohen physischen und psychischen Belastung sowie zu einer systematischen Benachteiligung derjenigen, die Care-Tätigkeiten leisten (Fischer et al. 2020).

Es ist daher wichtig, Pflege und (Für)Sorge als gesamtgesellschaftliche Aufgaben zu verstehen und entsprechend zu organisieren. Sorgegemeinschaften bieten hier innovative Lösungsansätze, die Professionalität mit menschlicher Nähe verbinden – um auf der einen Seite (Für-)Sorge zu leisten und auf der anderen Seite die an der Care-Arbeit beteiligten Personen zu unterstützen und zu entlasten – ganz im Sinne der Prävention. Dies umfasst nicht nur die Bereitstellung ausreichender professioneller Pflegeeinrichtungen und -dienste, sondern auch die Schaffung von Rahmenbedingungen, welche die Ausübung einer qualitativ hochwertigen professionellen Pflege bei gleichzeitiger Stärkung gesundheitsfördernder Strukturen im jeweiligen Arbeitsumfeld ermöglichen (Fischer und Endter 2023), sowie die Entwicklung von Konzepten, die eine Balance zwischen professioneller und familiärer

Pflege auf der einen Seite sowie zwischen Care-Tätigkeit und Erwerbstätigkeit auf der anderen Seite ermöglichen (Kuhlmey und Budnick 2023).

Mit Blick auf diese Erfordernisse ist jedoch festzustellen, dass Sorgegemeinschafen divers und komplex sind, da sie eine dezidierte Ausrichtung auf sozialraumbezogene Versorgungsarrangements haben (Wörle et al. 2024). Diese Sozialraumorientierung stellt eine Unterscheidung zu anderen Konzepten wie dem der ‚Caring Societies' dar, welches explizit eine gesamtgesellschaftliche Perspektivierung vornimmt und beispielsweise den Staat als einen aktiven Akteur im Zusammenspiel mit familiären und zivilgesellschaftlichen Akteur:innen mitdenkt (Theobald et al. 2022). Durch eben diese Sozialraumorientierung bietet die Digitalisierung verschiedene Möglichkeiten, denn sie hat Auswirkungen auf lokale sozialräumliche Gegebenheiten (Wörle et al. 2023). Dabei sind die ‚digitale Welt' und ‚reale Welt' keine voneinander getrennten Sphären. Infolge der Digitalisierung bestehen Sozialräume, in denen sich Menschen in ihrem Alltag aufhalten (z. B. Quartiere), aus physischen sowie virtuellen Räumen und besitzen somit eine hybride Form. Dementsprechend kommt dem Quartier als Sozialraum insbesondere im aktuellen Diskurs um die Weiterentwicklung von Altenhilfestrukturen eine besondere Bedeutung zu, denn über Information, Vernetzung und Vermittlung von Unterstützungsangeboten können Potenziale der Digitalisierung auf lokaler Ebene genutzt werden (Kunze 2024).

Hier setzt der vorliegende Beitrag an, in welchem Erkenntnisse des Begleitforschungsprojektes „PiTiPS: Partizipation und Co-Creation für innovative Technologien für informell Pflegende und Sorgegemeinschaften" (Laufzeit: 04/2022–12/2025; https://www.pitips.de/) aus einer Förderlinie des Bundesministeriums für Bildung und Forschung (BMBF) in den Kontext von Prävention und Gesundheitsförderung durch soziotechnische Innovationen für Sorgegemeinschaften eingeordnet werden (BMBF 2021).

17.2 Sorgegemeinschaften als Community: Wovon sprechen wir?

Dieser Beitrag beschäftigt sich unter anderem mit der Frage, was eine Sorgegemeinschaft (‚Caring Community') überhaupt ist, denn die Verortung einer solchen ‚Sonderform' einer Community scheint in einem Sammelband, welcher sich mit technologiegestützten Ansätzen in der Community-basierten Prävention und Gesundheitsförderung beschäftigt, geboten. Während bereits in den einleitenden Worten zu diesem Kapitel einzelne Charakteristika und Zielsetzung von Sorgegemeinschaften benannt wurden, fällt doch eine einheitliche Begriffsdefinition schwer, welche eine empirische Beschreibung und Analyse von Sorgegemeinschaften erlauben würde (Wörle et al. 2024). Dies ist darauf zurückzuführen, dass Sorgegemeinschaften sehr vielfältig bis hin zu höchst individuell in ihrer Konzeption und Umsetzung sein können. Der sich daraus ergebende Sachverhalt eines unscharfen Begriffs ist aus einer prädiktiv geprägten sozialwissenschaftlichen Ausrichtung eher nicht zufriedenstellend. Auf der anderen Seite spielt diese Unschärfe der Argumentation von Handlungstheoretiker:innen in die Hände, die argumentieren würden, dass keine Theorie menschliches Verhalten genau vorhersagen kann, da Menschen über Handlungsspielräume verfügen. Vielmehr kann die begriffliche Definition einer Sorgegemeinschaft auch von der Polyvalenz der Betrachtung der Welt bzw. gesellschaftlicher Phänomene abhängig sein und somit im Sinne der Fuzzy-Logik, nicht nur die Vagheiten über die Ergebnisse eines an sich ‚präzisen' Systems beinhalten, sondern auch die Vagheit des Systems selbst (vgl. Kron 2005).

Vielleicht ist aber gerade diese Unbestimmtheit und Variabilität ein zentrales Charakteristikum – und vielleicht sogar ein potenzieller Erfolgsfaktor – von Sorgegemeinschaften. So betont Zängl (2023, S. 3): „Eine der Stärken einer Caring Community ist ihre Offenheit. Sich in einer Caring Community zu engagieren – in welcher Form auch immer – ist unter anderem auch eine Haltungsfrage." Sorgegemeinschaften können somit als Haltung, Kultur oder gar Utopie verstanden werden, die keiner weiteren begrifflichen Abgrenzung bedarf. Um es in den Worten von Niklas Luhmann (1998, S. 518) zu sagen: „Was funktioniert, das funktioniert. Was sich bewährt, hat sich bewährt. Darüber braucht man kein Einverständnis mehr zu erzielen."

17.2.1 Konzeptionelle Annäherung und Rahmung

Dennoch wagen wir den Versuch einer Begriffsklärung – ohne Anspruch auf Vollständigkeit und ohne die Zielsetzung einer vermeintlich schädlichen begrifflichen Engführung. Bestehenden Versuchen zur Definition und Charakterisierung von Sorgegemeinschaften ist gemein, dass sie als Antwort auf vielfältige gesellschaftliche Herausforderungen entstanden sind und auf dem Gedanken beruhen, dass Menschen selbstbestimmt und freiwillig Verantwortung füreinander übernehmen und sich gegenseitig unterstützen. Sorge für andere (*to care for*) gründet in einem Fundament dessen, was der Person, die die Sorgehandlungen vollzieht, wichtig ist – es geht dabei auch um das Worum und Wofür des Sorgens (*to care about*). Dadurch können Beziehungen zwischen Menschen unterschiedlicher Generationen und Hintergründe geschaffen und somit Sozialkapital, Solidarität und Vertrauen gestärkt werden (Schulz-Nieswandt 2017). Dies erfolgt unter der gemeinsamen Zielsetzung zur Schaffung eines sozialen Mehrwerts anstatt ökonomischer Gewinnmaximierung (Klein 2014) und auf der Basis geteilter Interessen und gemeinsamer identitätsstiftender Bezüge (auch zu einem bestimmten physischen Raum) (Wegleitner und Schuchter 2021). In sozialwissenschaftlich-theoretischen Konzepten wird dabei ein solcher (Sozial-)Raum als soziales Geflecht von Beziehungen verstanden. So wird in der Raumsoziologie nach Martina Löw (2001) der Raum als relationale Anordnung von Subjekten und Objekten in einem bestimmten Verhältnis zueinander definiert. Diese Perspektivierung nimmt ebenso die Relevanz von sozialen Räumen – und damit auch Handlungs- und Erfahrungsräumen – in den Blick, welche auch im Kontext digitaler Technologien – verstanden als digitale Materialitäten – von Bedeutung sind (Wörle und Fischer 2023).

Sorgegemeinschaften zeichnen sich auf der einen Seite durch ihre Flexibilität und Anpassungsfähigkeit aus, welche es ihnen ermöglicht, auf unterschiedliche (lokale) Bedarfe und Bedürfnisse zu reagieren. Auf der anderen Seite sollen sie ein stabiles und verlässliches Netzwerk bieten, das auf gemeinsamen Normen und Werten (z. B. Solidarität, Respekt und Inklusion) sowie geteilten Mustern der Wissensproduktion und Handlungen beruht (Spiess et al. 2023). Da nicht mehr in gleicher Weise wie noch vor einigen Jahr(zehnt)en auf informelle Pflegepotenziale innerhalb traditioneller Familienstrukturen zurückgegriffen werden kann (Klie 2014), können sorgende Gemeinschaften somit eine zukunftsfähige Sorgekultur ermöglichen.

Eine Sorgegemeinschaft lässt sich als ein ganzheitlicher Ansatz verstehen, der darauf abzielt, das Wohlbefinden und die Gesundheit von Individuen sowie Gemeinschaften zu fördern. Sorgegemeinschaften gehen dabei über Aspekte einer individualisierten Gesellschaft und traditionelle Versorgungsstrukturen hinaus und betonen die Bedeutung von Zusammenarbeit, gegenseitiger Unterstützung und Verbundenheit zwischen den Mitgliedern einer Gemeinschaft. In diesem Zusammenhang adressieren sie explizit die Herausforderungen einer zunehmend individualisierten Gesellschaft (Schimank 2000) und machen deutlich, dass Individuen gleichzeitig Teil einer Gemeinschaft sind. Sorgegemeinschaften sind nicht als Ersatz professioneller Dienstleistungen gedacht und dürfen auch nicht als „Ausfallbürge für einen überforderten Sozialstaat" oder als „Reparaturstätte des Neoliberalismus" (Zängl 2023, S. 4) dienen. Stattdessen sollen sie als komplementäre Strukturen fungieren, die eine Plattform für bürgerschaftliches Engagement schaffen und es Menschen ermöglichen, aktiv an der Gestaltung des Lebensumfelds teilzunehmen. Dabei steht die Vision im Vordergrund, dass Fürsorge und Unterstützung nicht allein Aufgabe von einzelnen Personen, professionellen Dienstleistenden oder staatlichen Institutionen ist, sondern eine gemeinschaftliche Verantwortung darstellt (Fischer und Schaller 2024; Wörle et al. 2023). Wie diese Verantwortung und die damit verbundenen erforderlichen Kompetenzen, Aufgaben und Rollen letztlich verteilt werden, ist immer Resultat eines Aushandlungsprozesses (Klie 2014).

Ein zentraler Aspekt von Sorgegemeinschaften ist ihre Fähigkeit, als Katalysator für gesellschaftliche Transformation zu wirken. Dadurch können alternative Zukunftsbilder von sorgenden Gesellschaften respektive Caring Societies (Knobloch et al. 2022) entwickelt und in vielfältiger Weise erlebbar werden. Indem sie neue Formen des Zusammenlebens und der gegenseitigen Unterstützung praktizieren, tragen Sorgegemeinschaften dazu bei, gesellschaftliche Normen und Werte zu hinterfragen und neu zu gestalten. Vor diesem Hintergrund erscheint es sowohl möglich, dass Sorgegemeinschaften durch einen Impuls von außen (*Top-down*) oder organisch gewachsen vor Ort (*Bottom-up*) entstehen (Wegleitner et al. 2023). In beiden Fällen erfordern Sorgegemeinschaften ein ausbalanciertes Zusammenspiel von informellen und formellen Akteur:innen der Sorgearbeit im Sinne eines Wohlfahrtsmix (Zängl 2023).

17.2.2 Verständnis in der Förderlinie

Die BMBF-Förderlinie „Technologiegestützte Innovationen für Sorgegemeinschaften zur Verbesserung von Lebensqualität und Gesundheit informell Pflegender" hat die Voraussetzungen für anwendungsorientierte Verbundprojekte geschaffen, welche mittels technologiegestützter Ansätze Prävention und Gesundheitsförderung in Sorgegemeinschaften vorantreiben sollten. Dabei liegt der Fokus explizit auf der Lebensqualität und Gesundheit der informell Pflegenden als Teil einer Sorgegemeinschaft.

Dementsprechend lohnt sich ein konkreter Blick in den Ausschreibungstext im Rahmen einer Dokumentenanalyse, um zu sehen, wie ‚Sorgegemeinschaften' in diesem Kontext verstanden werden. So lässt sich das Verständnis von Sorgegemeinschaften, welches zugleich auch als exemplarische Definition für dieselbe fungieren kann, in der Zielsetzung der Förderbekanntmachung (BMBF 2021) erkennen.

▶ **Verständnis von Sorgegemeinschaften in der BMBF-Förderlinie** (Hervorhebung durch die Autoren dieses Beitrags) Die vorliegende Bekanntmachung des Bundesministeriums für Bildung und Forschung (BMBF) zielt auf die Unterstützung von Sorgegemeinschaften, also **Formen gegenseitiger Unterstützung jenseits klassischer Familiennetzwerke** (englisch: „Caring Communities"), bestehend aus **informell und gegebenenfalls professionell Pflegenden sowie weiteren Akteuren** (z. B. Verwaltung, Vereine, Initiativen, Verbände, Kirchen und Religionsgemeinschaften, Privatwirtschaft). Diese **Sorgegemeinschaften sollen informell Pflegenden bei der Erbringung und Organisation der Pflege ihrer An- und Zugehörigen helfen** sowie die Lebensqualität und Gesundheit informell Pflegender durch spezifische innovative Angebote steigern. **Sie stabilisieren dadurch mittelbar die Pflegesituation** (BMBF 2021).

Die Formulierung in der Förderbekanntmachung (BMBF 2021) bildet selbstredend die Grundlage für die inhaltliche Schwerpunktsetzung der eingereichten Projektskizzen. Im Rahmen der letztlich sieben geförderten Projekte werden vor diesem Hintergrund auch verschiedene Aspekte berührt, welche das Verständnis von Sorgegemeinschaften betreffen. So wird unter anderem nach konkreten Sorgearrangements auf individueller Ebene und Sorgenetzwerken auf institutioneller Ebene differenziert. Der Mix aus informellen und formellen Pflegenden sowie weiteren Akteur:innen (z. B. soziale Dienste, Organisationen, kommunale Akteur:innen und engagierte Bürger:innen), der Entlastungsressourcen jenseits familiärer Strukturen bietet, wird ebenso in den Blick genommen wie die Notwendigkeit von gemeinsamer bzw. geteilter Verantwortung. Dabei zeigt sich der Bedarf an dynamischen Netzwerkstrukturen, welche durch ein Zusammenwirken analoger und digitaler Vernetzung möglich sind. Des Weiteren wird das Erfordernis eines erfolgreichen Zusammenspiels zwischen lokal begrenzten Unterstützungssystemen, welche familial, nachbarschaftlich und sozialräumlich (z. B. quartiersbezogen oder kommunal) verankert sind, auf der einen Seite und dezentraler Unterstützung auf der anderen Seite in den Blick genommen.

An dieser Stelle ist jedoch zusätzlich ein kritischer Blick auf die Wirkung dieser und anderer Ausschreibungen hilfreich, die im Forschungsfeld Alter, Pflege und Technik angesiedelt sind. Der starke Technikfokus solcher Ausschreibungen kann zu einer Vernachlässigung von Problemstellungen führen, welche nicht mit Technik assoziiert werden (können). Darüber hinaus werden z. B. explizit in der genannten Ausschreibung Menschen höheren Alters die autonomen Aspekte des Lebens abgesprochen. Solche eher negativ ausgestalteten Bilder und gesellschaftlich geprägten Vorstellungen können in der Forschung wiederum re-aktualisiert werden (Pelizäus 2023).

17.2.3 Concept Analysis zur Begriffsdefinition

Um ein tiefer gehendes Verständnis über diese Gedanken hinausgehend zu erhalten, fand eine Begriffsarbeit zu Sorgegemeinschaften in der zweiten Forschungswerkstatt statt, die vom Begleitprojekt PiTiPS im Rahmen ihrer Serviceaktivitäten für die geförderten anwendungsorientierten Verbundprojekte ausgerichtet wurde und als Reflexionsformat dienen soll (vgl. Schaller et al. 2024). Die Forschungswerkstatt wurde in Präsenz im ersten Halbjahr der Förderung durchgeführt. Es wurde ein Workshop-Format mit einer Dauer von 75 Minuten genutzt, in welchem zunächst ein kurzer Impuls zur Verständigung über den Begriff ‚Sorgegemeinschaft' mit Blick auf verschiedene Ansätze und Interpretationen in der Literatur (vgl. Abschn. 17.2.1) sowie aus der Förderbekanntmachung (vgl. Abschn. 17.2.2) gegeben wurde.

Anschließend erfolgte eine Aufteilung der insgesamt 27 Teilnehmenden in fünf Gruppen, welche heterogen (sprich projektübergreifend) besetzt waren. Die Gruppen wurden von Mitgliedern aus dem PiTiPS-Konsortium moderiert, welche auch die Protokollierung übernahmen. Zur Strukturierung der Diskussion wurde ein interaktives Vorgehen in Anlehnung an die Concept Analysis nach Walker und Avant (2011) gewählt. Die Diskussion folgte einem Vorgehen in drei Schritten, in welchem zunächst (1) Attribute festgelegt wurden, die für eine Konzeptualisierung einer Sorgegemeinschaft relevant sind. (2) In einem zweiten Schritt wurde ein Modellszenario identifiziert, um eine Konkretisierung der Attribute vorzunehmen, aber auch das Zusammenwirken verschiedener Akteur:innen aufzuzeigen. (3) In einem dritten Schritt wurde ein Kontrastfall zur Diskussion gestellt, um eine Abgrenzung von Sorgegemeinschaften zu anderen Modellen zu schaffen.

In den jeweiligen Gruppen sollten Akteur:innen als Teil einer Sorgegemeinschaft und deren jeweils individuellen bzw. übergreifenden Attribute diskutiert werden. Hierzu wurden farbige Konzeptkarten ausgeteilt, die entsprechend den zuvor beschriebenen Schritten beschriftet und auf den jeweiligen Gruppentischen verschoben werden konnten (Abb. 17.1). Die sich aus dieser Diskussion ergebenden Ergebnisse wurden abschließend im Plenum unter den Leitfragen vorgestellt, welchen Konsens es in den Diskussionen gab sowie welche Herausforderungen in der Benennung der Attribute auftraten.

Die zentralen Ergebnisse aus dem Workshop decken sich mit den bereits zuvor beschriebenen Erkenntnissen – beispielsweise bezogen auf eine gemeinschaftliche und unterstützende Ausrichtung sowie eine Kultur der Fürsorge und des Miteinanders in einem Mix aus informellen und professionellen Akteur:innen. Offene Fragen ergaben sich dahin-

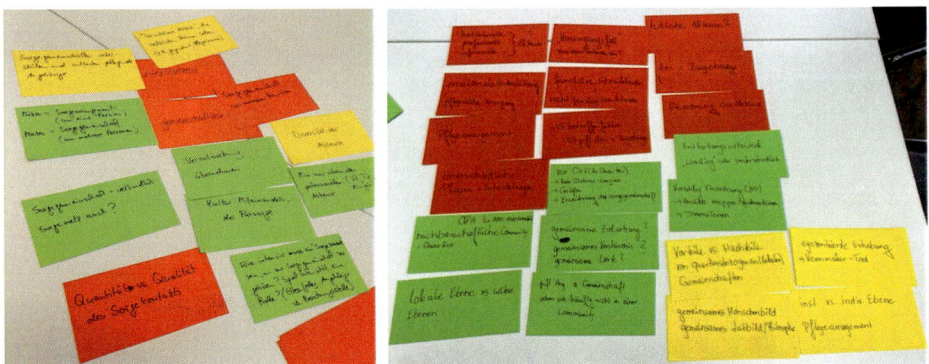

Abb. 17.1 Beispiele aus den Gruppendiskussionen zur Begriffsarbeit ‚Sorgegemeinschaften'

gehend, ob immer erst ein ‚Versorgungsfall' vorhanden sein muss, damit ein Sorgearrangement gebildet werden kann. Dies zielt auf die Unterscheidung zwischen Sorgearrangements auf der Mikroebene ab, bei welcher die Sorge um eine einzelne Person herum gestaltet wird, als auch auf die Funktion der Sorgegemeinschaften auf der Mesoebene, an der mehrere Akteur:innen beteiligt sind. Zudem wurde in diesem Kontext die Verbindlichkeit einer Sorgegemeinschaft im Kontrast zu Sorgenetzen und Sorgearrangements diskutiert. Dabei kamen auch Fragen nach der Quantität und Qualität von Sorgekontakten auf, mit besonderer Fokussierung auf die Fragestellung, wie intensiv ein Sorgekontakt sein muss, um zu einer Sorgegemeinschaft zu gehören. Dies wurde am Beispiel von pflegenden An- und Zugehörigen im Vergleich zu einer Beratungsstelle diskutiert.

Herausforderungen ergaben sich in der Differenzierung zwischen Sorgegemeinschaften und beispielsweise nachbarschaftlichen Communities sowie der Diversität der beteiligten Akteur:innen mit ihren jeweils individuellen Kompetenzen und Bedarfen. Dabei wurde auch auf die Bedeutung ‚unsichtbarer' Akteur:innen hingewiesen, die durchaus in der Lage sind, einen Rahmen zu setzen bzw. die Gestaltungsfreiheit einer Sorgegemeinschaft zu begrenzen oder aber auch potenziell zu erweitern (z. B. Jugendamt oder Pflegekasse).

In Ergänzung zu der (sozial-)räumlichen Perspektive auf Sorgegemeinschaften und mit Blick auf die Potenziale durch eine Unterstützung durch Technologien wurde darüber hinaus diskutiert, ob Sorgegemeinschaften auch über eine räumliche Distanz hinweg funktionieren können, z. B. in Form von Distance Caregiving. Ebenfalls im Kontext von Technologien und deren Entwicklung wurde auf unterschiedliche Phasen der Genese, Etablierung und nachhaltigen Verankerung von Sorgegemeinschaften hingewiesen, welche es jeweils zu berücksichtigen gilt.

Zu guter Letzt wurde hervorgehoben, dass die Aufgabe einer Sorgegemeinschaft wäre, auf alle Akteur:innen zu achten – und somit nicht nur Unterstützung, sondern auch Selbstsorge zentrale Gelingensbedingungen seien. Dies wiederum schließt an die vorangegangenen Ausführungen an, in welcher die Bedeutung von Sorgegemeinschaften im Kontext von Prävention und Gesundheitsförderung aufgezeigt wurden.

17.2.4 Zwischenfazit

Auf Basis aller dieser Erkenntnisse bleibt festzuhalten, dass eine präzise Definition von Sorgegemeinschaften schwierig ist, da diese von Offenheit und Variabilität leben. Besonders anschaulich lässt sich dies an einem symbolischen Bild deutlich machen, welches vom Netzwerk Caring Communities (https://caringcommunities.ch/) vorgeschlagen wurde: Der ‚Carefant' ist ein Fabelwesen – ganz im Sinne einer utopischen Vorstellung von Sorgegemeinschaften –, das die Ideen und Werte von Sorgegemeinschaften repräsentiert. Er vereint die zentralen Eigenschaften des Elefanten (Stärke, Gemeinschaftssinn, Fürsorge für die Herde) – aber auch weiterer Tiere – mit dem Konzept der Pflege und (Für-)Sorge (‚Care'). Zudem hilft er zu verstehen, dass es Vielseitigkeit braucht, um das große Ganze zu verstehen und den Anforderungen komplexer Versorgungslagen gerecht zu werden. Insofern steht der ‚Carefant' für die Vielfalt der Ansätze, aber auch für gemeinsame Haltungen und Solidarität der Gesellschaft (Abb. 17.2).

Ungeachtet der beschriebenen Vielfalt von Sorgegemeinschaften ist dennoch eine klare Konturierung notwendig, um die gesellschaftliche Rolle und Wirksamkeit von Sorgegemeinschaften zu stärken. Dementsprechend präsentiert Zängl (2023) sieben Thesen, mit dem Ziel, das Verständnis von Sorgegemeinschaften zu schärfen:

1. Sorgegemeinschaften sollten nicht nur als Lückenfüller für einen überforderten Sozialstaat dienen, sondern aktiv mit der lokalen Politik verbunden sein und Einfluss auf Entwicklungen nehmen.

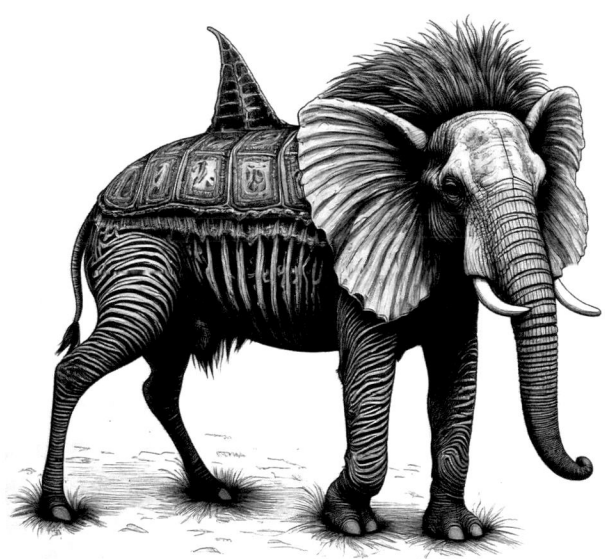

Abb. 17.2 Der ‚Carefant' als Symbol für die Charakteristika von Sorgegemeinschaften

2. Sie können wichtige Indikatoren für sozialpolitische Fehlentwicklungen liefern und sollten eine zivilgesellschaftliche Utopie entwickeln.
3. Klare Verantwortungs- und Aufgabenteilungen zwischen den beteiligten Akteur:innen sind notwendig, um eine Deprofessionalisierung der Care-Arbeit zu verhindern.
4. Die Verwirklichung der Geschlechtergerechtigkeit innerhalb einer Sorgegemeinschaft ist von großer Bedeutung, um tradierte Rollen nicht weiter zu verstärken.
5. Eine Sorgegemeinschaft sollte für alle Menschen ‚Sorge tragen' und die Diversität der Lebens-, Problem- und Bedürfnislagen aller Adressat:innen berücksichtigen.
6. Das Engagement in Sorgegemeinschaften hängt stark von den Ressourcen der Engagierten ab, was Fragen zur Augenhöhe zwischen Sorgenden und Umsorgten aufwirft.
7. Sorgegemeinschaften benötigen ein alternatives Verständnis von Wertschöpfung und Tauschsystemen, das nicht auf kapitalistischer Gewinnmaximierung beruht.

Zusammenfassend lässt sich festhalten, dass eine Sorgegemeinschaft als ein komplexes, lokal verankertes Netzwerk verstanden werden kann, das auf Solidarität, Gemeinwohl und der Möglichkeit zur Beteiligung (Partizipation) basiert. Sie strebt danach, gesellschaftliche Prozesse mitzugestalten, wobei sie eine Balance zwischen formellen und informellen Strukturen, professioneller und freiwilliger Arbeit sowie individuellen und gemeinschaftlichen Bedürfnissen finden muss. Aushandlungsprozesse und Kommunikation sind dabei zentrale Elemente. Die genaue Definition und die Ausgestaltung einer Sorgegemeinschaft bleiben dabei Herausforderungen, die weiterer Diskussion und Forschung bedürfen (Zängl 2023).

17.3 Technologiegestützte Prävention und Gesundheitsförderung für Sorgegemeinschaften

17.3.1 Warum werden soziotechnische Innovationen benötigt?

Die Kapazität einer Gemeinschaft, Präventions- und Gesundheitsförderungsmaßnahmen umzusetzen, ist entscheidend für deren Erfolg (Birgel et al. 2023). Sorgegemeinschaften können diese Kapazität stärken, indem sie Mitwirkung sowie einen niedrigschwelligen Zugang zu präventiven und gesundheitsförderlichen Leistungen fördern. In diesem Kontext nimmt die Digitalisierung eine zunehmend wichtige Rolle ein. Digitale Technologien können die Art und Weise, wie Pflege und (Für-)Sorge erbracht werden, grundlegend verändern, indem sie Unterstützungsleistungen im Kontext von Gesundheit und Pflege zugänglicher, flexibler und personenzentrierter gestalten. Insbesondere für ältere Menschen bieten digitale Technologien neue Möglichkeiten zur Gesundheitsförderung und Krankheitsprävention in nichtklinischen Umgebungen (De Santis et al. 2023).

Für Sorgegemeinschaften scheinen die Potenziale eines digital vernetzten Sozialraums von besonderer Bedeutung zu sein. Digitale Kollaborationen in Sorgearrangements bis hin zu Vermittlungsportalen versprechen Entlastungspotenziale für informell Pflegende.

Zudem können adaptierbare digitale Instrumente den komplexen, diversen und dynamischen Eigenschaften von Sorgearrangements in der Praxis vermeintlich besser gerecht werden als die bisher bestehenden, starren und fragmentierten Strukturen des Versorgungs- und Unterstützungssystems (Kunze 2024). Die Integration moderner Technologien im Kontext von Sorgegemeinschaften eröffnet somit neue Möglichkeiten der Koordination und Unterstützung. Digitale Plattformen ermöglichen eine effiziente Vermittlung von Hilfeleistungen und vereinfachen die Organisation von Unterstützungsnetzwerken. Sie schaffen Transparenz über verfügbare Angebote und erleichtern den Zugang zu Hilfsleistungen. Gleichzeitig entstehen neue Möglichkeiten und Formen des Austauschs und der gegenseitigen Unterstützung durch Online-Communities (Händel 2024). Dabei ist zu berücksichtigen, dass es sich bei all diesen Beispielen nicht um technische Lösungen handelt, sondern um soziotechnische Innovationen, welche in bestehende Strukturen und Prozesse einzubinden sind (Wörle et al. 2023) – erst dann können Sie als ‚Enabler' wirksam werden, um Potenziale der technologiegestützten Ansätze in der Community-basierten Prävention und Gesundheitsförderung auch für Sorgegemeinschaften auszuschöpfen.

17.3.2 Wie kann Partizipation in der Entwicklung soziotechnischer Innovationen gelingen?

Die erfolgreiche Integration soziotechnischer Innovationen erfordert jedoch eine sorgfältige Abstimmung mit den Bedürfnissen und Fähigkeiten der Nutzenden. Daher ist die kontinuierliche Einbindung der Gemeinschaft (Community) in die Entwicklung, Implementierung und Evaluierung entsprechender Angebote von besonderer Bedeutung (Haldane et al. 2019). So zeigt die Studienlage, dass sich technologiebezogene, organisationale, sozioökonomische und ethische Herausforderungen und Barrieren in der Entwicklung und Anwendung digitaler Unterstützungssysteme für informell Pflegende nur durch eine gemeinsame Entwicklung technologischer Lösungen mit den Pflegenden und ihren Netzwerken bewältigen lassen (Hassan 2020).

Im Sinne der Prävention und Gesundheitsförderung können technologische Innovationen auf der einen Seite auf die Verbesserung der Pflegesituation (und somit direkt auf die pflegebedürftige Person) abzielen und auf der anderen Seite die Aufgaben der informell Pflegenden adressieren und somit auch deren Gesundheit und Lebensqualität explizit berücksichtigen. Für den Einsatz partizipativer und ko-kreativer Methoden mit Akteur:innen aus Sorgegemeinschaften sind dabei folgende Fragestellungen von zentraler Bedeutung, die sich sowohl aus der Perspektive gelingender partizipativer Technikentwicklung (Kerne- beck und Fischer 2024) als auch mit Blick auf Beteiligungsformen in Sorgegemeinschaften (Oser und Biedermann 2006) in vergleichbarer Weise stellen: Welche Personen(gruppen) werden einbezogen? In welcher Phase eines Entwicklungsprozesses werden partizipative Methoden eingesetzt? Wie sind die Beteiligungsformate gestaltet? Und in welcher Tiefe soll bzw. kann die Partizipation stattfinden? Die Transparenz und der Modus von Entscheidungsfindungsprozessen sind dabei entscheidende Schlüsselaspekte zur Entwicklung innovativer digitaler Systeme. Nur so kann eine hohe Gebrauchstauglichkeit gewährleistet werden (Kernebeck und Fischer 2024; Kernebeck et al. 2024), welche wiederum eine Voraussetzung ist, um Mitglieder aus Sorgegemeinschaften zu digital unterstützten Maßnahmen der Prävention und Gesundheitsförderung zu motivieren.

Die Methoden der Partizipation und Ko-Kreation sind auf die Planung und Durchführung eines Forschungs- und Entwicklungsprozesses gemeinsam mit jenen Personen (als aktiv Mit-Entscheidende) als Vertreter:innen von Sorgegemeinschaften auszurichten, deren soziale Umwelt als lebensweltlich situierte Lebens- und Arbeitspraxis untersucht – und durch die Entwicklung entsprechender (technischer) Innovationen – verbessert werden soll (Bergold und Thomas 2012). Bisherige Empfehlungen zur Einbindung von Nutzer:innengruppen im Kontext von Gesundheit und Pflege beziehen sich bislang jedoch zumeist auf die Beteiligung an klinischer Forschung (Jilani et al. 2020) und lediglich erste – sehr allgemein gehaltene – Rahmenempfehlungen auf die Beteiligung von informell Pflegenden zur Partizipation in Forschungsaktivitäten (Staats et al. 2019).

Partizipative Technikentwicklung ist dabei als ein adaptiver, non-linearer, nur begrenzt vorhersagbarer Prozess verstanden, der geprägt ist durch die Interaktion verschiedener Akteur:innen untereinander und von Mensch und Umwelt innerhalb eines gegebenen Systems. Gemeinsame Forschungs- und Entwicklungsarbeit wird hierbei verstanden als demokratischer Prozess im partnerschaftlichen Miteinander aller Projektbeteiligten, inklusive der Vertreter:innen der Sorgegemeinschaften – hier vor allem den informell Pflegenden (Dostilio 2014). Ausdruck dieses partnerschaftlichen Miteinanders sind gleich verteilte Mitsprache- und Entscheidungsrechte, Reziprozität und gegenseitiges Lernen (Kernebeck et al. 2024; Dostilio 2014).

Das Ziel der so verstanden Partizipation ist es folglich, die soziale Wirklichkeit der informell Pflegenden, der Menschen mit Pflegebedarf und der weiteren Mitglieder der Sorgegemeinschaften in ihrer Vielfalt zu verstehen und diese zu verändern. Eine kontinuierliche Reflexion der partizipativen Prozesse soll zudem Befähigungs- und Ermächtigungsprozesse befördern, um Teilhabe zu ermöglichen (Schaller et al. 2024; Schaller et al. 2023).

17.4 Fazit und Ausblick

Die vorangegangenen Argumentationen zeigen deutlich, dass sowohl Prävention und Gesundheitsförderung als auch Care-Tätigkeiten fundamentale gesellschaftliche Aufgaben darstellen. Bei näherer Betrachtung lassen sich mehrere Gemeinsamkeiten zwischen diesen beiden Bereichen erkennen, die ihre Bedeutung als kollektive Verantwortung unterstreichen. Eine zentrale Gemeinsamkeit liegt in der Tatsache, dass beide Bereiche essenziell für das Funktionieren und den Zusammenhalt einer Gesellschaft sind. Gesundheitsförderung zielt darauf ab, die physische und psychische Gesundheit der Bevölkerung zu erhalten und zu verbessern, während Care-Arbeit die Fürsorge und Unterstützung für diejenigen sicherstellt, die diese benötigen. Beides trägt maßgeblich zur Lebensqualität, Produktivität und sozialen Stabilität bei.

Ein weiterer gemeinsamer Punkt ist die Notwendigkeit einer ganzheitlichen, systemischen Herangehensweise. Weder Gesundheitsförderung noch Care-Arbeit können effektiv auf individueller Ebene allein bewältigt werden. Beide erfordern eine umfassende gesellschaftliche Infrastruktur, und können nicht als isolierte Aufgaben betrachtet werden, sondern müssen in das gesamte soziale und ökonomische Gefüge einer Gesellschaft integriert werden. Darüber hinaus teilen Gesundheitsförderung und Care-Arbeit die Eigenschaft, dass sie langfristige Investitionen in das Humankapital einer Gesellschaft darstellen. Indem in diese Bereiche investiert wird, werden nicht nur akute Bedürfnisse erfüllt, sondern auch die Grundlagen für zukünftiges Wohlergehen und Entwicklung gelegt. Dies unterstreicht die Notwendigkeit einer vorausschauenden gesellschaftlichen Planung und Ressourcenallokation.

Beide Bereiche sind zudem stark von gesellschaftlichen Werten und Normen – aber auch möglichen Exklusionsrisiken durch eine ungerechte Verteilung von Verantwortung und Ressourcen – geprägt. Die Art und Weise, wie eine Gesellschaft Gesundheit und Fürsorge bewertet und organisiert, spiegelt ihre grundlegenden Prioritäten und ethischen Vorstellungen wider. Dies unterstreicht die Notwendigkeit eines breiten gesellschaftlichen Diskurses über diese Themen und die Wichtigkeit, sie als zentrale Aspekte des Gemeinwohls zu verstehen.

Vor diesem Hintergrund erscheint es nur gerechtfertigt, geeignete Möglichkeiten technologie-unterstützter Prävention und Gesundheitsförderung für Mitglieder von Sorgegemeinschaften zu schaffen, um Entlastungen zu ermöglichen und somit Wohlergehen und Gemeinwohl zu fördern. Sorgegemeinschaften sind dabei eine besondere Form einer Community, die jeweils einen deutlichen sozialräumlichen Bezug hat und somit explizit die Möglichkeit eröffnet, verhältnis- statt rein verhaltensorientierter Angebote der Prävention und Gesundheitsförderung zu schaffen, die digital unterstützt werden können. Diese digitale Unterstützung erfordert soziotechnische Innovationen, welche in die Lebenswelt(en) integriert werden können. Dabei macht das Bildnis des Carefanten die Vielfalt von Sorgegemeinschaften und der in ihnen tätigen Akteur:innen deutlich. Deshalb ist nicht nur eine partizipative Ausgestaltung von Sorgegemeinschaften, sondern auch eine partizipative Entwicklung und Integration soziotechnischer Innovationen notwendig, die sich an den jeweiligen lokalen Gegebenheiten und individuellen Bedürfnissen und Bedarfen der beteiligten Akteur:innen orientiert.

Eine stärkere Fokussierung auf Sorgegemeinschaften in Aktivitäten der Prävention und Gesundheitsförderung vermag dann auch dem Elefanten im Raum entgegenzuwirken, der sich dadurch ergibt, dass ein großer Teil der Gesellschaft in Care-Tätigkeiten involviert ist, die damit verbundenen Belastungen aber vielfach übersehen werden. Insofern können technologiegestützte Ansätze in der Community-basierten Prävention und Gesundheitsförderung explizit Sorgegemeinschaften adressieren und unter den beschriebenen Voraussetzungen eine Gesellschaft fördern, die miteinander füreinander sorgt und dadurch gerechter und inklusiver sowie nachhaltiger und zukunftsfähiger ist – eine digital gestützte Caring Community für Caring Societies.

Literatur

Ackermann K, Haußmann A, Wiloth S (2023) Sorge Gemeinschaft: Lebensformen im Alter. Ruperto Carola 21:74–83

Bergold J, Thomas S (2012) Participatory research methods: a methodological approach in motion. Participat Qualitat Res 13(1):1801

Birgel V, Decker L, Röding D, Walter U (2023) Community capacity for prevention and health promotion: a scoping review on underlying domains and assessment methods. Syst Rev 12:147

BMBF (2021) Bekanntmachung der Richtlinie zur Förderung von Projekten zum Thema „Technologiegestützte Innovationen für Sorgegemeinschaften zur Verbesserung von Lebensqualität und Gesundheit informell Pflegender", Bundesanzeiger vom 22.06.2021. https://www.bmbf.de/bmbf/shareddocs/bekanntmachungen/de/2021/06/3669_bekanntmachung.html. Zugriffsdatum am 28. Mai 2025

BMFSFJ (2018) Zweiter Gleichstellungsbericht der Bundesregierung: Erwerbs- und Sorgearbeit gemeinsam neu gestalten. Bundesministerium für Familie, Senioren, Frauen und Jugend, Berlin

Dahlgren G, Whitehead M (1991) Policies and strategies to promote social equity in health. Institute for Future Studies, Stockholm

De Santis KK, Mergenthal L, Christianson L, Busskamp A, Vonstein C, Zeeb H (2023) Digital technologies for health promotion and disease prevention in older people: scoping review. J Med Internet Res 25:e43542

Dostilio LD (2014) Democratically engaged community-university partnerships: reciprocal determinants of democratically oriented roles and processes. J Higher Educ Outreach Engag 18(5):235–244

Fischer F, Endter C (2023) Etablierung gesundheitsfördernder Strukturen in der stationären Langzeitversorgung durch Digitalisierung: Aufruf zu einem Perspektivwechsel. Bundesgesundheitsblatt – Gesundheitsforschung – Gesundheitsschutz 66(5):557–561

Fischer F, Schaller M (2024) Care benötigt Community: Lokale Versorgungsarrangements zusammenführen. Heilberufe 3:10–12

Fischer F, Raiber L, Boscher C, Winter MH-J (2020) Pflegende pflegen: Mit einer fürsorgenden Gesellschaft zu einer gesellschaftlichen Fürsorge gegenüber Pflegenden. Pflege & Gesellschaft 25(3):271–278

Fischer F, Boscher C, Raiber L, Steinle J, Rölle A, Winter MH-J (2022) Implikationen für eine zukunftsorientierte Pflegeausbildung – Die Perspektive zukünftiger Nutzer*innen pflegerischer Leistungen im Alter. In: Weyland U, Reiber K (Hrsg) Professionalisierung der Gesundheitsberufe – Berufliche und hochschulische Bildung im Spiegel aktueller Forschung. Z Beruf Wirtsch Beiheft 33:243–267

Füllgraff F (1994) Gesundheit als individuelle moralische Verpflichtung? Über Public Health. Leviathan 22(4):593–604

Haldane V, Chuah FLH, Srivastava A, Singh SR, Koh GCH, Seeng CK, Legido-Quigley H (2019) Community participation in health services development, implementation, and evaluation: a systematic review of empowerment, health, community, and process outcomes. PLoS One 14(5):e0216112

Händel RB (2024) Digitale Möglichkeiten für Caring Communities im ländlichen Raum: Eine sozialraumorientierte Perspektive auf das Verhältnis von digitalen Lösungen zur Stärkung der Gesundheitsversorgung und lokalen Strukturen. In: Haußmann A, Hoffmann CW (Hrsg) Miteinander füreinander Sorgen – Sorgende Gemeinschaften als Aufgabe von Seelsorge und Diakonie. Kohlhammer, Stuttgart, S 141–157

Hassan AYI (2020) Challenges and recommendations for the deployment of information and communication technology solutions for informal caregivers: scoping review. JMIR Aging 3(2):e20310

Haußmann A, Hoffmann CW (Hrsg) (2024) Miteinander füreinander sorgen – Sorgende Gemeinschaften als Aufgabe von Seelsorge und Diakonie. Kohlhammer, Stuttgart

Jilani H, Rathjen KI, Schilling I, Herbon C, Scharpenberg M, Brannath W, Gerhardus A (2020) Handreichung zur Patient*innenbeteiligung an klinischer Forschung. Universität Bremen, Bremen

Kernebeck S, Fischer F (Hrsg) (2024) Partizipative Technikentwicklung im Sozial- und Gesundheitswesen – Interdisziplinäre Konzepte und Methoden. Hogrefe, Bern

Kernebeck S, Busse TS, Fischer F, Ehlers JP (2024) Partizipatives Design im Kontext gesundheitsbezogener Technologien – Herausforderungen und Handlungserfordernisse aus Perspektive der Versorgungsforschung. Gesundheitswesen 86(8/9):553–558

Klein L (2014) „Sorgende Gemeinschaften" – Erforderliche Aspekte für eine Operationalisierung. In: ISS – Institut für Sozialarbeit und Sozialpädagogik e. V. (Hrsg) Sorgende Gemeinschaften – Vom Leitbild zu Handlungsansätzen. Dokumentation. Institut für Sozialarbeit und Sozialpädagogik e. V., Frankfurt am Main, S 24–33

Klie T (2014) Pflegereport. Die Baby-Boomer und die Zukunft der Pflege – Beruflich Pflegende im Fokus. medhochzwei Verlag, Heidelberg

Knobloch U, Theobald H, Dengler C, Kleinert A-C (2022) Gnadt C. In: Lehner H (Hrsg) Caring Societies – Sorgende Gesellschaften. Neue Abhängigkeiten oder mehr Gerechtigkeit? Beltz Juventa, Weinheim

Knöpfel C (2023) Wenn Caring Communities die Antwort sind – was sind dann die gesellschaftspolitischen Fragen? Das Beispiel guter Betreuung im Alter. In: Semnach R, Steinebach C, Zängl P (Hrsg) Care schafft Community – Community braucht Care. Springer Fachmedien, Wiesbaden, S 191–201

Kron T (2005) Fuzzy-Logik für die Soziologie. Österr Z Soziol 30:51–88

Kuhlmey A, Budnick A (2023) Pflegende Angehörige in Deutschland: Vereinbarkeit von Pflege und Erwerbstätigkeit. Bundesgesundheitsblatt – Gesundheitsforschung – Gesundheitsschutz 66(5):550–556

Kunze C (2024) Sorgende Gemeinschaften und digitale Interaktion zwischen Wunsch und Wirklichkeit. In: Haußmann A, Hoffmann CW (Hrsg) Miteinander füreinander Sorgen – Sorgende Gemeinschaften als Aufgabe von Seelsorge und Diakonie. Kohlhammer, Stuttgart, S 125–139

Löw M (2001) Raumsoziologie. Suhrkamp, Frankfurt am Main

Luhmann N (1998) Die Gesellschaft der Gesellschaft. Suhrkamp, Frankfurt am Main

Müller A (2008) Prävention als gesamtgesellschaftliche Chance und Aufgabe. Prävent Gesundheitsförderung 3(4):225–226

Oser F, Biedermann H (2006) Partizipation – ein Begriff, der ein Meister der Verwirrung ist. In: Quesel C, Oser F (Hrsg) Die Mühen der Freiheit. Probleme und Chancen der Partizipation von Kindern und Jugendlichen. Rüegger, Zürich, S 17–37

Pelizäus H (2023) Förderprogramme im Forschungsfeld Alter und Technik – Diskursanalyse von Ausschreibungen. Z Gerontol Geriatr 56(1):13–17

Schaller M, Redlich M-C, Rießenberger KA, Sauter S, Fischer F (2023) Technikentwicklung für und mit informell Pflegenden: Partizipation für soziale Teilhabe. In: Fischer F, Zacher J (Hrsg) Digitale Chancen in der häuslichen Pflege nutzen. Springer, Berlin, S 9–16

Schaller M, Lepiorz R, Balzer K, Endter C, Lindner M, Fischer F (2024) Reflexionsräume in der partizipativen Technologieentwicklung mit informell Pflegenden und Sorgegemeinschaften. In: Kernebeck S, Fischer F (Hrsg) Partizipative Technikentwicklung im Sozial- und Gesundheitswesen – Interdisziplinäre Konzepte und Methoden. Hogrefe, Bern, S 238–252

Schimank U (2000) Die individualisierte Gesellschaft – differenzierungs- und akteurtheoretisch betrachtet. In: Kron T (Hrsg) Individualisierung und soziologische Theorie. VS Verlag für Sozialwissenschaften, Wiesbaden, S 107–128

Schulz-Nieswandt F (2017) Überlegungen zur Rolle der Form des Genossenschaftlichen in einer sozialraumorientierten kommunalen Daseinsvorsorge. Z Öffentl Gemeinwirtsch Unternehm 40(4):309–317

Spiess M, Ruflin R, Schlapbach M (2023) Caring Communities im deutschsprachigen Raum – ein Überblick. In: Sempach R, Steinebach C, Zängl P (Hrsg) Care schafft Community – Community braucht Care. Springer Fachmedien, Wiesbaden, S 243–266

Staats K, Grov EK, Husebø B, Tranvåg O (2019) Framework for Patient and Informal Caregiver Participation in Research (PAICPAIR). Adv Nurs Sci 43(2):58–70

Theobald H, Knobloch U, Dengler C, Kleinert A-C (2022) Einleitung: Perspektiven auf Caring Societies. In: Knobloch U, Theobald H, Dengler C, Kleinert A-C, Gnadt C, Lehner H (Hrsg) Caring Societies – Sorgende Gesellschaften. Neue Abhängigkeiten oder mehr Gerechtigkeit? Beltz Juventa, Weinheim, S 9–35

Walker LO, Avant KC (2011) Strategies for theory construction in nursing. Prentice Hall, Hoboken

Wegleitner K, Schuchter P (2021) Handbuch Caring Communities. Sorgenetze stärken – Solidarität leben. Österreichisches Rotes Kreuz, Wien

Wegleitner K, Schuchter P, Kainradl A (2023) Caring Communities als „Keimlinge" gesellschaftlicher Transformation? In: Semnach R, Steinebach C, Zängl P (Hrsg) Care schafft Community – Community braucht Care. Springer Fachmedien, Wiesbaden, S 49–73

Wörle T, Fischer F (2023) Digitalisierung als Widerfahrnis: Autonomie und Agency in der Medienaneignung älterer Menschen. In: Leineweber C, de Witt C (Hrsg) Digitale Erfahrungswelten im Diskurs – Interdisziplinäre Beiträge zum Verhältnis von Erfahrung und Digitalität. Hagen University Press, Hagen, S 187–209

Wörle T, Schaller M, Fischer F (2023) Soziotechnische Innovationen für Sorgegemeinschaften: Gelingensbedingungen für partizipative und integrative Technikentwicklung. Z Gerontol Geriatr 56(8):636–641

Wörle T, Gaugisch P, Renyi M, Deisenhofer K (2024) Sorgegemeinschaften in Deutschland: Aktuelle Ansätze zur Klärung eines unscharfen Begriffs. Case Management 1:21–27

Zängl P (2023) Was ist eine Caring Community? In: Semnach R, Steinebach C, Zängl P (Hrsg) Care schafft Community – Community braucht Care. Springer Fachmedien, Wiesbaden, S 3–23

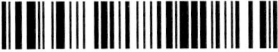
9783662711149